전염병의 문화사

## MAN AND MICROBES
by Arno Karlen

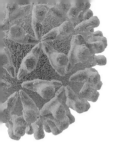

# 전염병의 문화사

아노 카렌 | 권복규 옮김

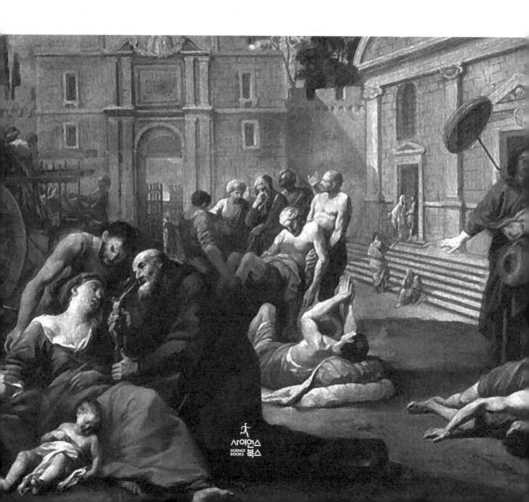

사이언스북스
SCIENCE BOOKS

# 옮긴이의 말

이 책과의 만남은 아주 우연이었다. 1997년 여름, 군복무 때문에 미루었던 신혼여행을 하와이로 떠나게 되었다. 그런데 예약해 둔 좌석이 항공사 측의 실수로 다 차버려 생각지도 않게 비즈니스 클래스로 가게 되었다. 뜻밖의 횡재에 기뻐하며 이륙 후 사방을 둘러보는데 옆에 앉은 덩치 큰 미국인이 뭔가를 열심히 읽고 있었다. 그것은 바로 이 번역서의 원서인 *Man and Microbes* 였다.

내용에 관심이 가서 그에게 의학사에 관심 있는 의사라고 내 소개를 하자, 그는 기꺼이 그 책을 내게 보여주었다. 조금 읽었을 뿐이지만 그 내용에 바로 매혹되었다. 그도 눈치를 챘는지 자기보다는 내게 더 필요할 거라면서, 아홉 시간의 비행기 여행이 끝난 뒤에 열심히 빨간 밑줄까지 그어놓은 그 책을 선물로 주었다. 당시만 해도 의학사를 전공하겠다는 무모한 꿈만 꾸었지 구체적으로 어떤 일을 어떻게 하겠다는 계획을 전혀 세우지지 못하고 있던 내게 이 책은 결국 질병사 연구라는 세부 전공을 결정하게 된 빌미를 제공했다. 미국에서 어느 제약 관련 회사에 근무하고 있다는 그분(Jim)에게 새삼 감사의 인사를 드린다.

질병에도 역사성이 있다는 말은 아직까지도 많은 의사들에게 낯설게 들린다. 하지만 짧은 시간 동안 서구의 근대화 과정을 압축해서 겪은 우리나라의 경우, 불과 한 세대 전의 선조들이 경험했던 질병과 지금 우리가 경험하고 있는 질병의 양상이 엄청나게 다르다는 것은 분명하다. 어쩌면 그 변화가 너무나 짧은 시간 동안에 일어나서 역사적인 관점으로 성찰하기에는 지나치게 부담스러울지도 모른다.

콜레라와 장티푸스는 30년 전의 큰 공중보건 문제였다. 하지만 이제는 암을 비롯한 각종 성인병이 시급한 해결을 요하는 골칫거리가 되었고, 에이즈와 광우병에 대한 근심도 남의 일이 아니다. 10년 전만 해도 해외 여행은 큰 사치였지만, 이 책을 얻은 5년 전만 해도 여름철에 항공기 좌석을 구하지 못할 정도로 증가하였다. 이것은 우리와 전혀 무관하다고 여겼던 동남아시아와 열대 지방의 풍토병들을 이 땅의 보건 문제로 만들었다.

옮긴이의 말을 쓰고 있는 바로 이 시점에도, 광우병과 구제역처럼 수년 전까지는 잘 들어보지도 못한 질병 때문에 쇠고기를 먹느니 마느니 하는 것이 일반 주부들의 관심사로 떠올라 있다. 거의 사라졌다고 생각되었던 홍역이 다시 확산되고 있으며, 없어졌던 말라리아가 일부 지역에서는 완전히 풍토병이 되었다. 이렇듯 모든 만물처럼 질병과 보건 문제는, 덧붙여 의학과 의술은 시대에 따라 변화한다.

인류 사회가 전례 없는 커다란 변화의 물결을 타고 있는 지금, 그 변화의 양상은 너무나 빠르고 파괴적이며 또한 광범위하다. 하지만 많은 의사들을 포함한 우리 사회는 질병과 의학의 변화를 무시하거나 대수롭지 않게 여겼고, 질병과 치료는 사회와 무관한 고립된 영역에서 언제나 똑같은 모습으로 있을 것이라 전제해 왔다. 2000년 의약분업 제도의 시행으로 말미암아 촉발된 〈의료 대란〉은 바로 이러한 환상을 깨뜨리는 데 일조하였다. 어쩌면 이 불행한 사태의 일부는 의학이 질병과 의료의 역사성과 사회성을 무시한 채 〈순백색의 과학〉으로 머물고 싶어 했던 열망에서 기인된 것인지도 모른다.

국내에 아직 한줌밖에 되지 않는, 의학사와 질병사를 공부하는 사람들 중 하나로서 역자는 이 번역서가 많은 동료 의사들과 일반 독자들의 〈환상〉을 깨는 데 도움이 되기를 바란다. 위대한 병리학자 루돌프 피르호Rudolf Virchow의 말을 빌 것도 없이 〈의학은 사회과학〉이며 사회과학은 그 〈역사성〉에 뿌리를 두고 있어야 한다. 이 책에 실린 질병과 문화, 인구 집단, 생태계, 인류사와의 상호작용은 질병의 역사성이란 과연 무엇인가에 대한 통찰력 있는 시사성을 제공해 줄 것이다. 이것은 단지 역사학의 호기심을 떠나서 장차 우리의 생존 문제와도 깊은 관련이 있기 때문에 매우 중요하다.

이 책에 실린 많은 병명들은 일반 독자들에게 그리 친숙하지 않은 것이라 대개 역주(譯註)를 달아두기는 하였지만, 그래도 여전히 쉽게 읽히지 않을까 우려가 된다. 아울러 우리나라의 의학 용어들이 완전하게 통일되어 있지 않고, 새로 등장하는 질병들에 대해서는 더욱 그렇기 때문에 일부 용어상의 혼란도 있으리라 여겨진다. 이 책을 읽는 여러 독자들의 질정을 기대한다.

논리적인 것은 아니지만, 삶과 역사의 행로에는 어떤 방향성과 의미가 있을 것이라 생각된다. 이 책과 함께한 지난 몇 년은 개인적으로 혼란과 어려움 속에서 그 방향성을 서서히 갖춰 온 세월이었다. 이 책을 번역하면서 느낀 아쉬움(아직 우리나라에는 이 정도만큼 정리된 〈질병과 역사의 관련성에 대한 연구〉가 드물다) 은 앞으로 역자와 동료 연구자들의 짐이 될 것이다. 그리고 이 책을 처음 발견했을 때의 기쁨과 충격이 독자들에게도 전해지기 를 빈다. 끝으로, 이 번역서를 내는 데 많은 도움을 준 사이언스 북스 편집부에 고마움을 전한다.

2001년 7월
권복규

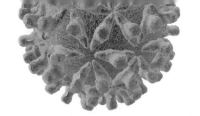

# 차례

옮긴이의 말　5

## 1장 · 상호 적응의 무도회
새로운 질병들은 어디에서 오는가?　11

## 2장 · 최초의 질병
질병은 생명만큼이나 오래되었다　29

## 3장 · 혁명과 재앙
더욱 밀집된 인구 집단을 기다리는 생물학적 폭탄　53

## 4장 · 도시의 영광과 오욕
무엇이 아테네의 황금 시대를 끝냈는가?　79

## 5장 · 바로 그 역병, 페스트!
로마 제국을 강타한 생태계의 공격　105

## 6장 · 나병과 결핵, 그리고 다시 페스트
비잔틴과 몽골 제국의 붕괴　125

## 7장 · 세상에서 가장 무서운 무기
콜럼버스는 신대륙에 무엇을 가져갔는가?　145

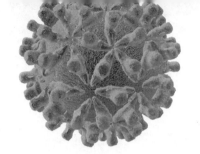

## 8장 · 발진티푸스와 매독의 승리

나폴레옹은 왜 러시아 정벌에 실패하였는가?　171

## 9장 · 콜레라와 인플루엔자의 대학살

세균 사냥꾼 파스퇴르와 코흐의 등장　199

## 10장 · 세균들의 정원

바이러스성 열병이 휩쓴 20세기　227

## 11장 · 현대의 흑사병, 에이즈!

문명화된 인간에게 닥친 전염병의 재앙　265

## 12장 · 진화된 질병들의 등장

광우병은 어디에서 왔는가?　295

## 13장 · 영원한 자연의 경쟁자

미래의 질병들에 어떻게 대처해야 하는가?　323

역주(譯註)　347

참고문헌　357

찾아보기　389

# 1장

# 상호 적응의 무도회

새로운 질병들은 어디에서 오는가?

이 책은 새로운 전염병 plague[1]과 생존, 그리고 동료 여행자인 미생물들과 우리가 함께하는 〈상호 적응의 무도회〉에 관한 이야 기다.

지난 수십 년 동안 새롭게 등장하거나 부활한 질병들의 무서 운 물결이 전세계에 걸쳐 일어났다. 이제 그것들은 전보다 더욱 빨리 전진하고 있다. 그것들은, 환경의 다양성을 파괴하고 우리의 행동을 변화시키며 아이러니컬하게도 수명을 늘리고 삶의 질을 개 선시킨, 우리 자신이 만든 발명품들에 의해 생겨났다. 그러나 아 주 최근까지도 이 유행병 epidemic[2]들의 만연을 알아차린 사람은 거의 없었다. 의사와 연구자들 사이에서도 그것에 대한 우려는 매우 드물었다.

나는 거의 스무 해 전에 친구들에게 왜 그렇게 새로운 병들이 많이 나타나고 있는지에 대해 생각하는 중이라고 이야기했다. 친구들 대부분은 당혹스러워했다. 몇몇은 내가 재향군인병 Legionnaires' disease[3]이나 라임병 Lyme disease[4]에 대해 이야기 하고 있는 것이 아니냐고 물었는데, 그 두 가지 모두 그때 등장하였던 것이다. 나는 〈그렇다. 그리고 또 그 밖의 많은 병이 그렇다〉고 했다. 그때부터 나는 자료를 수집하기 시작했다.

5년이 지난 뒤 나는 슬로 바이러스slow virus[5]의 출현과, 그 뒤를 따를 것이 분명한 주요 유행병들에 대한 책을 쓰고 싶었다. 에이즈AIDS(acquired immunodeficiency syndrome, 후천성 면역 결핍증후군)는 아직 알려지지 않았고 따라서 이름도 없었다. 어떤 출판사도 관심을 보이지 않았다. 나는 오직 전문가들만이 이런 주제에 흥미가 있을 거라는 이야기를 듣곤 하였다.

1990년에 나는 이 책의 개요를 썼는데, 그 핵심 개념은 여전히 많은 이들을 당혹스럽게 만들었다. 내가 이 책은 새로운 질병들과 그 기원에 관한 것이라고 말하면 대부분은 〈당신은 에이즈를 다루는군요?〉라고 했다. 그런 일에 대해 더 깊은 흥미를 가지고 있는 몇몇 사람만이 라사열 Lassa fever,[6] 에볼라열 Ebola fever,[7] 마르부르크병 Marburg disease[8]에 대해 언급하였다. 〈그래요〉라고 나는 대답했다. 그리고 그 밖의 훨씬 더 많은 병들에 대해서도.

이 책을 쓰기 시작했을 때 나는 출판사에 〈이 책이 출간되기 전에 적어도 두세 가지의 새로운 유행병이 언론의 머릿기사가 될 것〉이라고 예측하였다. 한때 정복했다고 생각한 몇 가지 옛날 질병들이 다시 통제를 벗어나 유행할 수도 있을 것이라고 말이다. 그리고 나서 치명적인 한타바이러스hantavirus[8]가 미국 남서부의 포코너스 지역에 출현하였다. 새로운 유형(균주 strain)[9]의 대장균 (*Escherichia coli*)에 의해 새로운 병이 널리 유행하였고, 그 때문에 많은 사람이 죽게 되면서 미국에 공급되는 식량의 안전성에 대한 우려가 생겨났다. 게다가 홍역 measles, 약물 내성 결핵 drug-resistant tuberculosis, 디프테리아 diphtheria, 콜레라가 폭발적으로 증가하였다. 새롭고 독성이 매우 강한 콜레라균의 등장은 또다른 전지구적 유행의 시작을 선포하는 것 같았다. 그리고 인도에서는 100년 만에 처음으로 폐렴의 대유행이 있었다.

새로운 질병 가운데 몇몇은 대중에게 알려져 있지만 그렇지 않은 것도 수십 가지가 있다. 생물학적 변화의 바퀴는 점점 더 빨리 돌아간다. 우리의 환경과 생활 방식에 일어난 변화로 말미암아 인간과 미생물에 나타나는 진화의 속도가 광포할 정도로 점점 더 빨라지고 있다. 에이즈에 관해서는 많은 것이 논의되었다. 그러나 그 밖의 다른 질병들에 대해서는 그렇지 않다. 과학과 역사의 연구는 단편적이어서 한데 합쳐졌다기보다는 조각조각 나뉘어진 퍼즐과도 같다. 지난 몇 년 동안 인간의 질병과 새로운 바이러스 그리고 병원균에 대한 약물 내성은 엄청나게 증가한 데 반해, 이 문제를 다룬 비전문가를 위한 책은 겨우 몇 권만 나왔을 뿐이다. 그러나 진화의 더 커다란 전체상을 보지 못한다면 우리는 자신의 건강과 생존을 위협하는 이러한 도전에 현명하게 맞설 수 없다. 고통과 죽음이라는 그 대가는 엄청날 것이다.

우리는 새로운 〈생물 문화 시대〉에 살고 있다는 사실을 너무나 늦게 깨달았다. 수십 년 동안 우리는 감염성 질병이 영원히 사라질 것이라는 신화를 간직해 왔다. 이것은 우리가 물려받은 낙관주의의 소산이었다. 19세기에는 사회·과학·기술적 진보에 대한 거의 종교적인 믿음이 만연하였다. 그런 낙관주의 덕택에 사람들은 제1차 세계대전을 모든 전쟁을 종식시킬 전쟁이라 부를 수도 있었다. 그 당시 전지구적 규모의 두 엄청난 유행병인 발진티푸스typhus와 A형 인플루엔자type A influenza(독감)는 의학의 진보에 대한 사람들의 믿음을 깨뜨리지 않고도 2,000만 명 이상의 사람을 죽였는데, 이것은 제1차 세계대전 동안의 사망자 수를 능가하는 것이었다.

처음에 사태는 그런 낙관론을 정당화하는 것 같았다. 수백만 명을 죽이게 될 또다른 유행병인 에이즈가 도래하기까지는 반세기 이상이 걸렸다. 이 몇십 년 동안 더 깨끗한 음식과 물의 확보, 더 나은 생활 환경 조성, 소아마비 백신과 항생제의 개발, 두창의 박멸, 그리고 결핵·콜레라·매독 등 악명 높은 병의 급격한 감소와 같은 바람직한 일들이 있었다. 풍성한 식단이 처음에는 선진국에 이어서 개발도상국에도 등장하였다. 오랫동안 일상적인 일이었던 신생아와 유아의 죽음은 아주 특별한 비극이 되었다. 수명은 늘어나 어떤 곳에서는 거의 두 배로 되었다. 제2차 세계대전은 유행병으로 인한 사망자가 전사자보다 훨씬 적은 최초의 대규모 전쟁이었다.

몇 세대가 지난 지금, 이 모든 것이 얼마나 놀랄 만한 일이었는지를 절실하게 느끼기란 쉽지 않다. 수렵채집인들이 처음으로 정착한 이후 1만 년이 넘는 시간 동안 여러 가지 전염병은 전쟁이나 기근보다 더욱 많은 사람을 죽였다. 그리고 1930년대에 이르러 건강과 장수의 새로운 시대가 갑자기 도래하였다. 많은 사람에게 이 시기는 모든 감염성 질병의 종식을 약속하는 것 같았다. 「요한계시록 the Apocalypse」의 네번째 기수, 즉 흑사병 pest[10]은 한 세대 전만 해도 전세계를 휩쓸었지만 이제는 괴상한 유령처럼 보일 뿐이다. 사람들은 미래의 도시를 어떤 세균이나 병독(病毒)도 침범할 수 없는 플라스틱 지붕 아래에서 빛나는 모습으로 그렸다. 이제부터 의학의 임무는 암, 동맥경화, 스트레스, 그리고 이른바 문명과 노화에 따르는 질병을 다루는 것이 될 터였다. 제2차 세계대전 이후 상수도 불소fluorine 소독이 등장하였을 때, 우리는 심지어 건강한 치아를 유지하면서 활기찬 노년을 맞이하게 될 것이라 생각하였다.

1969년 미국 공중위생국장 윌리엄 스튜어트William H. Stewart가 〈전염성 질병은 이제 대부분 끝이 보인다〉고 선언하였을 때, 역학(疫學)은 이미 시대에 뒤떨어진 분야처럼 보였다. 10년 뒤 미국, 캐나다, 영국 정부는 국민들이 이러한 급격한 변화를 알아야 한다고 발표하였다. 사람들은 더 이상 미생물이 아니라 자신들의 부주의에 의해 위협을 받고 있다는 것이었다. 음주, 흡연, 안전벨트 미착용은 흑사병, 두창smallpox,[11] 콜레라의 자리를 대신하였다. 보건 당국은 요점을 잘 짚었지만 늘어나는 감염 경로, 즉 약물, 섹스, 빠른 세계 여행, 새로운 의술, 환경 훼손 같은 것들을 간과하였다.

선진국들이 〈살균의 시대antiseptic age〉라는 생각에 빠져 있었을 때, 새로운 질병들은 사실상 이미 나타나 있었다. 처음에 그것들은 대개 아프리카와 아시아의 오지에서 발생하였다. 어떤 것들은 약간의 사상자를 낳았지만, 다른 것들은 오로지 열대병과 역학 전문가들의 날카로운 눈에나 띄었을 따름이다. 1960년대와 1970년대에 새로운 질병들은 더 큰 충격과 분명한 모습으로 다가왔다. 오래된 것들은 독성이 더 강해지고, 한때 자신들을 억제했던 약물에 대한 내성을 획득하면서 다시 등장하였다. 매독과 말라리아와 홍역이 무섭게 재기하였다. 선벨트Sun Belt[12] 지역의 교외와 베트남의 미군 부대에서는 흑사병까지 산발적으로 발생하였다.

몇몇 과학자가 우려를 표명하며 시급한 조치를 촉구하였지만 대체로 무시되었다. 그들의 동료 대부분은 일반 대중처럼 세상이 〈생의학(生醫學)의 황금 시대〉로 접어들었다고 여전히 믿고 있었다. 몇몇은 인간이 100년 이상 건강한 삶을 누리게 될 거라고 예언하였다. 돌이켜볼 때 그런 확신은 어리석을 뿐 아니라 오만한 것이었다.

1980년대에는 더욱 많은 새로운 질병과 약물 내성 세균 그리고 모기부터 애완 동물까지 엄청난 수의 질병 보균체[13]가 보고되었다. 또한 좁은 지역에 국한되어 있던 감염병들이 경계를 넘어 퍼져나갔다. 에이즈는 국가적 강박 관념이 되었다. 동시에 환경 파괴라는 작은 시냇물이 무시무시한 급류로 불어났다. 오염 물질, 발암 물질, 그리고 지하수에서 오존층에 이르는 환경 파괴가 전 생태계의 건강을 위협했다. 그러나 환경 변화와 역학 사이의 관계를 알아차린 사람은 거의 없었다.

오늘날 우리는 한 가지 질병이 정복되면 또다른 것이 새로 등장하든지 아니면 재등장하는 모습을 보고 있다. 수십 가지의 감염병이 위생 유토피아(거기서는 유전자 조작만이 인간의 수명을 제한할 것이다)의 꿈을 산산조각 냈다.

전염병들은 다시 정규 뉴스의 일부가 되었다. 미국인의 절반이 음부포진 genital herpes을 일으키는 단순포진 바이러스 herpes simplex virus(HSV)[14]에 감염되어 있다. 20년 전만 해도 거의 알려지지 않았던 클라미디아 chlamydiosis[15]가 감기 다음으로 미국의 가장 흔한 감염성 질병이 되었다. 한때 고양이, 양, 원숭이를 침범했던 세균들이 앨버커키[16]에서 모스크바까지 사람들을 괴롭힌다. 많은 종류의 암이 더욱 흔해졌고, 그 가운데 몇몇은 바이러스가 원인의 일부인 것 같다. 바이러스는 또한 만성피로증후군, 알츠하이머병, 류머티즘 관절염, 홍반성 낭창 lupus erythematosus,[17]

다발성 경화증multiple sclerosis[18]에서도 일정한 역할을 한다고 의심된다. 최근에 매독, 결핵, 홍역, 백일해whooping cough, 디프테리아 등이 가난한 나라들뿐 아니라 선진국에서도 수면 위로 떠올랐다.

이 모두가 놀랄 만한 속도로, 진화론적 관점에서는 눈깜짝할 사이에 일어났다. 그런 일이 왜 일어났는지를 묻고 설명하는 데에 우리가 공통적으로 실패했다는 사실은 자기 방어를 지향하는 정상적인 경향을 반영한다. 즉, 개인적 비극에 관한 이야기는 우리의 시선을 끌고 안락함을 위협하지만, 그것을 꺼림칙하게 느끼게 되면 우리는 쉽게 등을 돌린다. 그러나 유행병 및 광범위한 생물학적·사회적 변화의 뉴스는 다르다. 그것은 쉽게 사라지지 않는 불편함을 가져온다. 최소한 우리는 〈의대생증후군medical student syndrome〉의 습격을 두려워한다. 질병에 대한 글을 읽을 때 일어나는, 마치 자신이 불치병에 걸린 것 같은 내적인 전율과 공포 말이다. 뉴스는 최악의 경우 대재앙을 떠올리게끔 한다. 그래서 우리는 불안감이나 운명론이 우리를 사로잡기 전에 그런 주제로부터 벗어나고 싶어한다.

기근이나 전쟁보다 전염병이 더 많은 생명을 다시 앗아갈 이 시기에는 무지가 파괴적인 사치이다. 그런 위기는 앞으로 50년 내에 올 수 있으며 우리와 아이들의 삶을 송두리째 바꾸어놓을 것이다. 이것을 제대로 이해해야만 우리는 그 진행을 늦추거나 바꾸기를 기대할 수 있다. 그런 이해에 도달하기 위해서는 우리와 여타 생태계와의 관계에 대한 신선한 시각이 필요하다. 그리고 그것이 이 책의 목적이다.

다음 쪽에 실린 새롭거나 재등장하고 있는 질병의 목록은 아직 완성된 것이 아니다. 그러나 이 목록은 그러한 질병이 매우

새로운 감염병들과 그 최초 출현 시기

| 병명 | 출현 연도(년) |
|---|---|
| 한국형 출혈열 Korean hemorrhagic fever | 1951 |
| 뎅기열 Dengue hemorrhagic fever | 1953 |
| 아르헨티나 출혈열 Argentine hemorrhagic fever | 1953 |
| 치쿤구냐 출혈열 Chikungunya hemorrhagic fever | 1955 |
| 키아사누르 삼림병 Kyasanur Forest disease | 1956 |
| 바베시아증 Human babesiosis | 1957 |
| 오뇽뇽열 O'nyong-nyong fever | 1959 |
| 볼리비아 출혈열 Bolivian hemorrhagic fever | 1960 |
| 오로퓨스열 Oropouche fever | 1961 |
| 라크로스 뇌염 LaCrosse encephalitis | 1965 |
| 마르부르크병 Marburg disease | 1967 |
| 장관 모두충증 Intestinal capillariasis | 1967 |
| 폰티악열 Pontiac fever | 1968 |
| 라사열 Lassa fever | 1969 |
| 톡소플라즈마증 Human toxoplasmosis | 1970 |
| 라임병 Lyme disease | 1975 |
| 에볼라열 Ebola fever | 1976 |
| 재향군인병 Legionnaires' disease | 1976 |
| 성인 T-세포 백혈병 Adult T-cell leukemia | 1977 |
| 리프트 계곡열 Rift Valley fever | 1977 |
| 독성쇼크증후군 Toxic shock syndrome(TSS) | 1980 |
| 에이즈 AIDS | 1981 |
| 대장균 O157 감염 Eschericia coli O157:H7 | 1982 |
| 브라질 자반열 Brazilian purpuric fever | 1984 |
| 에를리히아증 Human ehrlichiosis | 1986 |
| 베네수엘라 출혈열 Venezuelan hemorrhagic fever | 1989 |
| 독성쇼크유사증후군 Toxic-shock-like syndrome(TSLS) | 1989 |
| 한타바이러스 폐증후군 Hantavirus pulmonary syndrome | 1993 |

* 고립성 증례나 국지적 유행은 각 연도 이전에도 있었다.

과거에 국지적으로 제한되거나
통제된 이후 새롭게 부활하거나 널리 확산된 감염병

| | |
|---|---|
| 클라미디아 Chlamydia | 말라리아 Malaria |
| 콜레라 Cholera | 홍역 Measles |
| 자궁경부암 Cervical cancer | 백일해 Pertussis |
| 디프테리아 Diphtheria | 폐페스트 Pneumonic plague |
| 음부포진 Genital herpes | 매독 Syphilis |
| 편모충증 Giardiasis | 폐결핵 Tuberculosis |
| 바이러스성 뇌염 Viral encephalitis | (바이러스성) 간염 Hepatitis (viral) |

많을 뿐만 아니라 다양하다는 사실을 보여준다. 이 목록이 보여
주는 대로, 새로운 출혈열 hemorrhagic fever이 나타나리라는 징
후는 이미 1950년대에 인도와 아르헨티나 등지에서 있었다. 출
혈열은 내출혈, 쇼크, 사망을 일으키는 바이러스성 질병이다. 그
가운데 최악의 것들은 가장 무서운 인간 감염병들 가운데 속한
다. 1953년 아르헨티나에서 후닌 바이러스Junin virus[19]가 출현하
였을 때, 그것은 감염자의 20%를 죽였다. 1955년 조금 덜 치명
적인 다른 열병이 인도 남서부 키아사누르 숲지대에 나타났다.[20]
또다른 바이러스성 질환들이 1959년 우간다의 오뇽뇽열
O'nyong-nyong fever[21]부터 1961년 브라질의 오로퓨스열
Orpouche fever[22]까지 새로 데뷔하였다.

이 전염병들은 선진국에서는 별로 주목을 받지 못했다. 그러
나 1967년에 무서운 새 출혈열이 자이레와 수단에서 출현하였을
때는 경우가 달랐다. 그것은 독일 마르부르크의 한 연구소에서
31명을 감염시키고 그 가운데 7명을 죽이면서 서유럽의 언론을
장식하였다. 마르부르크병은 1976년 아프리카에서 다시 출현하
였고, 그 전파 가능성은 전세계 역학자(疫學者)들의 마음속에 심

각한 우려로 남아 있다.

새로운 질병들은 선진국에서도 나타났다. 1957년 바베시아증 babesiosis[23]이라 불리는, 말라리아와 비슷한 소의 감염병이 유고슬라비아에서 사람에게도 나타났다. 그것은 다시 1969년에 미국의 낸터키트 섬에, 1980년대 후반에는 코네티컷 주에 출현하였다. 그 전파는 아직 끝나지 않았다. 1968년 폰티악과 미시간에서는 감기와 비슷한 이상한 유행성 질환이 나타났다. 거의 10년이 지나 그것은 또다른 새로운 질환인 재향군인병의 가벼운 사촌임이 드러났다.

더욱 심각한 것은 미국에서 다양한 형태의 바이러스성 뇌염이 급증하고 있다는 사실이다. 희생자의 대부분은 어린이들이며, 사망까지는 안 가더라도 장님이나 귀머거리나 정신지체자가 된다. 몇몇 종류의 뇌염은 새나 포유류로부터 모기에 의해 사람들에게 옮겨진다. 1960년대에는 새로운 유형인 라크로스 뇌염 LaCrosse encephalitis이 확인되었다. 그 이름은 이 바이러스가 처음 발견된 위스콘신 주의 도시 이름을 딴 것이다. 뇌염은 산발적으로 일어나지만 아주 위험해서 보건 당국이 엄격하게 감시한다. 뇌염 바이러스와 그 보균자의 분포는 더욱 넓은 범위로 확산되고 있으며, 생활 패턴의 변화 때문에 더욱 많은 사람들이 이 미생물에 노출되고 있다. 1990년에 플로리다에서는 30년 만에 〈세인트루이스 뇌염〉의 대유행이 일어났다. 200명 이상이 그곳과 여타 지역에서 병에 걸렸고, 그 가운데 9명이 사망하였다.

무서운 새 출혈열인 라사열이 1969년 나이지리아에서 나타났을 때는 전세계가 주목하였다. 경악한 언론은 비행기를 탄 관광객들이 이 바이러스를 시카고, 토론토, 런던 등지로 옮겼다고 보도하였지만 몇 건의 산발적인 증례만 나타났을 뿐이었다. 이 바이러스는 1989년에 다시 뉴스가 되었다. 시카고의 어느 레지던트가 친척의 장례식에 참석하려고 나이지리아에 갔다. 그는 돌아와서 2주 뒤 라사 바이러스에 의해 목숨을 잃었다. 마르부르크병처럼 라사열은 전세계의 보건 당국을 바짝 긴장시켰다.

진드기 매개 질환의 일종인 라임병이 1975년 확인되었을 때, 그것은 엄밀히 말해 새로운 병이 아니었다. 유럽에서 수십 년 동안 비슷한 질환의 증례case들이 산발적으로 보고되었지만 그것은 단순한 호기심거리에 불과했다. 1970년대 중반에 이르러 코네티컷 주의 올드라임에서는 이 병이 흔하게 되었다. 그리고 그것은 도처로 번졌다. 이제 이 병은 뉴잉글랜드에서 캘리포니아까지 퍼져 있으며, 북아메리카 대륙보다는 유럽에 더 많고 다른 대륙에서도 마찬가지로 나타난다. 1994년 그것은 미국의 모든 진드기 및 곤충 매개 질환들 중에서 가장 흔한 질병이 되었다.

에볼라열이 등장하면서 라임병은 사소한 문제가 되어버렸다. 이 출혈열은 50% 이상, 심지어는 90%의 사망률을 보였다. 1976년과 1979년 아프리카에서의 무서운 유행 이후 이 병은 더 진행되지 않는 것 같았다. 그런데 1989년 에볼라 바이러스의 가까운 친족이, 의학 연구를 위해 미국에 수입된 원숭이에서 발견되었다. 인간의 감염은 없었지만 미국 연방질병통제센터(CDC)는 영장류의 수입, 검역, 취급에 대해 엄격한 규정을 새로 만들었다. 그런 동물은 미국에 연간 1만여 마리나 수입되고 있는 것이다. 아직까지 〈아프리카 출혈열〉은 원산지 이외의 지역에서는 단지 산발적으로만 나타나고 있으나, 몇몇은 그 영역을 확장하고 있다. 무서운 것은 그것들이 다른 지역으로 퍼져 새로운 숙주host[24]에 적응할 수 있다는 사실이다.

에볼라열이 처음으로 나타난 해인 1976년, CDC는 미국 내 확

산을 우려하였다. 새로운 돼지인플루엔자 swine flu 바이러스가
1918년의 대유행을 일으킨 것과 마찬가지로 인간에게 치명적이
라는 사실이 판명되었던 것이다. CDC와 제약 회사들은 재빨리
백신을 생산하였고 5,000만 명의 미국인이 접종을 맞았다. CDC
는 그 해에 접종을 맞지 않은 사람들에 인플루엔자 발병이 드물
었다는 사실에 안도하면서 한편으로는 당혹스러워했다. 그러나
그 접종은 최소한 500명에게 고통스런 마비 증후군인 길랑바레
증후군 Guillain-Barre syndrome[25]을 일으켰다. 오늘날까지도 많
은 사람들이 폐렴과 같은 인플루엔자 합병증의 높은 위험에도 불
구하고 길랑바레증후군의 가능성 때문에 접종을 피하고 있다.

돼지인플루엔자는 미국인들에게 두 가지 경고를 보냈다. 하나
는 동물 숙주로부터 사람으로 전염병이 퍼질 수 있다는 것이다.
인플루엔자 바이러스는 많은 변종이 있고 서로 호환될 수 있는
여러 보유 숙주[26](돼지와 가금 등)를 갖는다. 그리고 이 바이러스
들은 돌연변이를 일으켜 인간의 면역 기능을 좌절시킬 수 있는
놀랄 만한 능력도 가지고 있다. 또다른 경고는 의학 기술이 새로
운 질환들(몇몇은 맞서 싸우려는 대상만큼이나 치명적이다)을 만들
어냈다는 점이다.

1976년 필라델피아에서 심한 호흡기 유행병이 창궐하였을 때
사람들은 처음에 돼지인플루엔자인 줄 알고 두려워했다. 희생자
의 상당수는 그곳에서 2년마다 열리는 회합에 참석한 재향군인
들이었다. 수백 명이 병에 걸렸고 수십 명이 사망하였다. 그러나
어떤 바이러스도 검출되지 않았으며, 그 밖의 잘 알려진 미생물
들도 없었다. 재향군인병이라 불리게 된 이 수수께끼의 질환은
연구자들이 그 원인을 찾는 6개월 동안 신문의 1면을 장식하였
다. 연구자들은 결국 원인균을 찾아냈다. 그것은 에어컨과 냉각

탑, 욕조 등을 비롯한 특정 장소에 서식하는 특정 종류의 세균이었다. 재향군인병은 아직도 세계 여러 곳, 특히 병원과 호텔, 그리고 최근에는 화려한 유람선에서도 발생한다. 미국에서만 연간 5만 건의 증례가 보고되고 있다.

새로운 감염성 질병의 등장은 독성쇼크증후군 toxic shock syndrome(TSS)[27]이 유행한 1980년에는 더 이상 놀랄 일이 아니었다. 수백 명의 미국 여성이 심하게 앓았다. 몇몇은 죽었고 많은 이들에게 불치의 후유증이 남았다. 원인은 흔한 세균인 포도상구균(Staphylococcus aureus)의 새로운 종(아마도 돌연변이일 것이다)이 생산하는 독소였다. TSS는 새로운 형태의 삽입식 생리대 tampon와 관련이 있었는데, 그 생리대가 시장에서 사라진 뒤로는 거의 발생하지 않았다.

그 다음 10년 동안 TSS와 비슷한 질병인 독성쇼크유사증후군 toxic shock like syndrome(TSLS)이 등장하였다. 머펫 인형 제작자 Muppeter인 짐 헨슨Jim Henson이 이 병으로 죽었을 때, 사람들은 대부분 이것에 대해 처음 들었다. TSLS는 독성이 엄청나게 강하고 증상도 신속하게 나타난다. 의사들은 항생제 치료를 몇 시간만 빨리 시작했어도 헨슨의 목숨을 구했을 것이라고 했다. TSLS는 일반적으로는 인후염과 성홍열 scarlet fever[28]을 일으키는 A형 연쇄상구균streptococcus에 의해 일어난다. 이 균은 거의 1세기에 걸쳐 점차 독성이 줄어들었지만, 미국과 유럽 및 오스트레일리아에서는 아마 돌연변이로 생겼을 새로운 유해 형태가 되어 돌아왔다. 1994년 독성이 엄청나게 강한 A형 연쇄상구균의 일종에 의해 영국과 미국에서 〈살 파먹는〉 감염병이 발생했다는 사실이 언론을 통해 대중에게 알려졌다. 이 균은 환자들의 근육을 갉아먹어 사망에까지 이르게 했다.

    1980년대에는 몇 가지 새롭거나 이미 사라져 가던 성 매개 질병 sexually transmitted disease(STD)[29]들이 엄청난 유행을 일으켰다. 음부포진은 사소한 건강 문제에서 국가적 관심사가 되었다. 〈사랑과는 달리 음부포진은 영원하다!〉 우울한 농담이다. 이 고통스럽고 평생 지속되는 질병은 성교 상대가 옮길뿐 아니라 신생아가 산도를 빠져나올 때 치명적인 감염을 일으킨다. 음부포진 환자는 1960년대 중반에서 1980년대 중반까지 10배로 늘었다. 많은 환자들이 후원회를 결성하고 거의 금욕 선언을 하기도 했다. 연구자들이 음부포진과 자궁경부암 사이에 관련이 있을지도 모른다고 하였을 때 사람들은 더욱 공포에 질렸다. 그러나 그런 암의 미생물 인자는 헤르페스herpes 바이러스가 아닌, 성기사마귀 genital wart의 원인인 인간유두종 바이러스 human papilloma virus(HPV)임이 밝혀졌다. 헤르페스 바이러스처럼 HPV도 널리 퍼졌다. 그것은 몇 가지 흔한 암의 발생에 관여하는, 점점 더 널리 확산되는 바이러스들 가운데 최초로 밝혀진 것에 불과했다.

    1981년 에이즈가 확인되었을 때 모든 STD는 빛이 바래졌다. 에이즈는 견줄 데 없는 대량 살인자였다. 오로지 광견병만이 비슷한 정도로 치명적이지만, 광견병은 사람에서 사람으로 옮지는 않는다. 가장 바람직한 시나리오(안전한 성행위, 효율적인 약물과 백신, 꾸준한 의학적 감시)하에서도 에이즈는 다음 수십 년 동안 수천만 명을 죽일 것이며, 심지어는 한 나라 전체를 무력하게 만들 것이다. 그러나 에이즈와 같은 방식으로 전파되는 바이러스성 간염 hepatitis이 해마다 전세계에서 점점 더 많은 사람들을 앓아눕게 하고 목숨을 앗아가면서 놀라운 속도로 꾸준히 증가해 간다는 사실은 그리 잘 알려져 있지 않다.

많은 출혈열들은 STD들처럼 재빠르게 변화하고 무섭게 퍼져 나간다. 새로운 어린이 킬러인 뎅기쇼크증후군 dengue shock syndrome(뎅기열)이 아시아로부터 열대 전체 및 아열대 지방으로 퍼졌다. 이 병을 퍼뜨리는 모기들이 미국으로 들어왔다. 〈한국형 출혈열〉을 일으키는 한타바이러스는 1950년에 미군을 습격했을 때는 단지 국지적인 문제로 생각되었다. 그 뒤 이 바이러스는 배를 타고 전세계의 항구로 이동하였다. 1985년에 한 변종이 볼티모어 항구의 쥐에서 발견되었으며, 오래지 않아 볼티모어 병원에는 뇌졸중 stroke과 신장병 증세를 보이는 환자들이 생겨났다. 서울형(形)의 한타바이러스들이 도처에서 그런 질병을 일으킨다고 추정되었다. 1993년 미국 남서부 지방을 강타한 그 가까운 친척인 포코너스 바이러스 Four Corners virus는 처음에 예측했던 것보다 더욱 광범위하게 퍼졌다.

이 새로운 질병들은 어디에서 오는 것일까? 지금까지 가장 널리 알려진 대답은 외계를 지목하는 비현실적인 과학자들이나 신의 보복을 주장하는 창조론자들의 답변이다. 외계 이론은 별로 따르는 사람이 없다. 그것을 제안한 이들조차도 우물거리고 있는 형편이다. 그리고 많은 창조론자들은 오직 하나의 기적, 즉 세상이라는 째깍거리는 시계를 처음으로 작동시킨 기적을 주장한다. 어떤 이는 에이즈를 〈신의 천벌〉이라고 한다. 그러나 적어도 아직까지 그들은 라사열, 라임병, 재향군인병을 나이지리아인이나 교외 거주자들 또는 나이 든 재향군인들의 죄 때문이라고 비난하지는 않는다.

새로운 질병들은 하늘에서 떨어지거나 어떤 신비한 블랙박스에서 튀어나오지 않았다. 기생(寄生, parasitism)과 질병은 자연스러운 것이며, 사실 어떤 면에서는 삶의 일부로서 필요한 것이다. 그것들은 태초의 가장 단순한 유기체로부터 인간에 이르기까지 모든 존재에 근본적인 것이다. 오래된 것이든 새로운 것이든 질병은 말, 곤충, 식물, 심지어 세균까지를 대상으로 한다. 언제나 새로운 질병이 태어나고 대부분 시간에 따라 변화하며, 그러다가 어떤 것은 지상에서 사라지기도 한다. 인간의 질병들 가운데 일부는 영장류 조상으로부터 계승되어 계속 우리와 함께 있었다. 예컨대 수두chicken pox는 아주 초기의 인류를 공격하였으며 오늘날에도 여전히 남아 있다. 그러나 대부분의 인간 질병은 일단은 새로운 것이다. 그것들은 우리가 환경이나 행동 또는 그 두 가지 모두를 변화시켰기 때문에 다가왔다. 때때로 그것들은 지금 일어나고 있는 현상처럼 연쇄적으로 나타나기도 했다.

이 질병들의 대부분은 다른 동물 종으로부터 왔다. 두창은 아마 개나 소에서, 출혈열은 설치류나 원숭이에서, 결핵은 소나 새로부터, 감기는 말에서 각각 왔을 것이다. 에이즈는 아프리카 원숭이에서 왔다. 질병을 인간에게 옮기는 운반자로는 모기와 진드기 그리고 환경의 아주 작은 변화에도 민감하게 반응하는 여러 가지 작은 생물들이 있다. 그러한 변화 가운데 일부는 자연스럽게 일어난다. 그리고 적어도 그와 같은 만큼의 변화들은 우리가 일으켰다.

우리는 들판을 경작하고 가축을 키우고 정원을 만들고 도시·마을·집·공장을 세움으로써 미생물들에게 새로운 생태학적 서식지를 제공한다. 우리는 폐기된 트럭 타이어와 물탱크 또는 에어컨 안에 그들의 새로운 보금자리를 지어준다. 우리는 자동차와 배와 비행기로 그들을 실어나른다. 우리의 거주지와 성행위 및 식생활과 의복에 변화가 일어날 때, 그들의 운명은 변화하고 진화도 영향을 받는다. 우리가 자신과 환경을 더욱 빠르게 변화시킴에 따라 새로운 전염병들이 다가오는 속도도 더욱 빨라졌다. 지난 한 세기 동안 우리는 과거에 빙하기나 기상학적 이변이 만든 것만큼이나 생태계를 변화시켰다. 그렇게 우리와 미생물들은 서로서로 살기 위해 어느 때보다 빠른 속도로 춤추고 있는 것이다. 우리가 그렇게 하는 동안 환경과 면역 방어 기전의 부담은 점점 늘어난다.

경계할 이유는 충분하지만 절망할 필요는 없다. 영장류 조상들도 새로운 질병과 맞서야 했고 석기 시대의 조상들도 마찬가지였다. 최초의 농민과 도시인들도 역시 그러했다. 갈등과 위기에도 불구하고 그들은 그 도전에서 살아남을 수 있었다. 우리도 아마 그렇게 될 것이다. 인간의 면역계와 인간의 상상력은 〈적응력의 기적〉이니까 말이다.

우리는 새로운 병원균을 획득하고 그에 대한 적응을 가속화시키는, 이미 여러 번 되풀이된 위기의 시대에 살고 있다. 미생물들은 우리처럼 적응하려 했고 결국 살아남았다. 어떤 것은 정복되었고 어떤 것은 지혜로운 공존을 요구한다. 적응하여 살아남으려면 항상 우리는 새로운 질병들과 어떻게 맞서왔는지를 이해하는 것에서부터 출발해야 한다.

# 2장

# 최초의 질병

질병은 생명만큼이나 오래되었다

부유하고 기술적으로 발전된 나라에 사는 우리는 어느 정도 자연의 위험으로부터 보호받고 있으며, 심지어 그것으로부터 분리되어 있다고까지 생각한다. 그런 환상 때문에 전염병의 부재(不在)는 당연한 것이자 거의 권리로까지 여겨지게 되었다. 질병은 외부 침략자의 모습을 띤다. 뻔뻔스런 강도 마냥 그것은 우리를 분개하게 한다. 또한 우리는 무엇이 그들에게 침략의 기회를 주었는지 의아해 하기도 한다. 만약 세균들이 예의 바르게 행동한다면, 그들은 우리의 지성과 삶의 정상적인 경계를 존중할 것이다. 그러면 우리는 그들로부터 방해받지 않고 삶을 누릴 수 있을 것이다.

그러나 그런 생각은 오만하고 위험한 오해이다. 기생과 감염은 자연의 기본적인 현상이며, 질병들은 생명 자체만큼이나 오랜 세월 동안 진화해 왔다. 맥팔레인 버넷 Macfarlane Burnet과

데이비드 화이트David White는 고전적인 저서 『감염성 질병의
자연사 *Natural History of Infectious Diseases*』에서 다음과 같이
말한다.

　질병의 본질을 연구할 때면 생명이 있는 존재들의 모든 범주가 우
리 영역에 들어온다. 왜냐하면 한때라도 기생생물의 숙주였거나 기
생생물 자체가 아니었던 유기체는 없기 때문이다. 많은 것이 이 두
가지 역할을 함께한다. 감염성 질병은 보편적이며, 어떻게 그것이
발생하였는지를 상상하려는 모든 시도는…… 불가피하게 우리를 생
명의 가장 초기로 이끌고 간다.

　지구의 역사는 45억 년 가량 되었다. 가장 오래된 화석은 10
억 년쯤 된 젊은 원시 박테리아의 것이다. 그것은 현재 뜨거운
온천이나 해저 화산 분화구 근처에서 발견되는 종들과 비슷하다.
그 최초의 생명은 아마 뜨거운 원시 바다와 같은 환경에서 발생
하였을 것이다. 그리고 번개나 자외선이 여러 화합물을 단백질의
구성 성분인 아미노산으로 변화시켜, 그것이 모든 생명의 기초
가 되었을 것이다. 이 생물학적 수프의 어떤 분자들은 스스로를
복제할 수 있었다. 그것들은 DNA와 흡사하게 될 때까지 복잡성
이 증가하였다. 이 생명의 원형proto-life 가운데 어떤 것은 바
다를 닮은 미세 환경과 그것의 화학 작용을 담고 있는 껍질(세포
막——편집자)을 발달시켰다. 그 결과 원시 세포가 생겨났다.
　이러한 설명은 가장 단순한 것으로서 1950년대 이후 많은 과
학자들이 즐겨 사용했다. 그때 처음으로 이 과정의 일부 단계가
실험실에서 되풀이되었다. 이제 우리는 DNA가 단백질을 합성하
도록 돕는 RNA 역시 스스로를 복제한다는 사실도 안다. 어떤

학자들은 DNA가 출현하기 전에는 초기 생명들의 〈RNA 세상〉이 있었다고 믿는다. 어쨌든 최초의 세포는 어떠한 세포 소기관이나, 특화된 내부 구조도 갖지 않았다. 세포가 더욱 복잡해지면서 핵이 발달하고 거기에 유전자가 모였으며, 에너지를 생산해내고 대사를 조절하는 작은 기관인 미토콘드리아mitochondria도 생겨났다.

감염은 5억 년쯤 전 좀더 복잡해진 유기체가 최초의 화석 흔적을 남겼을 때부터 이미 어디에나 있었다. 진균(곰팡이) 감염 흔적이 있는 화석 식물도 있고, 고생대의 해파리와 연체동물에도 감염의 흔적이 남아 있다. 2억 5,000만 년 전의 공룡에는 세균 감염의 흔적이 있고 마스토돈mastodon과 송곳니호랑이 saber-toothed tiger 화석도 마찬가지다. 오늘날 거의 모든 유기체는 더 작은 무임 승객들로 충만한 것 같다. 바다의 독립생활 free-living 박테리아도 바이러스에 감염되어 있다. 디프테리아 균은 바이러스에 감염되었을 때만 독소를 분비하여 인간에게 병을 일으킨다.

기생을 복잡한 세포의 기원으로 여기는 이론은 점점 더 인기를 끌고 있다. 20세기 초 러시아의 생물학자 콘스탄틴 메레즈코프스키 Konstantin Merezhkovsky는 동물 세포의 미토콘드리아에 상응하는 식물 세포의 엽록소가 미생물 침입자로서 출발하였다고 주장하였다. 1920년대에 미국의 생물학자 이반 월린 Ivan Wallin은 미토콘드리아 역시 원시 감염의 생존자라고 주장하였다. 1960년대 이후 생물학자 린 마굴리스 Lynn Margulis는 모든 복잡한 세포가 더 단순한 것들의 융합을 통해 진화하였으며, 또 기생에서 시작하여 공생으로 끝났다는 이론을 정교하게 다듬었다.

얼마간 이런 생각들은 과학자들의 이론에 머물러 있었지만 그

것을 뒷받침하는 증거들이 점점 쌓이기 시작했다. 미토콘드리아
는 자체의 DNA를 가지고 있다. 그것은 세포핵과 구별되는 자신
의 시간표에 따라 성장하고 분열한다. 세포 침입은 오늘날에도
목격되며, 이것은 과거의 현상을 설명하는 이론에 잘 들어맞는
다. 어떤 단순한 세포들은 유핵 세포 안에 들어가 그 속에서 협
동하며 공존한다. 그리고 원생생물 유글레나 euglena는 항생제인
스트렙토마이신 streptomycin으로 처리하면 엽록소를 〈잃고〉 광
합성 능력도 함께 소실한다. 이제 생물학자들은 대부분 미토콘드
리아가 원시적인 세포 침입자로 출발하였으며 소화되지 않고 그
숙주에 통합되었다는 데 동의한다. 마굴리스는 그런 협동이나 공
생이 진화의 이면에 있는 추진력이라고 말한다. 그에 의하면 모
든 세포 소기관은 감염에서 출발하였으며, 적어도 80종에 이르는
인간의 세포 각각은 한때 침입자였던 것들의 공동체라는 것이다.

다른 이론은 일종의 후향적(後向的) 진화를 제안한다. 어떤 이
는 바이러스가 퇴화된 박테리아라고 믿는다. 즉 그것들은 세포에
침입하는 데 필요한 것 이외의 모든 구조물을 없애버렸다. (바이
러스는 세균과 달리 숙주 세포 안에서만 생존이 가능하다.) 다른
이론은 바이러스가 세포 소기관, 즉 거의 독립적인 존재인 미토콘
드리아로부터 진화하였다고 주장한다. 두 이론에 대해서는 논란이
많았지만 적어도 몇몇 종의 작은 미생물(클라미디아 chlamydia, [1]
리케차 rickettsia, [2] 마이코플라즈마 mycoplasma[3])에 대해서는 광범
위한 합의가 이루어졌다. 이것들은 한때 바이러스와 박테리아의
중간 단계로 생각되었으며, 트라코마 trachoma(만성 각결막염
——편집자)와 폐렴 같은 인간의 질병을 일으킨다.

이들은 요즈음 유행하는 이론의 일부에 불과하다. 비전문가의
눈을 부시게 하기에 충분한, 생명과 기생의 기원에 대한 이론들

도 있다. 그것들은 분자생물학의 급속한 진전 및 놀라운 신기술과 함께 점점 복잡해지고 다양해졌다. 어떤 것들은 〈결코 일어나지 않았으며 인정할 수 없는 것을 증명하려는, 실증될 수 없는 연구〉라는 선사 시대 연구에 대한 정의를 상기시키기도 한다. 몇몇 뛰어난 과학자들은 아이러니컬하게도 인플루엔자나 에이즈 또는 생명 그 자체가 외계로부터 혜성이나 우주선을 타고 지구에 왔다는 범종설(汎種說, panspermia)을 절반쯤 인정하였다. 이것은 애당초 생명이 없던 바다에서 가장 단순한 세포가 출현했다는 것 못지 않게 기적적인 일이라는 것이다. 이것을 제외한 대부분의 현존 이론들은 감염이 없는 상태가 정상적인 생명 현상이라는 관점으로부터 멀어지는 경향을 보인다. 질병은 더 이상 한 종이 다른 종을 못살게 구는 생물학적인 강도짓이 아니다. 오히려 감염은 고전적인 사건, 즉 생명의 근본 현상이며 그것은 평화로운 공존을 향해 나아가는 경향을 띤다는 것이다.

물론 모든 기생이 온건한 것은 아니다. 직접적이든 간접적이든 모든 생명체는 어느 정도는 다른 생명체를 이용하면서 살아간다. 생물은 단백질을 합성할 때만 생존이 가능하다. 그러기 위해서는 단백질이나 그 구성 성분인 아미노산을 섭취해야 한다. 한 생명체가 다른 종의 단백질을 획득하는 수단은 살육에서 기생까지 다양하지만 모든 경로는 같은 목적을 갖는다. 바이러스는 박테리아와 나무와 인간을 비롯한 거의 모든 생명체에 기생한다. 진균과 박테리아는 식물과 동물들을 갉아먹는다. 사슴, 말, 고릴라, 양 등은 식물을 먹는다. 육식 동물들은 다른 동물들을 잡아먹는다. 촌충tapeworm과 같은 다세포 기생충은 숙주 안에서 그것들의 식량 창고를 공략하는 반면, 많은 곤충과 진드기와 박쥐는 외부로부터 먹이를 찾는다. 이 끝없는 단백질 전달 과정은

〈먹이사슬food chain〉이라고도 불린다. 그러나 교외의 뒤뜰이든 열대의 수풀이든 생물학적 활동 무대에서 그것은 헤아릴 수 없이 많은 종과 화합물로 구성된 치밀한 그물에 더 가깝다.

이 보편적인 법칙 〈먹느냐 먹히느냐Eat or Be eaten〉는 언뜻 보기에 앨프레드 테니슨Alfred Tennyson의 〈이빨과 발톱의 유혈 낭자한 자연〉[4]을 연상시킨다. 그러나 자연이 늘 잔혹하지만은 않다. 살육과 기생은 자체의 한계가 있다. 만약 맹수들이 모든 먹이를 다 잡아먹는다면 자신들도 결국 굶어죽게 될 것이다. 비슷하게 기생충이 숙주를 모두 죽인다면 그것들은 먹이와 거주지 그리고 급기야는 자신의 생명마저 잃게 된다. 이 숙주와 기생생물 사이의 궁극적인 관계는 살해가 아닌 상호 의존이다. 질병은 그 양자가 다행히도 공존하게 되면서 입는 부상이다. 치명적이거나 심한 질병은 대개 숙주와 기생생물이 상대적으로 새롭게 만났다는 징후이다. 즉 그 기생생물은 최근까지 다른 숙주 내에서 삶을 꾸려왔다는 뜻이다.

이것은 인간과 만나게 된 세균의 관점에서 본다면 극적으로 분명해진다. 아마도 그 미생물은 정상적으로는 새, 다람쥐, 모기, 또는 수백만 년 동안 그 세균의 조상을 데리고 있던 다른 종의 몸속에서 평화롭게 살았을 것이다. 다람쥐를 만졌다든지, 새 똥이 든 물을 마셨다든지, 사슴이나 말 같은 일상적인 먹이 대상을 발견하지 못한 모기의 공격을 받았다든지 하는 우연한 접촉을 통해 그 미생물은 사람에게 들어온다. 세균은 이제 새로운 기회와 위험으로 가득 찬 낯선 환경에 뛰어들어 온 셈이다. 세균은 새로운 숙주의 체온이나 조직의 산도(酸度) 또는 백혈구를 비롯한 면역계의 화학 무기에 이르는 방어 기전 때문에 죽을 수도 있다. 전에 비슷한 세균을 만난 적이 있는 사람 안에서는 이 방어 기전이 아주 예리하게 날을 세우고서는 이 침입자를 무장해제시키든가 아니면 죽여버린다. 우리에게 침입한 미생물 대부분의 운명은 즉각적인 죽음이다.

그러나 가끔 어떤 미생물은 인간에게서 엄청난 양분과 별것 아닌 저항이라는, 이상적인 환경을 발견하기도 한다. 그리고 그것은 자체의 무기를 갖춘다. 즉 백혈구를 공격 또는 회피하거나 독소를 분비하면서 발가락부터 뇌 속 깊은 곳까지 모든 곳의 조직을 죽이고 먹어치운다. 미생물이 방해받지 않고 증식한다면 숙주를 죽일 수도 있다. 그러나 그런 일이 다른 거처로 세균이 옮아가기 전에 일어난다면, 그 만남은 숙주나 기생생물 모두에게 죽음만 남긴 채 끝난다.

만약 세균이 성공을 거둔다 해도 숙주는 불완전하지만 적절한 방어 기구를 갖출 것이다. 그 결과는 잠시 앓고 지나가는 질환이며, 이를 통해 그 세균의 후손은 새로운 인간 보금자리로 옮아간다(종종 기침이나 재채기 또는 설사를 일으키게 하면서 말이다). 만약 그 미생물과 인간의 자손이 충분히 오랫동안 접촉해 왔다면 그들은 자신들의 공격/방어 무기 사이에 균형을 이루는 경향이 있다. 세균에게 있어 이것은 대개 특정한 조직이나 기관에 적응한 것을 의미한다.

그러한 파트너 관계는 식물과 동물 세계의 모든 차원에서 발달하였다. 〈보조helper 바이러스〉를 함유한 세포에서만 증식하는 〈불완전defective 바이러스〉도 존재한다. 채소의 뿌리에 있는 박테리아는 숙주 식물을 위해 공기 중의 질소를 〈고정fix〉한다. 흰개미의 장에 기생하는 박테리아와 원생동물은 그 곤충이 먹은 나무의 세포벽을 분해하여 영양소를 내보낸다. 소와 코끼리는 박테리아가 위장 안에서 먹이를 발효시켜 주기 때문에 엄청난 양의 저단백질 먹이를 먹고도 살 수 있다. 포니피시 leiognathid fish의 장에 사는 투명한 미생물은 이 물고기가 사냥을 할 때면 빛을 내어 천적을 혼란시키고 또한 교미 상대를 유혹한다. 그리고 사람에서 대장균은 장 기능을 돕고 해로운 세균을 제거한다. 만약 대장균이 요도로 잘못 들어가면 방광염을 일으킨다. 이것들로 오염된 물을 마시면 상부 위장관에 해로운 영향을 주어 설사를 일으킬 수도 있다.

기생생물과 숙주 사이의 적응은 유행성, 풍토성,[5] 공생 symbiosis[6] 이라 불리는 여러 단계에 걸쳐 있다. 처녀인구집단 virgin population (어떠한 세균에도 감염된 적이 없어서 면역력이 없는 집단)에 들어온 세균은 종종 모든 연령에 걸쳐 급성 질환을 일으킨다. 이것은 유행병의 고전적인 형태이다. 그것이 전세계에 퍼진다면 범(汎)유행성 pandemic이라 불린다. 생존자는 대개 재감염에 의해 더 나은 방어 능력을 갖추기 마련이다. 세대를 거듭할수록 추가 방어 기전이 발달한다. 그 질병은 마침내 한 지역에 국한된, 흔하지만 강도가 약한 감염병이나 일상적인 어린이 질환이 된다. 기생생물과 숙주가 더 잘 적응한다면 공생 관계가 된다. 여기서 세균과 숙주는 상호 관용 mutual tolerance 관계를 이루거나, 심지어는 상호 이득 mutual benefit이 되는 편리 공생 commensalism(글자 그대로 같은 식탁에서 식사를 하는 것을 뜻한다) 관계가 된다. 기생생물과 그것의 숙주는 늘 이 단계를 거치며 현재도 그렇다. 최근에 일부 생물학자들은 심각한 질환으로부터 공생으로 향하는 경향은 없으며 병독성(病毒性, virulence)은 주로 그 질병이 어떻게 전파되느냐에 달려 있다는 주장을 하였다. 전파 방식은 사실 병독성에 중요한 구실을 하기는 하지만, 대부분의 과학적 관점에서는 그것이 으뜸가는 요인이라고 생각하지는 않는다.

  그러므로 감염병은 인간에 대한 자연의 분노가 아니다. 무엇이 이와 같은 결혼 생활을 오래 지속시키는가에 관해서는 종종 논의가 이루어지고 있으며, 실험실 연구를 통해 확인할 수 있다. 생물학자 광 전Kwang Jeon은 아메바에 박테리아를 감염시켜서 살아남은 개체를 배양하였다. 5년이 지나자 아메바는 그 박테리아 없이는 자라지 못했다. 실험실 밖에서도 그런 적응은 수백 년이나 수백만 년 동안 일어났다. 세균과 인간이 만나는 경우, 최초의 이득은 대개 세균의 몫이었다. 왜냐하면 세균은 수명이 대단히 짧아서 한 인간의 수명 동안 수백만 세대를 거쳐 진화하기 때문이다. 이러한 만남에 대한 인간과 미생물의 해결책은 다양하고 독창적이었다. 그리고 거기에는 양자 모두의 건강, 때로는 생존의 문제가 걸려 있다.

  다행히도 인간과 세균이 만날 때의 급성 질환은 일반적인 규칙이라기보다는 예외적인 것이다. 세상에는 수십만 종의 미생물이 있다. 흙 한 줌에도 수백만 마리의 바이러스, 진균, 박테리아, 원충, 그리고 다른 잠재적인 기생생물들이 존재한다. 이 가운데 아주 적은 수만이 사람에게 들어와 더욱 적은 수가 생존하며, 그보다 더욱 적은 수가 다른 사람에게 전파된다. 인간에게 질병을 일으키기 위해서 세균은 엄청나게 낮은 확률을 극복해야 한다. 만약 질병이 발생한다면, 그 원인은 대개 환경이나 세균 또는 인간 스스로의 행동 변화에 기인한다.

  그런 변화는 대부분의 고등한 종들의 역사에서 때때로 찾아오는 생태학적 붕괴의 시대에 일어났다. 예컨대 기후가 변화했을 때 육식 동물은 새로운 먹이를 찾게 되어, 새로운 지역에 들어간 숙주는 낯선 세균과 만나게 되었다. 그런 여러 극적인 시대 외에도 영장류와 호미니드hominid(原人)[7] 조상들은 다른 포유류와 마찬가지로 새롭거나 오래된 여러 질병을 앓고 있었을 것이다. 즉 그들은 대개 친숙하나 치명적이지는 않은 감염병 및 오염된 상처와 싸워야 했다.

이것들이 오늘날 존재하는 미생물들과 같은 것인지의 여부는 분명하지 않지만, 화석은 고대의 외상과 감염에 대해 상당한 사실을 말해준다. 공룡과 마스토돈과 초기 인류의 화석에는 골절이나 감염 또는 상처가 아문 흔적이 있다. 현대의 창상wound 감염은 대개 연쇄상구균이나 포도상구균 또는 파상풍이나 괴저gangrene를 일으키는 세균에 의해 일어난다. 마지막 두 부류는 가뭄이나 열 또는 추위 속에서도 살아남을 수 있는 포자spore를 만든다. 그들은 여전히 야외에서 부상당한 많은 사람을 감염시킨다. 우리는 동일한 세균이 공룡과 네안데르탈Neanderthal인(人)을 공격하였는지는 확신할 수 없지만, 비록 세균이 현재와 꼭 같지는 않더라도 그 공격 과정은 비슷했을 것이다.

충치와 농루pyorrhea 같은 몇몇 만성 감염 또한 흔적을 남긴다. 충치와 농루로 망가진 턱뼈는 초기 포유류부터 인류의 가장 가까운 조상에까지 남아 있다. 또한 고대에는 관절염이 흔했는데, 이것은 체중 증가나 노화뿐만 아니라 만성 감염의 결과일 수도 있다. 선사 시대의 악어, 낙타, 들소, 사자, 그리고 특히 동굴 곰은 심한 관절염을 앓았다. 사실 그것은 동굴 곰에게 매우 흔하게 나타나서, 19세기의 위대한 병리학자 루돌프 피르호Rudolf Virchow는 그것에 〈동굴통풍cave gout〉이라는 특별한 이름을 붙여주었다. 5만 년 전 네안데르탈인의 뼈도 이와 흡사한 관절염 때문에 변형되었다.

많은 국소 감염은 뼈에 뚜렷한 흔적을 남기지만, 전신 감염은 그렇지 않다. 화석 병변이 존재하더라도 한 질환을 다른 것과 감별하는 것은 무모한 일이 될 수 있다. 동굴 곰의 뼈에 있는 특정 변화는 그들이 결핵이나 다른 관련 질환, 예컨대 브루셀라증 brucellosis[8]에 걸렸음을 시사한다. 흔적을 남기지 않는 유행병도 때때로 옛날 생물 종들을 덮쳤을 것이고, 그중 일부를 멸종시키기도 했을 것이다. 현재 화석 기록은 100만 년쯤 전으로 거슬러 올라가는, 콜로라도에서 발견된 체체파리 tsetse fly 화석에서처럼 단지 감질나는 실마리만 줄 뿐이다. 지금은 아프리카에만 있는 체체파리는 수면병 sleeping sickness을 옮기는데, 이 병은 인간을 쓰러뜨리고 엄청난 수의 유제류를 몰살시킬 수 있는 원충성 질환이다. 고대 북아메리카에 체체파리가 존재했다는 사실은 한편으로 생각하면 수수께끼인 그 지역 말의 멸종과 대략 맞아떨어진다.

유행병은 여전히 우리의 유인원 친척들을 공격하는 것처럼 영장류 조상들도 공격했음이 틀림없다. 20세기에 아프리카에서 수입된 황열병 yellow fever[9]은 남아메리카에서 짖는원숭이 howler monkey를 거의 멸종시켰다. 독립생활 영장류는 인간을 괴롭히는 것과 같은 만성 질환들을 앓는데, 호미니드 역시 그것들로 고생하였을 것이다. 그 만성 질환들에는 말라리아, 간염, 인도마마 yaws, 결핵, 단순포진, 그리고 요충, 회충, 촌충 같은 장내 기생충 감염 등이 있다.

분명히 야생의 영장류는 감염병이 없는 에덴동산에 살면서 완전한 건강을 누리지도 않았고 지금도 그렇지 않다. 인간이나 야생 영장류는 앞으로도 마찬가지일 것이다. 원숭이와 유인원은 포유류 조상들로부터 몇몇 질병을 계승하였고, 이어 우리는 영장류로부터 그 질환들을 물려받았다. 그러나 다른 감염병들은 상대적으로 새로운데, 그것들은 인간 역사의 도정에서 일어난 어떤 변화들, 특히 위기들을 반영한다.

인간의 질병 패턴에 영향을 준 최초의 커다란 충격은, 우리 조상들이 약 500만 년 전에 나무에서 땅으로 내려온 것이었다. 아마 이것은 아프리카의 아열대 지방이 더 건조해지고 열대 초원이 열대 우림을 대치하였을 때 일어났을 것이다. 폴리오polio(소아마비)나 뇌수막염 meningitis 같은 바이러스성 유행병들이 나무 위에 살던 우리 조상들을 불구로 만들어 가지 사이를 건너뛰지 못하게 만들었을 것이라는 가설도 있다. 그러나 충분한 수의 생존자들이 최소한의 적응을 통해 숲의 바닥으로 내려와 새로운 종을 출범시켰다. 우리 조상들이 나무 위에서 내려온 이유가 무엇이든, 그것은 그들의 식생활과 생활 방식 그리고 질병의 양상을 바꾸어 놓았다.

지금은 두 다리를 가진 인간이라는 종이 땅에 곧게 서 있으므로, 우리는 영토를 수평적으로 생각하는 경향이 있다. 그러나 모든 환경은 이와 상당히 다른 수직 영역을 갖는다. 포유류, 새, 곤충과 같은 종들은 나뭇잎이 무성한 숲 위의 천장에서 햇빛과 음식을 찾는다. 다른 종들은 땅 위에서 그늘과 습기와 먹이를 필요로 한다. 몇몇 중간 지대가 대지와 나무 꼭대기 사이에 있다. 그 지대를 몇 미터 정도만 바꾸어도 한 종의 먹이와 포식자와 미생물이 급격하게 변화한다.

오늘날 우리는 종종 어떤 질병이 수직상의 새로운 영역으로 침범해 들어오는 양상을 본다. 중앙아프리카와 남아프리카에서 모기는 나무 꼭대기의 원숭이에게 황열병을 옮겼다. 원숭이와 모기가 아래로 내려오는 경우는 아주 드물어서 이 질병은 거의 숲 꼭대기에 고립되어 있었다. 그러나 열대 원목에 대한 상업적 수요 때문에 벌목꾼이 숲으로 들어갔으며, 그들이 나무 한 그루를 넘어뜨릴 때마다 모기 떼의 구름도 함께 땅으로 내려왔다. 이 모기들은 우선 입에 닿는 영장류, 즉 도끼를 든 사람의 피를 빨기 시작했으며, 그러면서 황열병 바이러스를 옮겼다. 감염된 벌목꾼들은 집에 돌아와서 황열병의 도시 유행을 촉발하였다.

땅으로 내려온 우리 조상들은 예전의 몇 가지 질병으로부터는 자유로워졌지만, 지표의 공기와 물과 음식을 통해 새로운 것들에 노출되었다. 그들은 열대 초원의 초식 동물이 남긴 고기와 배설물로부터 새로운 기생충을 얻었을 것이다. 체체파리는 이 무리로부터 수면병을 옮겼다. 오스트랄로피테쿠스(*Australopithecus*)라 불리는 초기 호미니드가 진화의 두 갈래로 갈라졌을 때는 더 심한 변화가 일어났다. 이른바 〈건장형 robust type〉은 큰 치아와 육중한 턱을 가지고 풀과 씨앗과 견과를 먹었다. 그들은 결국 멸종되었다. 우리의 직접적 조상인, 좀더 날씬하고 우아한 유형은 잡식성이었고 마침내 사냥꾼이 되었다.

우리는 이 조상들이 어떠했는지에 대해 단지 흥미로운 힌트만을 가지고 있다. 현재 몇 개의 작은 유골 조각이 남아 있으며, 탄자니아의 라에톨리에는 금방 쌓인 화산재에 작은 무리의 발자국이 찍힌 것이 기적적으로 350만 년 동안 보존되었다. 우리는 그들이 어떤 순서로 완전한 직립, 두발 보행, 확장된 전두엽, 길어진 유년기, 불과 도구의 사용, 집단 사냥, 언어 사용, 복잡한 사회 조직 등의 인간적인 특질을 발달시켰는지 잘 모른다. 인간의 출현은 사건이 아닌 과정이었다. 아마도 그것은 한 번 이상, 각기 다르게 다른 장소에서 일어났을 것이다.

우리는 200만 년 전에 호모 에렉투스(*Homo erectus*)가 오스트랄로피테쿠스를 대치하였음을 안다. 그들은 직립을 하고 머리가 컸던 조상이다. 그들은 불을 이용하고 돌로 도구를 만드는 방법을 알았다. 그들은 현대의 호모 사피엔스(*Homo sapiens*)와 매우 닮았다. 그러나 오늘날 나타난다면 바로 눈에 띌 것이다. 그들은 사회적 의사 전달 수단은 물론 언어 능력도 없었다. 그러나 그들이 생활에 일으킨 변화는 인간의 질병 유형에 있어 다음의 주요 단계를 이끌었다. 그렇게 된 가장 큰 이유는 육류였다.

이제 우리는 논쟁의 장으로 들어간다. 호모 에렉투스의 행동은 과학자들 간에 매우 날카로운 논쟁을 불러일으켰다. 우리 조상은 살해자 원숭이일까 아니면 부드러운 약탈자일까? 그들은 야수였을까 사냥감 prey이었을까? 그들이 사용한 최초의 도구는 무기였을까? 과연 그들의 지성 발달은 공격과 사냥에서 비롯되었을까? 이런 것들은 인간의 본성이 과연 무엇인가에 대한 논쟁이며, 대개 인종과 성에 관한 논쟁에서 볼 수 있는 것과 유사한 종류의 분노를 유발한다. 다행히도 호모 에렉투스는 현대의 학술적인 분노로부터 안전하다.

해마다 더 많은 화석이 발견되어 최근까지는 상상할 수도 없었던 방법으로 연구된다. 화석 치아는 육류나 식물 먹이의 흔적을 구별하기 위해 전자현미경으로 조사한다. 실험실 분석을 통해 원시 시대의 뼈에 남겨진 식물성 및 동물성 단백질 식이의 방사성 동위 원소 흔적을 알 수 있다. 그런 지식의 관점에서 본다면 가장 편견에 사로잡힌 연구자들만이, 호미니드가 잡식성 존재가 된 후에 집단 사냥꾼이 되었다는 사실을 부인할 것이다. 그들은 섭취한 단백질의 25-50%를 육류로부터 얻었다.

이러한 변화는 수만 내지 수십만 년이 걸렸으며, 유전적으로 결정된 육체와 행동의 측면에서 큰 전환을 요구했다. 병리학자 마이클 지머먼 Michael Zimmerman은 케냐에서 나온 호모 에렉투스의 유골을 분석하여 비타민 A 중독증의 결과로 보이는 변화를 발견하였다. 지머먼은 이것이 〈인간 진화에 있어 어느 정도 잠정적이던 육류 식용 단계〉 동안에 먹은, 내장이 풍부한 동물성 식이를 반영한다고 생각했다.

호미니드가 이전에 먹던 식물성 식사에 사냥꾼의 축제를 곁들인 효과는 굉장하였다. 현대의 초식 동물과 육식 동물을 관찰하여 알 수 있는 바와 같이, 육류는 〈시간〉을 의미한다. 말이나 원숭이는 다량의 저단백 목초를 소화해야 하므로 일생의 대부분을 먹는 데 보낸다. 육식 동물은 단백질이 농축된 식이 덕분에 며칠에 한 번만 먹으면 된다. 초기 인류는 큰 두뇌와 손재주 및 육류 섭취로 생긴 잉여 시간을 통해 먹이를 더 많이 잡거나 또는 다른 목적으로도 쓸 수 있는 도구를 만들었다. 집단으로 모여 사냥을 계획하고, 고기를 달라고 기도하고, 사냥을 축하하는 노래를 부르고, 고기를 제공한 동물의 그림을 그릴 시간이 있었다. 즉, 문화를 창조할 여유가 생긴 것이다.

유연한 잡식성 덕분에 우리 조상들은, 식물성 식량이 부족해도 사냥감이 풍부한 장소에서 살아남을 수 있었다. 덩치 큰 사냥감을 잡을 수 있게 해준 창을 가지고 그들은 온대 지방으로 퍼져 나갔다. 그리고는 가까운 사막과 툰드라 지대로까지 나아갔다. 인간은 적도의 정글부터 극지방에 이르기까지 전지구상에 거주하는 유일한 영장류가 되었다.

그러한 분산은 100만 년 전에 호모 에렉투스가 아프리카로부터 유럽과 아시아의 따뜻한 지방으로 이동했을 때 시작되었다. 그럼으로써 그들은 뒤에 일단의 열대 기생충들을 남겨놓았다. 따뜻하고 습도가 높은 기후에서는 많은 기생충과 원충들이 숙주를 벗어나 살 수 있을 뿐만 아니라, 박테리아나 바이러스와는 달리

면역 반응을 일으키지 않았다. 그러므로 그들은 만성 질환 병원체가 되어 개인과 집단을 되풀이하여 감염시킬 수 있게 되었다. 열대 지방에서는 많은 기생충이 여전히 발전을 가로막는다. 호모 에렉투스는 고향을 떠날 때 트라코마나 상피증 elephantiasis[10]을 일으키는 벌레와 같은 친구들을 떨쳐버렸다. 그러나 그들은 막 벗어난 질환들보다 더욱 악성인 새 질병들을 만나게 되었다.

이 〈질병 부담 disease burden〉의 변화는 나무 위에서 살 때 생긴 것을 훨씬 능가하였다. 각각의 새로운 생태계에서 유목 사냥꾼은 새로운 사냥감과 새로운 질병 매개체 vector[11] 및 새로운 기생생물을 만났다. 그 결과는 인수공통감염병 zoonosis[12]의 맹습이었으며, 동물의 감염병이 사람에게 옮겨지게 되었다. 사람들에겐 낯설었던 이 세균은 종종 친숙한 숙주에서보다 훨씬 더 심한 증상을 일으켰다. 그러한 병독성은 충분히 예측 가능한 것이며, 따라서 치명적인 인간 감염병들은 비교적 최근에 우리 종에 들어온 것이라고 추측할 수 있다.

우리는 전지구적 전파의 와중에 인간을 덮친 인수공통감염병의 물결을 상세한 부분까지 재구성할 수는 없다. 그러나 최근 몇 세기, 가급적이면 최근 수십 년 동안 새로운 사냥감으로부터 낯선 질병을 얻은 사람들의 예를 들어보자. 예컨대 덴마크 탐험선 유니콘 호의 선원들은 호모 에렉투스에게 보편적이었던 재앙을 또다시 겪었다. 그 재앙의 전모는 350여 년 뒤에야 뚜렷하게 드러났다.

1619년 유니콘 호는 대서양과 태평양 사이로 북아메리카 대륙을 가로지르는 북서 항로를 찾고 있었다. 특별한 최후가 아니었다면, 승무원들은 비슷한 일을 시도하다 실패한 다른 많은 이들처럼 곧 잊혀졌을 것이다. 64명의 승무원 중 61명은 1620년 캐나다의 얼어붙은 허드슨 만에서 괴로운 죽음을 맞았다. 대부분은 캐나다 마니토바 주 처칠 인근의 이름 없는 묘지에 묻혔다. 역사가들은 오랫동안 그들이 괴혈병 scurvy으로 죽었다고 생각했다. 심한 비타민 C 결핍이 일으키는 이 질병은 18세기 말까지 수많은 선원을 죽였으며, 그래서 그런 추측이 적절한 것으로 보였다.

1970년대에 캐나다의 역사가 델버트 영 Delbert Young은 이 진단을 의심하게 되었다. 그는 유니콘 호 선장의 비망록으로부터 승무원들이 익히지 않은 곰고기를 먹은 뒤 앓게 되었다는 기록을 찾아냈다(불이 없었기 때문이 아니라 유럽인들이 날곰고기가 더 맛있다고 여겼기 때문이다). 영은 1897년에 기구를 타고 북극에 도달하려던 스웨덴 탐험가들이 감염된 곰고기를 먹고 죽었다는 사실이 최근에 확인되었음을 알고 있었다. 수십 년 뒤 그들의 얼어붙은 보급품이 발견되었는데, 덴마크 의사 트뤼데 E. A. Tryde는 그것을 조사하여 선모충(Trichinella spiralis)이라는 기생충을 찾아냈다.

오늘날 우리는 오염된 날돼지고기가 일으키는 선모충증 trichinosis[13)]이 어느 정도 치명적이라고 생각한다. 일단 미국에 퍼진 뒤로 이 병은 한동안 드물었다가, 1970년대에 돼지고기를 날로 먹거나 살짝 익혀 먹는 동남아시아 난민들 사이에서 다시 나타났다. 그러나 선모충은 돼지고기 기생충만은 아니다. 이 기생충과 포낭은 곰이나 여우나 바다코끼리 같은, 특히 추운 지방에 사는 육식성 포유류를 감염시킨다.

이러한 인식과 트뤼데의 발견으로 인해, 영은 유니콘 호와 다른 극지 탐험 기록들을 꼼꼼하게 조사하게 되었다. 그는 선모충증이 유니콘 호의 항해를 끝장냈고, 또 허드슨 만에 10년 일찍 도착한 영국 탐험대도 그렇게 만들었다는 결론을 내렸다. 서아프리카에서 말라리아, 황열병, 수면병이 유럽인의 정착과 탐험을 방해한 것처럼, 육류를 통해 감염되는 선모충증과 같은 병은 극지대의 점령과 탐험을 늦추었을 것이다.

20세기에는 사냥감 짐승과의 접촉을 통해 인간 역사에서 가장 무서웠던 전염병이 부활하였다. 그것은 흑사병(선페스트)이다. 1970년대에 미국 서부와 남서부에서는 흑사병이 소규모로 출몰하기 시작하였다. 60년 만에 최고치를 기록한 1983년에는 40명이 걸려 6명이 죽었다. 새로운 환자들이 해마다 나타나고 있다. 들쥐, 생쥐, 다람쥐 등을 포함한 여타 야생 설치류들은 수백만 년 동안 흑사병균과 함께 살아 왔지만, 인간에게 그것은 상대적으로 새롭고 치명적인 존재였다. 1980년대에 연이어 발생한 흑사병은 누군가가 프레리도그 prairie dog의 가죽을 벗겼다든지, 야생 다람쥐를 만졌다든지, 또는 들쥐를 잡은 고양이를 쓰다듬어 주었다든지 하는 등의 결과였다.

그런 증례들은 호모 에렉투스가 어떻게 처음 흑사병에 걸리게 되었는지를 시사한다. 흑사병 전문가인 미생물학자 찰스 그렉 Charles Gregg은 다음과 같이 말한다. 〈최초의 인간 증례는 초기의 호미니드가 작은 사냥감을 잡아서 식단에 변화를 주기 시작했을 때 일어났을 것이다. 병든 동물은 건강한 동물보다 잡기 쉽다. 따라서 사냥꾼은 자신의 식량으로 생계를 유지할 뿐만 아니라 병에 걸릴 위험도 감수해야 했다.〉 흑사병은 아마 2,000년 전까지는 유행병이 아니었을 것이다. 그 무렵 사람들은 대도시에 모여 살았고, 그로 인한 생태계의 훼손이 설치류의 비정상적인 이주를 유발했음이 분명하다. 그러나 선모충증처럼 흑사병도 그전부터 개인과 소규모 인간 집단을 이따금씩 공격하였을 것이다.

이렇게 호모 에렉투스는 점차 낯익은 질병들의 목록을 추가해

나갔는데, 그 대부분은 만성적으로 사람에서 사람으로 전파되는 무서운 인수공통감염병이었다. 맹수가 남긴 고기를 먹는 행위는 보툴리누스 중독botulism이나 포도상구균 감염을 일으켰다. 짐 승의 도살은 괴저나 파상풍을 불러올 수 있었다. 가죽을 벗기는 일은 야토병 tularemia[14]이나 탄저병에 노출되었다. 야생 사냥감 들은 재귀열 relapsing ferer[15], 출혈열, 브루셀라증, 렙토스피라 증 leptospirosis[16], 톡소플라즈마증 toxoplasmosis[17], 살모넬라증 salmonellosis(장티푸스) 등의 병원균을 옮겼다. 낯선 곤충과 진 드기도 털진드기병 scrub typhus(쓰쓰가무시병)[18]과 뇌염 같은 여 러 종류의 질병을 옮겼다. 그리고 사슴이나 맘모스 고기가 선모 충증을 일으키지 않았다면, 촌충이나 혹은 그보다 더 심한 질병 을 일으키는 해로운 기생충들을 옮겼을 것이다.

그런 인수공통감염병들의 종류와 심각성을 고려한다면 호모 에렉투스가 살아남아 생활을 영위했다는 사실이 기적처럼 보인 다. 그러나 떠돌이 수렵채집인의 삶의 어떤 측면은 긍정적인 방 향으로 작용했는데, 특히 열대 지방 바깥에서 그러했다. 발진티 푸스나 수면병 같은 병들의 여러 낯선 세균들은 인간을 2차 숙주 로 만들어 적응했지만, 대개는 적당한 전파 수단을 찾는 데 실패 하였다. 이런 질병들은 동물 숙주와 접촉했을 때 이따금씩 생기 는 산발적인 질환으로 남게 되었다. 그리고 다른 유기체와 마찬 가지로 기생충들도 선선한 지역보다는 열대에서 더 다양하고 수 가 많다. 비열대성 감염병은 원충이나 기생충보다는 박테리아와 바이러스에 의해 주로 일어나기 때문에, 비열대 지대의 생존자 들은 재감염에 의해 면역력을 발달시킬 기회가 더 많았다.

새로운 전염병으로 절멸할 위협으로부터 초기 인류를 가장 잘 보호해 준 것은 종족의 규모와 신속한 이동 속도였다. 우리는 그것을 화석 기록뿐만 아니라 현존하는 원시 부족, 예컨대 오스트레일리아 원주민이나 칼라하리 사막의 부시맨에 대한 자세한 연구로부터 짐작할 수 있다. 물론 그들은 구석기 시대 이후로 신체적이고 문화적인 발전을 겪었으며, 한때 생각되었던 것과는 달리 〈살아 있는 화석〉이 아니다. 그들 또한 외부에서 들어온 몇몇 질병과 만났을 것이다. 그들은 과거의 생명체에 대한 다양한 이미지를 제공한다.

원시 시대의 수렵채집인들은 수십 명, 기껏해야 수백 명 단위로 무리를 지어 살았다. 그들은 넓은 지역에 걸쳐 살았으며, 인구 밀도가 평방킬로미터당 한 명을 넘는 경우가 드물었다. 음식을 보존하고 저장하기가 불가능했기 때문에 항상 그들은 새로운 식량을 찾아 움직여야 했으나, 걸어갈 수 있는 것보다 더 멀리 더 빨리 갈 방법은 없었다. 그들은 쓰레기 더미 또는 배설물로 오염된 물과 더불어 살지는 않았다. 그리고 그들은 급격한 환경 변화의 충격을 겪는 일도 드물었다.

떠돌이 무리는 이따금씩 서로 마주쳤으며, 커다란 교역이나 의식을 위해 모이는 경우도 있었다. 그러나 대규모 유행병이 일어나기에는 인구 규모가 너무 작았다. 따라서 인플루엔자, 홍역, 볼거리mumps, 백일해, 장티푸스, 두창은 거의 없었다. 호모 에렉투스는 흑사병이나 선모충증의 산발적인 공격쯤은 보통으로 여겼다. 그래도 그들은 많은 현대의 수렵채집인들처럼 대체로 건강했고 영양 상태가 좋았으며 평균 수명은 40세에 가까웠다.[19] 즉 호모 에렉투스는 오늘날 제3세계의 수십 억 인구보다 신체적으로 더 나은 상태였다.

10만 년쯤 전 네안데르탈인이 나타났을 때까지 인간의 진화 계보는 이미 질병 부담에 있어 세 가지 큰 변화를 겪었다. 첫번째는 아주 오랜 옛날 나무에서 땅으로 내려온 것, 두번째는 인간이 잡식성의 수렵채집인이 된 것, 그리고 세번째는 새로운 환경으로 들어온 것이다. 네안데르탈인이 사라진 3만 5,000년 전, 그들은 역사상 가장 잘 알려진 환자 하나를 남겼다. 이 두들겨 맞은 늙은 남자에게 발견자는 〈낸디 Nandy〉라는 애칭을 붙였다. 낸디의 삶과 죽음은 원시 시대 인간의 질병뿐 아니라 생활에 관해서도 말하고 있다.

낸디가 발견된 1950년대까지 네안데르탈인은 그다지 높은 평가를 받지 못했다. 최초의 네안데르탈인은 1세기 전에 독일 뒤셀도르프 인근의 네안데르 계곡에서 발견되었다. 크고 단단하고 육중한 근육과 억센 턱 그리고 앞으로 튀어나온 얼굴을 한 네안데르탈인은 현대적인 호모 사피엔스가 아니었다. 그들의 두뇌는 우리만큼 컸거나 더 컸을 수도 있지만 그들의 돌 도구들은, 고도의 빅토리아 시대 문화와 증기 기관의 기적에 취해 있던 과학자들에게는 대단히 조악한 것이었다.

진화론적 발전의 개념에 들뜬 세대에게는 네안데르탈인이 탐욕, 성욕, 폭력, 우둔한 지능 등 원시적인 모든 것의 구현체였다. 20세기 초에 프랑스의 고생물학자 피에르 불 Pierre Boule은 천하고 야만적이고 수명이 짧았던 네안데르탈인의 삶에 대한 홉스적인 이미지를 더욱 강화하였다. 관절염에 걸린 척추뼈를 잘못 해석한 그는, 이 유명한 네안데르탈인 〈라 샤펠오생의 노인〉이 타고난 곱추였다고 주장하였다. 스코틀랜드의 인류학자 존 맥레넌John McLennan은 여자의 머리채를 움켜쥐고 신혼방으로 끌고 가는 털투성이 남자의 이미지(여전히 만화에서 되풀이된다)를 창조하였다. 박물관의 모형과 어린이용 그림책이 낸디와 같은 〈동굴인〉을 서툴게 불을 지피는, 허리가 굽어 있고 황소보다 표현력이 없는 모습으로 묘사하는 것은 놀랄 일도 아니다. 할리우드 영화는 그들이 고기와 여자를 놓고 서로 으르렁대며 싸우는 모습을 보여준다. 오늘날까지도 〈네안데르탈〉이란 단어는 경이로움과는 거리가 멀다.

이런 묘사는 오해일 뿐만 아니라 완전히 잘못된 것이다. 네안데르탈인은 추운 기후대에서 거주했던 최초의 인류였다. 거기서 살기 위해 그들은 옷과 피난처, 그리고 새로운 도구를 창조하였다. 그들은 가족이 모여, 사후에 필요하리라 믿은 물건들을 죽은 자와 함께 매장하였다. 최근에 발견된 호미니드나 초기 인류와 비교해 볼 때, 네안데르탈인은 원시적이지 않고 더 발전한 단계로 보인다. 그러나 그들의 초상화에 대한 주요한 개정 작업은 인류학자 랠프 솔레키 Ralph Solecki의 연구 뒤에야 이루어졌다.

북(北)이라크의 샤니다르 shanidar 동굴에서 솔레키는 6만 년 된 아홉 구의 네안데르탈인 뼈를 발견하였다. 발굴된 최초의 뼈에는 〈샤니다르 1〉과 같은 학술적인 이름이 붙었다. 솔레키는 그 네안데르탈 노인에게 개인적인 친근감을 느끼고 〈낸디〉라는 애칭을 붙여주었다. 낸디의 삶은 험난했으나 그렇게 짧지도, 믿기 어려울 만큼 야만스럽지도 않았다. 사실 그의 부러졌다가 아문 뼈는 고난과 고통에 대한 여러 번의 승리를 암시한다.

40세 또는 그 이상의 나이로 죽기 전에 낸디는 이미 두개골, 다리, 손, 발에 생긴 여러 번의 골절에도 불구하고 살아남았으며, 왼쪽 눈의 분쇄 골절 때문에 얼굴 모습도 바뀌었다. 이 부상으로 오른쪽 안면은 마비되었고 왼쪽 눈은 장님이 되었을 것이다. 오른팔은 팔꿈치 아래가 없었는데, 아마 심한 부상으로 떨어져나간 것 같다. 치아에 남은 흔적은 그가 입으로 어떤 물체를 물고 왼손으로 조작했음을 보여준다.

낸디의 부상 중 일부는 석기를 가지고 한 싸움에서 입었으며 다른 것들은 낙석 때문이거나 사냥중에 생겼을 것이다. 원인이 무엇이든 그는 식량을 구하기가 거의 불가능한 상태가 되었고, 분명히 자신의 힘만으로는 살지 못했을 것이다. 그는 한 번도 아니고 평생 여러 번에 걸쳐 휴식과 식사 및 길고 집중적인 치료를 제공받았기 때문에 중년에 도달할 수 있었을 것이다. 함께 살았던 무리가 그를 보호하였고, 비록 그가 쓸모 있는 역할을 못했을 때에도 식량을 나누어주었음이 틀림없다. 동굴 천장에서 떨어진 바위에 맞아 그가 마침내 숨을 거두었을 때, 동료들은 그의 몸 위에 주의 깊게 돌무더기를 쌓았다. 이 돌 위에 있는 작은 동물의 뼈들은 아마 장례 의식의 유품일 것이다.

샤니다르에서 나온 또다른 인간의 뼈는 낸디의 삶이 특별한 경우가 아니었음을 보여준다. 〈샤니다르 3〉이라 불리는 그 유골은 40−50세에 죽은 남자의 것인데, 그는 갈비뼈 하나에 흔적을 남긴 흉부 관통상을 입고도 몇 주 동안이나 더 살았다. 떨어지는 바위에 깔려 죽었을 때, 그는 회복중이었을 것이다. 그의 오른발에는 통증으로 절룩이게 만들었을 심한 퇴행성 관절염의 흔적이 있다. 낸디처럼 그도 도움과 보살핌을 받았을 것이다.

샤니다르 동굴은 경이로움 이상의 것이다. 고(古)식물학자 아를레트 르르와구랭 Arlette Leroi−Gourhan은 〈샤니다르 4〉의 무덤 흙을 분석하여 밝은 색의 야생화에서 나온 화석화된 꽃가루를 발견하였다. 그것이 우연히 그 동굴에 들어왔을 리는 없다. 죽은 남자의 친지들이 이 무덤에 꽃을 모아온 것이다. 이 꽃의 발견과 함께 강력하고 친숙한 감정이 6만 년의 침묵을 가로질러 번득였으며, 이로 인해 솔레키는 네안데르탈인이 우리와 관계가 먼 멍청한 친척이 아니었음을 확신하게 되었다. 〈우리는 네안데르탈인에서 자신만을 돌보는 존재라는 개념을 최초로 뒤흔든, 공유와 가족의 개념을 인식한다〉고 솔레키는 말했다.

연구자들이 이 무덤에 놓인 꽃의 대부분인 접시꽃과 톱풀이 약효를 가지고 있음을 알게 되었을 때, 놀라움은 한층 더했다. 이것들은 치통에서 외상 치료에 이르기까지, 오늘날의 민속의학에서도 사용된다. 네안데르탈인은 신체적인 보살핌뿐 아니라 치료 수단을 가지고 외상 및 질병과 싸웠다. 그들이 더 이상 단순하게 환경에 자신들의 삶을 내맡기지 않았음은 그리 놀라운 일이 아니다. 그들은 능동적으로 주변 환경에 반응하였다. 그리고 곧 그들은 환경을 극적으로 바꾸어놓기 시작했다.

# 3장

# 혁명과 재앙

더욱 밀집된 인구 집단을 기다리는 생물학적 폭탄

〈신석기 혁명 Neolithic Revolution〉과 〈농업 혁명 Agricultural Revolution〉이라는 용어는 1만 년 전에 최초로 마을과 도시의 삶을 형성한 각각의 기술을 의미한다. 이 두 가지는 떠돌이 생활의 암흑으로부터 정착 생활의 빛으로 뛰어오른 승리를 의미한다. 진화론적인 시간 단위에서 보자면 이 변화들은 매우 급속한 것이었지만, 인간 경험의 측면에서는 특별한 도약이 아니었다. 오히려 이것은 오랜 동안의 변화 과정에 가속도가 붙은 것일 뿐이었다. 이로 인해 좀더 많은 식량이 생산되었고 인구가 팽창하였으며 새로운 질병들의 물결이 밀려왔다. 새로운 질병이란 우리가 오늘날에도 분명하게 사람만이 걸리는 감염병이라고 알고 있는 것들이다.

사실상 농업 혁명은 승리이자 재앙이었다. 인간은 이전에 알지 못했던 숱한 질병의 희생자가 되었다. 좀더 많은 식량과 감염병을 향한 이 변화들은 불가분의 관계였다. 그리고 그것들은 여전히 함께 일어난다. 우리가 〈푸독 괴질 Mystery Disease of Pudoc〉을 재고할 때 알 수 있듯이 말이다. 우리는 우선 신석기 혁명이 어떻게 일어났는지를 알아야 한다.

〈혁명〉이라는 단어는 오늘날 종종 남용된다. 그것은 연속성보다는 변화를 발견하려는 우리 시대의 편향을 반영한다. 낙엽이 하나 떨어지거나 현수막이 하나 올라갈 때마다 누군가가 기술적이든 사회적이든 성적(性的)이든 아니면 단순한 언론의 흥밋거리든 간에 또다른 혁명을 주장하기 마련이다. 역설적으로 진정한 혁명의 드라마는 평범하게 보이게끔 되었다. 그렇지만 신석기 혁명이라는 개념은 매우 정당한 것이다. 우리는 20세기 초의 고고학자들이 당시에는 대단히 오랜 문명처럼 보였던 것들을 발굴하였을 때 일어난 놀라움을 상상해 보아야 한다. (고고학자들은 〈문명〉이란 단어를 광범위하고 체계적인 농업에 기반을 둔 도시 생활로 이해하였다). 원로 과학자들은 진화론에 관한 개념들과 오랜 선사 시대가 충격으로 다가왔던 시절을 회상할 수 있다. 그들과 그들의 스승들은 고인이 된 학자 제임스 어셔James Ussher의 계산을 놓고 오랫동안 논쟁을 되풀이하였다.

대주교 제임스 어셔는 대부분의 17세기 지식인들처럼 신의 창조를 믿었다. 자신의 방법론을 성서에 적용한 어셔는 신의 창조가 기원전 4004년에 일어났다고 계산하였다. 어셔는 대단한 노력가인 데다가 권위가 있었기 때문에 그 날짜는「창세기」독자들의 이해를 도울 목적으로 『제임스판 성경 King James Bible』의 가장자리에 삽입되었다. 2세기 뒤 찰스 다윈 비판자들은 어셔를 인용하였다. 즉 세상 자체가 6,000년 밖에 되지 않았기 때문에 인간은 진화와 같은 장기간의 느린 과정의 소산일 수 없다는 것이었다. 그들은 아담과 다윈 사이에는 기껏 수천 년이 있을 뿐이라고 말했다. 그리고 윌리엄 제닝스 브라이언 William Jennings Bryan도 1925년 존 스코프스 John Scopes의 〈원숭이 재판 monkey trial〉[1]에서 큰 소리로 어셔를 변호하며 그렇게 말했다.

이 대주교는 당대의 위대한 학자였지만 이제는 종교적인 오류의 본보기로서 회상된다. 그렇다고 무지의 시대에 살았고 또 그렇게 생각했다는 이유로 어셔를 조롱하려는 것은 아니다. 대규모 농장과 목장에 의해 유지되던 큰 도시들이 6,000년 전에 티그리스와 유프라테스 강 계곡에 있었음을 알았을 때, 그것이 사람들에게 얼마나 놀라운 일이었던가를 강조하기 위해 그의 이름을 드는 것이다. 그후 라스코 동굴과 같은 곳에서 옛 사람들이 대단한 힘과 우아함을 지닌 예술을 창조하고, 그들의 문화와 기술이 역사가들이 상상했던 것보다 뛰어났음을 알았을 때도 마찬가지로 충격적이었다.

그 뒤로 인간의 선사 시대 전경을 풍부하게 해준 연구들이 계속 이어졌다. 이제 우리는 신석기 혁명이 더 오랜 〈광범위한 혁명〉의 연장선상에 있음을 안다. 일찌기 5만 년쯤 전에 시작된 중요한 기술상의 전환이 있었다. 혁명이란 말을 붙이는 것을 피하기 위해 사람들은 이것을 〈과잉 수렵의 시대 age of overkill〉라 부른다.

이것은 인간이 환경에 의해 변화되는 정도 이상으로 환경을 변화시킨 최초의 시기를 지칭하기에 적절한 표현이다. 전세계의 무리 사냥꾼들은 덩치 큰 사냥감들을 효율적으로 추적하며 생태계를 파괴하였다. 그들은 지상의 먹이사슬의 맨 꼭대기에 올랐으며 감염병을 엄청나게 증가시킨 변화의 연쇄 과정을 촉발하였다. 그리고 농업의 출현과 함께 그들은 마침내 〈유행병 위기 시대〉를 출범시켰다.

이러한 일은 오로지 현생 인류인 호모 사피엔스에 의해 이루어질 수 있었다. 그들은 아프리카나 유라시아 또는 두 곳 모두의 어딘가로부터 기원하였다. 그들은 9만 년쯤 전에 벌써 중동 지역으로 퍼졌고, 그후 4만 5,000년 뒤에는 오스트레일리아에, 1만 5,000년 뒤에는 서유럽으로 퍼졌다. 그들은 적어도 1만 2,000년 전에는 아메리카 대륙에 도달했는데, 실제로는 그보다 훨씬 전이었을 것이다. 네안데르탈인은 약 3만 5,000년 전에 멸종되었다. 현생 인류에 대해서는 그들이 살던 세계와 더불어, 자신을 위한 소규모 환경을 창조해낸 방식이 다른 어느 조상들보다도 잘 알려져 있다. 그들은 남극을 제외하고는 세계의 모든 대륙을 점령하였으며, 가는 곳마다 떼를 지어 사냥을 해서 큰 동물들의 숫자가 감소하였다.

큰 짐승들의 대규모 멸종은 아프리카에서는 5만 년 전, 유럽과 아시아에서는 2만 년 전, 아메리카 대륙에서는 1만 1,000년 전에 각각 일어났다. 과학자들은 처음에는 그 원인을 기후 변화의 탓으로 돌렸다. 그들은 석기 시대의 사냥꾼들이 큰나무늘보, 송곳니호랑이, 마스토돈을 절멸시켰으리라고는 믿기 어려웠다. 어떤 과학자들은 여전히 그런 관점을 고수하지만, 창과 그 밖의 무기로 무장한 능숙하고 파괴적인 그 사냥꾼들은 커다란 동물 종들의 90% 이상을 차례로 멸종시킬 수 있었고, 또 실제로 그랬다는 증거도 점점 분명해지고 있다. 비슷한 기술로 무장한 어떤 종족은 역사 시대에도 비슷한 승리를 거두었다. 즉 1,000년쯤 전에 석기를 가진 폴리네시아인들은 처음으로 태평양의 여러 섬에 도착하였으며, 몇 세기가 지나지 않아 많은 수의 동물을 멸종시켰던 것이다.

새로운 지역에서 새로운 사냥감을 사냥하는 것은 언제나 그랬던 것처럼 인수공통감염병을 불러들였고, 덩치 큰 사냥감을 대규모로 잡는 것은 더욱 커다란 영향을 낳았다. 덩치 큰 짐승의 단백질 노다지가 줄어들면서 사람들은 더욱 효율적인 식량 공급 방법을 고안해 내야 했다. 그들은 더 나은 덫과 무기를 발명하여 작은 포유류와 새들을 잡았다. 그들은 어류와 조개류 및 갑각류를 잡기 위해 해변과 강둑을 어슬렁거렸다. 그들은 잘 연마한 돌도끼로 나무를 베어 쓰러뜨렸으며, 그것을 가지고 배를 건조하여 작살과 그물로 수중 동물들을 잡았다. 중동에서 그들은 발굽을 가진 동물들이 이동할 때 함정으로 몰아넣어 사냥하는 법을 배웠다. 오스트레일리아에서는 들불을 놓아 크고 작은 사냥감을 잡았다. 모든 곳에서 그들은 새로운 씨앗과 채소를 먹어 보고 그것들을 처리하여 저장하는 방법을 고안하였다.

이 광범위한 혁명은 구세계(유럽)에서는 약 1만 5,000년 전에, 신세계(아메리카 대륙)에서는 약 8,000년 전에 집중적으로 일어났다. 이 시기의 유적에서는 화로, 가마, 석등, 숫돌, 송곳, 막대기, 그리고 인간과 동물 형상을 한 조각들이 출토되었다. 염료와 금속과 조개껍질이 교역되었다. 오늘날의 수렵채집인들이 한자리에 모이는 것처럼, 교역망과 집단 간의 느슨한 연대도 존재했을 것이다. 이제 생물학적 진화가 아닌 사회적 진화가 인간 종의 추진력이 되었다. 이것은 과거에 존재했던 어떤 것보다도 강력한 추진력이었다.

이제 사람들은 완전히 정착하지는 않더라도 거주지 주변에 좀 더 오랫동안 머물렀다. 따라서 인구도 증가했다. 어떤 정착지에는 수백 명의 사람이 살기도 했다. 그들이 한곳에 더 오래 머묾에 따라 뼈와 조개껍질 및 쓰레기와 분뇨의 더미가 생겨났다. 그리하여 세균과 그것을 옮기는 곤충이 창궐하고 쓰레기를 먹고사는 새와 설치류가 모여들었는데, 이들 모두는 새로운 감염병을 지니고 있었다.

인간의 먹을거리와 질병이 함께 늘어났다는 생각은 수많은 전문가들로부터 나왔다. 체질인류학자들은 동·식물성 음식이 인간의 뼈에 뚜렷한 화학적 흔적을 남기는 것처럼 육상·해양 동물들의 단백질도 마찬가지임을 발견하였다. 쓰레기가 누군가에게는 보물이라는 사실을 증명이라도 하듯, 고(古)기생충학자들은 화석화된 똥을 연구하여 화석화된 기생충란을 발견하였다. 고고학자와 고식물학자로 구성된 연구진은 원시 시대 거주지의 쓰레기와 재 및 화석화된 꽃가루 더미를 헤집어 그들이 무엇을 먹고 살았는지를 알아냈다. 고병리학자들은 원시 시대와 고대의 건강과 질병에 대해 알아내기 위하여 뼈와 미라를 연구하였다. 이 모든 노력의 결과, 그들은 광범위한 혁명의 시기 동안 인류가 점차 강건함을 잃고 감염병을 많이 얻었다는 결론에 도달하게 되었다.

오늘날 페루의 수도 리마 남쪽 해안에 거주했던 팔로마인(人)들의 유적에 대해 집중적인 연구가 이루어졌다. 그들의 유골은 약 7,000년 전의 것으로, 그들은 주로 조개와 그 밖의 해물을 먹고살았다. 화석화된 분변과 쓰레기로부터 그들이 물고기 촌충과, 폐흡충의 일종인 폐디스토마paragonimus에 걸려 있었음이 드러났다. 이것은 결핵과 비슷한 증상을 일으키는데 오늘날에도 사람들은 감염된 게와 새우를 먹고 여전히 이 병에 걸리고 있다. 팔로마인들은 농산물보다는 상당한 양의 해산물에 의존해 살았기 때문에 건강과 수명은 상대적으로 양호했을 것이다. 5,000년 전 농사를 짓기 시작하여 탄수화물 위주의 식생활로 접어들자 그들의 체구와 건강은 나빠지기 시작했다.

선사 시대 유골에는 세 가지의 쓸 만한 건강 지표가 존재한다. 해리스선(線), 윌슨띠〔帶〕, 에나멜 형성 부전이다. 성장기 동안의 질병이나 영양 결핍은 뼈의 성장을 늦추거나 심지어 멈추게도 한다. 회복되면 뼈의 급작스런 성장이 일어나 해리스선이라 불리는, 엑스선 사진에서 뚜렷이 나타나는 흔적이 남는다. 이것의 수와 위치로부터 한 성인이 얼마나 여러 번 건강상의 위협을 겪었는지, 언제 그랬는지, 그리고 이따금 얼마나 심각했는지를 짐작할 수 있다. 그러나 어떤 선들은 희미하여 스트레스의 정확한 원인을 보여주지 못하기 때문에 이 기록이 완전하지는 않다. 좀더 믿을 만한 변화의 증거는 치아에 남는다. 윌슨띠와 에나멜 형성 부전, 이 둘은 뼈의 급속한 반동 성장보다는 느린 변화에 의해 일어난다. 이 각각의 지표들은 정확성과 완전성에 한계가 있지만, 함께 활용하면 개인이나 인구 집단의 건강과 질병에 대해 의미 있는 이미지를 떠올려준다.

이러한 징후들은 광범위한 신석기 혁명이 독창성의 승리였던 반면, 환경을 이용하여 얻는 대가가 줄어들었음을 보여준다. 차례로 식량 자원은 고갈되었고 다른 것으로 바뀌었다. 이 과정은 시리아 북부 유프라테스 강 유역의 거대한 지방인 텔 아부 후레이라Tell Abu Hureyra에서 분명하게 드러난다. 여기에는 수천 년 동안 집적된 그슬린 곡물과 짐승의 뼈로 만들어진 쓰레기 더미가 있다.

중석기 시대 후기인 1만 1,500년 전 텔 아부 후레이라에는 수백 명 정도의 사람들이 살았다. 그들은 더 이상 떠돌이 유목민이 아니었으며 나무로 만든 오두막에서 살았다. 거대한 사냥감은 오래전에 사라졌지만 그들은 여전히 야생 영양 무리, 때로는 야생 염소나 멧돼지를 사냥하였다. 그보다는 자주 토끼와 그 밖의 작은 동물들을 잡았고, 유프라테스 강에서 채집한 물고기와 조개를 먹었다. 과일, 견과, 렌즈콩, 야생 보리, 밀을 모으는 일 외에도, 그들은 소규모의 경작과 반쯤 길들인 양과 염소의 목축도 시작하였다.

1만 년 전에는 약 500년에 걸친 단절이 있었다. 그것이 끝났을 때, 텔 아부 후레이라에는 신석기 문화가 들어섰다. 그때에는 30에이커(≒0.1km²) 미만의 땅에 수천 명의 사람들이 진흙이나 벽돌로 만든 집에 살았다. 그리고 곡물과 콩이 집중적으로 경작되었다. (멧돼지와 집돼지가 다른 것처럼, 야생의 곡류와 재배된 곡물은 다르기 때문에 우리는 이것을 알 수 있다.) 양과 염소도 사냥할 필요없이 사육되었다. 곧이어 영양류가 거의 사라졌고 돼지와 소가 길들여졌다. 소도시 생활이 시작되었다. 수공예품들은 터키나 시나이 반도에까지 이르렀던 원거리 교역을 반영한다. 이 문화는 텔 아부 후레이라에서 수천 년 동안 번성하였다. 그리고 신석기 혁명의 마지막 단계, 즉 요새화된 도시, 경작, 관개 시설, 비료, 경작, 교통 수단으로서 가축의 이용 등이 나타났다.

이렇듯 정착과 농경 그리고 동물의 사육은 갑작스런 전환이 아니라 점진적으로 일어났으며, 그것들은 수천 년간 사냥과 공존해 왔다. 이 발전은 각기 다른 시대에 각기 다른 순서로 전세계에서 일어났다. 북아메리카 대륙에서는 농경에 전적으로 의존하는 일이 겨우 1,000년쯤 전에 이루어졌다. 가는 곳마다 그것은 건강을 악화시키고 질병을 증가시켰다.

구세계에서 발견된 후기 중석기 시대의 유골은 구석기 시대 사냥꾼의 것보다 대략 5센티미터 정도 짧다. 그들의 뼈는 맨눈으로 보든 현미경으로 보든 덜 강해 보인다. 북아메리카 대륙의 유골과 치아는 이에 비할 만한 초기로부터 후기 수렵채집기인 〈고대기 - 삼림기 Archaic - Woodland 전환기〉에 이르는 동안 같은 현상을 보인다. 어린이와 성인의 무덤 비율은 영아 사망률의 증가를 나타낸다.

농업 혁명의 전야에 인도, 중동, 유럽, 북아메리카 거주인의 대부분은 그들의 사냥꾼 조상보다 덜 건강했고 영양 상태도 더 나빴다. 생활 양식의 변화, 영양 상태의 저하, 새로운 감염병의 악순환으로 말미암아 이러한 경향은 신석기 시대 내내 지속되었다. 세 가지 종류의 새로운 질환, 즉 직업병과 영양 결핍 질환과 감염병이 존재하게 되었다.

직업병은 사회가 커지고 복잡해짐에 따라 전문화된 노동 영역이 나타났기 때문에 생겨났다. 수천 년의 유목 생활조차도 사냥꾼의 몸을 글자 그대로 허리가 휘는 농사일에 완전히 적합하도록 만들지는 못했다. 도처에서 발견되는 신석기 시대 유골은 요추 및 체중을 받는 부위의 관절에 관절염과 피로골절 stress fracture 이 극적으로 증가했음을 보여준다. 도시가 커짐에 따라 전문 기술자의 수도 늘어났고, 각각은 자신만의 신체적인 문제를 안게 되었다. 특정 근육의 과다 사용을 견디려면 신체가 뼈를 재구성해야 하기 때문에, 우리는 어느 정도 미루어 생각할 수 있다. 즉, 우리는 고대의 유골로부터 투창 선수의 팔꿈치나 제분업자의 손목 또는 서기의 손가락을, 현대의 테니스엘보나 야구 투수의 손목을 구별할 수 있는 것처럼 구별할 수 있다. 직업성 질환의 종류는 금속 시대에 더욱 다양해지고 광범위해졌다. 또 무두질이나 제련과 같은 독성 물질에 관련된 일을 하면서 사람들은 감염성 질병에 노출되었다.

농업과 더불어 일년 내내 안정적인 식량 공급이 가능하게 되었지만, 동시에 영양 결핍도 흔하게 되었다. 포만감이 건강한 신체를 보장하는 것은 아니다. 전분류에 대한 의존은 매우 파괴적인 결과를 낳았다. 옥수수, 쌀, 밀, 감자, 얌 yam(고구마의 일종 ──편집자), 마니옥은 탄수화물과 칼로리는 풍부하지만 육류나 다른 식물성 식품과 달리 단백질과 일부 비타민 및 미네랄이 부족하다. 그런 실속 없는 양적 증가의 결과는 오늘날에도 가난한 나라들 및 부유한 국가의 빈민들에게서도 나타나는데, 칼로리는 충분하지만 다른 영양소가 부족하다.

2,000년 전 덴마크와 노르웨이의 초기 거주민들은 비타민 D 부족의 결과로 생긴 구루병 rickets으로 인해 무릎이 휘고 골반이 평평해졌다. 다른 곳에서와 마찬가지로 페루의 팔로마에서도 탄수화물이 증가하면서 충치와 치근농양도 늘어났다. 일리노이 주 딕슨마운드에서 나온 유골은 옥수수에 대한 지나친 의존의 대가를 잘 보여준다. 950-1200년 사이에 다공성 골과형성증 porotic hyperostosis을 가진 어린이의 비율은 14%에서 32%로 두 배 이상이 되었다. 뼈가 스펀지처럼 비대해지는 이 증상은 철결핍성 빈혈을 보충하기 위해 여분의 적혈구를 만들어내려는 신체 적응의 결과이다. 어린이의 빈혈은 중동과 지중해의 초기 농경 정착지에서도 마찬가지로 흔했다. 이 병은 특히 이유기에 심했는데, 이때는 모유가 곡류로 대치되는 시기다.

문제는 단지 철결핍만이 아니었다. 선택적인 영양 결핍은 드물었다. 철결핍증이 있는 사람들에게는 철의 흡수나 혈색소 hemoglobin 합성에 필요한 단백질과 비타민 C 역시 부족했다. 그 결과로 인한 건강 악화는 복합적이고 전신적이었다. 딕슨마운드의 유골은 영양 결핍뿐만 아니라 두 배로 늘어난 세균성 골염도 보여준다. 우리는 중석기 시대인들이 구석기 시대 사냥꾼보다 키가 작고 수명도 짧았음을 이미 알고 있다. 신석기 농민들은 더욱 작았고, 고대 일본과 북아메리카 같은 서로 다른 지역에서도 그들의 수명은 중석기 시대 조상들보다 최소한 몇 년이 짧았다. 중동, 중국, 멕시코 등의 발상지로부터 농경이 퍼져나감에 따라, 신석기 시대 대부분의 세계에서 기대 수명은 수렵채집인의 40대에서 30대로 떨어졌다.

전염병은 영양 상태가 불량한 사람들이 생겨나기를 기다린다. 신석기인들의 질병에 대한 취약성은, 절묘한 타이밍의 비극으로 그들이 수많은 낯선 병원균들의 물결에 노출되었을 때 등장하였다. 그들의 배설물, 쓰레기, 곡물 창고는 여러 동물들을 끌어들였고, 게다가 수백 종의 낯선 기생생물을 지닌 많은 동물 종(말에서부터 닭까지)을 가축으로 만들었던 것이다. 인간 영역에 들어온 이 동물들은 서로 다른 종의 감염병에 노출되었다. 그 모든 일의 결과는 생물학적 재앙의 도가니였다.

최초의 동물 친구는 사냥꾼의 움막 주위를 어슬렁대던 늑대와 재칼의 후손인 개였다. 콘라트 로렌츠Konrad Lorentz의 주장에 의하면 최초의 가축화는 아마도 한 어린 소녀가 어미 잃은 강아지를 움막에 데리고 와서 구워먹지 말자고 어른들을 설득했을 때 일어났을 것이다. 아주 사회적인 동물인 재칼과 늑대는 쉽게 인간과 유대를 형성할 수 있었다. 뛰어난 지능으로 그들은 인간이 사냥을 하거나 가축 떼를 모는 일을 도왔고, 야경꾼·친구·애완 동물 그리고 최후에는 식량의 역할까지 하였다.

처음으로 사람들은 다른 고등 동물과 지속적이고 친밀한 접촉 속에서 살게 되었다. 인간과 개는 함께 일하고 놀고 먹고 잠자며 같은 장소에 대소변을 보았다. 그러면서 그들은 주둥이에 뺨을, 털에 피부를 접촉하면서 부지불식간에 병원균을 교환하였다. 그 결과 인간은 광견병에 걸릴 위험이 높아졌을 뿐더러, 진드기 매개

성 발진티푸스에서 포낭충증echinococcosis[2]까지 새로운 기생충의 숙주가 되었다.

각각의 길들여진 동물들에서도 이와 비슷한 질병의 증가가 일어났다. 새와 돼지는 개처럼 인간의 거주지와 마을 둘레에서 음식 찌꺼기를 줍다가 인간과 가까워졌을 것이다. (닭과 비둘기는 각각 야생 비둘기와, 아시아 정글에 사는 조류의 후손이다.) 찌꺼기를 모으는 쥐와 생쥐는 고양이를 끌어들였고, 고양이는 애완동물이나 구서 동물 또는 그 두 가지 모두로 길들여졌다. 토끼와 기니피그 같은 작은 포유류들은 잡아서 식용으로 길렀다. 4,000년쯤 전에 말, 소, 염소, 양은 식량과 노역과 운송의 수단으로 길들여졌다.

현대의 도시인들은 이 동물들이 그들이 가진 바이러스, 세균, 기생충들과 함께 멀리 떨어진 곳 또는 위생적인 장소에 있지 않았다는 사실을 명심해야 한다. 사람들은 길들인 동물들과 같은 공기와 먼지를 흡입하고, 그것들의 배설물과 접촉하고, 그것들을 도살하여 털과 가죽을 사용하고, 젖과 알과 고기 따위를 섭취하면서 세균들도 함께 받아들였다. 이 세균들 중 많은 수는 인간의 몸속에서 살 수 없었지만, 몇몇은 선천적인 두번째 거주지를 발견했다. 예컨대 개, 고양이, 오리, 닭, 쥐, 생쥐, 도마뱀 등은 살모넬라salmonella 균을 가지고 있는데, 이들은 인간에게 가벼운 것부터 치명적인 것까지 여러 가지 병을 일으킨다. 사람들은 1만 년이 넘게 가금이나 알 또는 배설물에 오염된 식수로부터 살모넬라증에 걸려왔다. 미국에서 가장 최근의 살모넬라증 유행은 양계장의 밀집된 사육 조건과 더 빨라진 닭고기 자동 처리 기계 때문이었다.

인간은 또한 가축과 애완 동물로부터 수많은 기생충을 옮았다. 이런 침입자들 중에는 상피증과 아프리카 맹증African river blindness을 일으키는, 현미경으로나 보이는 사상충에서부터, 1미터가 넘는 구충hookworm과 촌충까지 다양하다. 그 영향은 약간의 빈혈이나 영양 장애부터 불구와 사망에까지 이른다. 기생충학자 마이클 클릭스Michael Klicks은 수백만 년 전에 호미니드가 여러 종의 기생충을 얻었을 것이라고 추정한다. 그것들은 스프렌트J. F. A. Sprent가 부른 대로 고대의 영장류로부터 얻은 〈계대종(繼代種, heirloom species: 조상 전래의 기생충)〉이다. 좀더 많은 기생충들을 얻기 위해서 인간은 단지 좀더 다채로운 식품과 환경이라는 사과를 깨물기만 하면 되었다고 클릭스는 말한다.

사냥꾼으로서 인간은 환경을 깔작거리다가 이따금 사냥감으로부터 탄저병 anthrax[3]이나 선모충증을 얻었다. 농민으로서 그들은 소화하기에 너무나 많은 것을 물어뜯었다. 이제는 인간에게 수백 종의 기생충이 있는데 대부분은 낯선 것이다. 즉 대부분이 사냥감과 가축으로부터 얻은, 스프렌트의 용어로는 〈기념품종(種) souvenir species〉들이다. 현재의 어떤 기생충도 인간 체내에서만 살지 않는다는 사실은 그들이 다른 생물로부터 우리에게 적응해 왔음을 보여준다.

수천 년 동안 장내 기생충은 몇몇 좀더 극적인 세균이나 바이러스성 전염병보다도 더 큰 피해를 입혔을 것이다. 그 최초의 희생자들 중에는 영양 결핍과 장내 기생충 또는 병원균의 연합 공격으로 고통을 받은 신석기 시대의 농민이 있다. 탄수화물 곡류에 전적으로 의존하게 됨으로써 신체는 밖에서부터 망가졌다. 구충과 촌충은 안에서부터 공격하였다. 그리고 세균과 바이러스 감염은 이미 쇠약해진 생명을 더욱 단축시켰다. 이 살상의 뼈에 남은 증거, 즉 다공성 골과형성증과 움푹움푹 패인 두개골은 동남아시아, 오스트레일리아, 하와이, 그리스, 코스타리카의 신석기 시대 어린이의 유골에서 보인다. 그런 기생충과 영양 결핍의 상호작용은 마야 제국을 완전히 붕괴시켰으며, 오늘날에도 멕시코와 과테말라에 사는 많은 후손을 허약하게 만들고 있다.

인간만이 혼잡한 농장과 마을의 유일한 피해자는 아니었다. 고대에 소의 질병이었던 우결핵bovine tuberculosis은 자연 상태에서는 드문 병이었다. 가축화로 인해 이것은 흔해졌고 인간에게까지 옮겨졌다. 이와 비슷하게 브루셀라균은 야생의 유제류에게 흔하지만 병은 드물게 일으킨다. 브루셀라증은 목장에서 폭발적으로 증가하여 질병과 자연 유산을 일으킬 수 있다. 사람들은 간헐열undulant fever의 형태로 이것을 소에게서 옮는다. 그리고 트리파노소마 원충(Tripanosoma brucei)은 아프리카의 야생 유제류에게서는 단지 가벼운 병을 일으킬 뿐이지만, 가축들에게는 무서운 나가나병nagana disease을 그리고 인간에게는 치명적인 수면병을 일으킨다.

말라리아, 황열병, 인플루엔자와 같은 질병들은 여러 차례 인간과 다른 종들 사이를 오락가락 하였다. 인플루엔자 바이러스의 거주지는 고대에 새와 돼지였다. 가축이 된 이래 새와 돼지는, 돌연변이를 일으켜 재조합된 인플루엔자 바이러스를 인간과 주고받았으므로, 이런 변종들에 대해서는 인간에게 사전 면역이 있을 수 없었다. 그 결과는 1918년의 것과 같은 주기적인 범유행이었다.

농업은 인간에게 너무도 많은 새로운 병원균을 가져다주어서 인류가 살아남았다는 사실이 놀라울 정도다. 다행히 이 새로운 질병들은 한꺼번에 등장하거나 전파되지 않았다. 몇몇은 인구 집단이 대규모 전염이 일어날 만큼 커질 때까지는 산발적인 사건으로 남아 있었다. 인플루엔자, 두창, 홍역, 볼거리는 아마도 가축들로부터 기인한 산발적인 인수공통감염병으로 시작하였을 것이다. 홍역균은 개의 디스템퍼distemper, 소의 우역rinderpest, 그리고 돈(豚)콜레라의 일종을 일으키는 바이러스와 관련이 있다. 디스템퍼 바이러스가 가장 가능성이 높지만, 이들 중 어느것이든 인간에게 병을 일으킬 수 있다. 두창 바이러스는 우두(牛痘), 쥐의 사지결손증, 가금과 돼지의 두창을 일으키는 바이러스의 친척이다. 이런 인수공통감염병들은 마을과 포도원에서 더욱 밀집된 인구 집단을 기다리는 생물학적 폭탄이었다.

생물학자 토머스 헐Thomas Hull은 사람들이 가축으로부터 얻은 질병의 목록을 정리하여 유력한 감염원에 따라 다음과 같이 묶었다.

| 감염원 | 개 | 소 | 양, 염소 | 돼지 | 말 | 쥐 | 가금 |
|---|---|---|---|---|---|---|---|
| 질병 수 | 65 | 45 | 46 | 42 | 35 | 32 | 26 |

이것은 완전하지는 않지만 인수공통감염병의 비교적 최신 목록이다. 여기에는 낙타, 라마, 토끼, 기니피그, 고양이, 원숭이, 물고기, 파충류와 같은 운송용·식용·애완용 동물들은 포함되어 있지 않다. 러시아의 생물학자 예프게니 파블로프스키 Yevgeny Pavlovsky는 우리가 가축들과는 거의 300종의 질병을, 그리고 야생 동물들과는 100여 종의 질병을 공유하고 있다고 추정하였다. 그의 추정도 헐의 것과 마찬가지로 실제보다 적을 수 있다. 이 목록이 만들어진 이래 좀더 많은 인수공통감염병들이 발견되었으며, 새로운 것들이 여전히 나타나고 있다.

신석기 시대 인류에게 새로운 질병들을 가져다준 것은 가축만

이 아니었다. 식량을 증산하고 그 품목을 다양화하려는 우리 조상들의 노력은 매 단계마다 신기한 전염병을 불러들였다. 신석기 시대 농민들은 경작, 목축, 벌목을 하면서 모기부터 원숭이까지, 전에는 우연히 지나가다가 마주치던 다양한 동물들과 만나게 되었다.

그 과정은 세계 대부분의 지역에서 오늘날까지 계속되고 있다. 새로 건설된 교외 거주지의 미국인들은 사슴의 진드기에서 라임병에 걸리며, 떠돌아다니는 설치류의 이에서 선페스트에 걸린다. 처녀림을 개간한 아프리카인들은 원숭이와 야생 들쥐로부터 출혈열에 걸린다. 그들은 또한 원숭이로부터 에이즈를 건네받았다.

목재를 베어내고 화전을 일구어 경작하는 이 모든 일들은 신석기 시대의 환경을 훼손하였다. 몇몇 식물과 동물 및 곤충들은 거주지와 먹이를 잃었다. 그리하여 이 〈해로운 종들〉을 위한 서식지가 새로 열렸고, 이들은 훼손된 환경과 어려운 정황 속에서도 살아남았다. 환경을 길들인 대가로 인간의 먹이사슬은 단축되었다. 그로 인해 생물 종의 수는 줄어들었으나 생존자의 인구 밀도는 증가하였다. 그런 변화로부터 가장 호사하게 된 생물 중에는 곤충, 특히 모기가 있다.

세상에는 적어도 수천 종의 모기가 있으며, 그중 10%는 인간에게 질병을 옮긴다. 한 과(科)로서 모기는 정력적인 기회주의자이지만, 각각의 종(種)은 특정한 온도와 고도와 생육 환경에 적응하였다. 수컷은 채식주의자이지만, 암컷은 산란을 위한 단백질 공급 때문에 혈액을 필요로 하는 까다로운 미식가이다. 어떤 암컷 모기는 황혼 무렵에만 피를 빨고, 또 어떤 모기들은 한밤중이나 새벽 또는 한낮에만 피를 빤다. 인간이 모기의 통상적인 숙주를 쫓아내거나 죽이면, 대부분의 모기는 사람의 피를 빨아서 황열병과 말라리아와 뎅기열 그리고 몇몇 종류의 바이러스성 뇌염을 옮긴다.

아프리카는 환경의 훼손이 질병을 초래한 끔찍한 본보기이다. 이곳의 모기들은 난형열 원충(*Plasmodium ovale*)을 가지고 있는데, 이것은 상대적으로 가벼운 삼일열 말라리아의 원인체이다. 삼일열 말라리아는 우리의 영장류 조상들로부터 내려온 계대성 질병이다. 서아프리카인들이 처음으로 경작을 위해 땅을 개간하였을 때, 무성한 우림이 불타버린 상흔은 난형열 원충을 가진 모기의 산란 장소를 교란시켰다. 그곳을 학질모기(*Anopheles gambiae*)가 차지하였는데, 그것은 개간지의 작은 웅덩이에서 번식하는 공격적인 모기였다. 원래의 숙주는 새였으나 이제는 다른 동물보다 인간의 피를 좋아하게 되었다. 그리고 그것은 악성인 열대열 말라리아의 원인인 열대열 원충(*Plasmodium falciparum*)을 옮기는데, 이 질환은 섬뜩한 이름(*falciparum*은 〈작은 낫〉을 의미함——편집자)만큼이나 무서운 증상을 보여서, 전체 말라리아 사망 원인의 95%를 차지한다.

서아프리카의 주민들은 자신들의 경작 행위가 일으킨 말라리아 유행으로부터 살아남았지만, 겸상(鎌狀)적혈구 형질이라는 유전적 변이를 일으켰다. 낫 모양으로 구부러진 적혈구 세포는 열대열 원충에게 별로 좋은 영양분을 주지 못한다. 그 결과 감염증은 가벼워지고 증상도 줄어든다. 하지만 불행히도 이 형질의 환자 역시 영양 결핍이 된다. 이러한 형질을 가지고 태어나는 많은 어린이는 허약하고 무기력하며 조기에 사망하기도 한다. 이것은 새롭고 불완전한 방어 기전으로서, 평생 지속되는 감염병을 수명 단축성 빈혈로 대치한 것이다. 말라리아에 노출된 적이 없는 아프리카인 후예, 즉 미국 흑인의 25%가 이 형질을 가지고 있다. 지중해성 빈혈 thalassemia[4]과 같은 유사 유전성 빈혈도 말라리아에 대한 방어 기전으로서 신석기 시대에 지중해와 중동 지방에서 발달하였다.

여기서는 단지 말라리아라는 주제를 소개만 하였는데, 뒤에서 다시 살펴볼 것이다. 이 질병은 사람들이 촌락을 형성하기 전에는 그리 중요한 병이 아니었으나, 나중에는 인간 역사에서 가장 영향력이 큰 질병 가운데 하나가 되었다. 미국인은 대부분 말라리아를 과거의 열대병으로 생각하지만, 이것은 열대에만 국한되지 않으며 또한 완전하게 관리되고 있지도 못하다. 이 병은 오랫동안 유럽에서 아주 흔했고 심지어 극지방에까지 분포했다. 미국에서는 1607년 제임스타운 이민자들을 거의 쓸어버렸고, 남북전쟁 뒤 수십 년 동안 남부와 중서부를 황폐화시켰다. 말라리아는 세계대전 사이에 미국에서 그리고 제2차 세계대전 뒤에는 유럽 대부분 지역에서 억제되었지만, 지금도 여전히 아프리카에서 해마다 100만 명 가량의 어린이를 죽이고 있으며 아마 나머지 국가들에서도 그 정도는 될 것이다. 꾸준한 공중보건 감시만이 산업화된 국가들에서 이 병이 다시 나타나는 것을 방지할 수 있다.[5]

경작, 벌목, 가축화, 관개, 그리고 그 밖의 자연 생태계에 대한 훼손은 말라리아 매개체를 위한 새로운 터전을 만들었다. 말라리아에 감염된 새를 가축화하면서 이 질병의 또다른 유형이 인간에게 옮겨졌다. 물을 저장하기 위한 도자기의 도입은 말라리아 매개 모기를 위한 완벽한 소규모 산란장을 마련해 주었다. 오늘날에는 버려진 자동차와 트럭의 타이어들이 마찬가지 구실을 하고 있다.

경작, 관개, 시비(施肥)는 신석기 시대 거주지에 다른 질병들도 불러들였다. 경작은 500년쯤 전 구세계에서 시작되었고, 관개는 1,000년 후에 시작되었다. 폭증하는 인구가 영농법의 개선을 가져왔는지 아니면 더 나은 영농법이 인구를 팽창하게 했는지에 대해서는 여전히 논쟁중이다. 어쨌든 인구는 중동과 나일강 계곡 그리고 신세계의 일부 지역에서 집약적 농법이 출발한 뒤수 세기 안에 폭발적으로 증가하였다. 그후 사람들은 지력(地力)의 고갈을 막기 위해 인간과 동물의 배설물을 경작지에 뿌려댔다. 〈퇴비〉의 사용은 오래된 또는 새로운 질병들을 어느때보다 빠른 속도로 전파시켰다.

관개된 경작지의 도랑과 수로는 병원균과 그것을 옮기는 동물들에게 이상적인 거주지였다. 이것들은 말라리아, 수면병, 뇌염을 일으켰다. 관개는 또 여러 식수원에 분변 오염물들을 옮기는데 한몫을 하였다. 촌락의 개천과 수로에 등장한 가장 무서운 최신 병원체는 주혈흡충 schistosome이었다. 현미경으로나 보이는 이 기생충은, 감염된 달팽이류가 사는 물로부터 사람에게 옮겨진다. 주혈흡충은 매우 불쾌한 방식으로 사람을 쇠약하게 만들고 죽게 하며, 방광 출혈이나 간과 폐의 증상을 일으키기도 한다. 주혈흡충의 충란은 3,000년 전 이집트와 중국의 미라에서도 발견되었다. 지금도 전세계에서 1억 명이나 되는 사람들이 이 병에 걸려 있다. 세계적으로 말라리아와 주혈흡충증과 결핵은 다른 어느 세 가지 감염성 질병의 조합보다 많은 전세계 질병과 사망의 원인이다.

경작과 관개와 오염은 또한 설사, 세균성 이질, 심지어 콜레라와 같은 장내 감염병을 통해 사망자 수를 점점 증가시켰다. 이런 현상은 온대 지방에서도 일어났다. 많은 위험한 병원체에 대해, 새로운 농경 기술은 일찌기 인류가 아열대의 아프리카를 떠날 무렵에 버린 축축하고 무더운 환경을 만들어냈다. 이제 기생충들은 늘어나는 인구와 가축들로 인해 먹이가 점점 더 많아졌다. 그 결과 지금까지 내려온 재감염의 단단한 사이클이 만들어졌다. 기생충 질환과 장내 감염병은 1930년대까지도 미국 남부의 시골에 남아 있었다. 1950년대까지도 일본에서는 밭에 엄청난 양의 퇴비를 뿌렸다. 이것은 질병 전파의 원인이 된 영농 관습이었다. 오늘날 대부분의 아프리카와 동남아시아 지역에서 사람들은 기생충이 득실대는 덥고 축축한 농장에서 일한다. 그 결과 그들은 체력과 질병 저항력을 상실한 〈기생충호성(好性)wormy〉 인구 집단이 되었다.

신석기 시대의 농민들은 농사를 중단하고 토양을 쉬게 하거나 다른 새로운 지역에서 일할 때에도 새로운 질병들을 불러들였다. 버려진 경작지는 잡풀로 무성해졌는데, 이것은 고유한 동물 군락과 식물 군락을 가진 생태계였다. 종종 〈리케차〉라 불리는 미생물이 관목들을 뒤덮었는데, 진드기와 이가 이것을 옮겼다. 미국에서 가장 흔한 진드기 매개성 리케차 질환은 치명적인 로키산열 Rocky Mountain spotted fever[6]이다. 동남아시아에서는 털진드기병이 많은 농민을 괴롭힌다.[7] 항생제를 쓰지 않으면 이 병은 환자의 60%를 죽일 수 있다. 제2차 세계대전 동안 털진드기병은 태평양 지역의 연합군들을 습격하였으며, 질병으로 인한 사망률로는 말라리아에 이어 두번째였다.

인간의 리케차 질환(로키산열, Q열,[8] 털진드기병, 발진티푸스 등)은 사람들이 관목들로 둘러싸인 영구 촌락을 세우자마자 등장하였을 것이다. 주민들이 경작지를 변경하거나 폐기함에 따라 이것들은 더욱 흔해졌다. 진드기는 관목숲의 야생 설치류에게서 리케차를 건네받았는데, 단지 가벼운 증상만을 일으켰다. 진드기는 이것을 인간과 가축에게 옮겨주었다. 신석기 시대에 일부 새로운 질병들은 인간 사회의 성장과 발전을 더디게 했다. 집단생물학자들은 수천 년 동안 말라리아, 수면병, 기생충 감염, 설사병 등이 인구의 규모와 거주지를 제한하였으리라고 믿는다. 세계의 많은 지역에서 이 질병들은 여전히 농업과 발전을 지체시킨다. 어느 정도 관리가 되는 많은 지역에서조차 이 질병들은 자연재해, 사회적 소요, 전쟁 등으로 인해 질병에 대한 근대적 방어 기구들이 파괴될 때마다 치명적으로 유행한다.

오스트레일리아 원주민과 칼라하리 사막의 부시맨이 원시 시대의 수렵채집 생활에 대한 시각을 우리에게 제공하는 것처럼, 개발도상국의 촌락들은 새로운 질병들이 어떻게 신석기 시대 정착민들을 공격하였는지를 시사한다. 한 마을의 전염병에 대한 묘사는 이와 비슷한 일들이 수천 번은 일어났지만 기록되지는 않았을 것이라는 생각이 들게 한다. 1965년 필리핀에서 일어난 푸독 지방의 괴질이 그런 예이다. 이 병에 관한 이야기는 새로운 인수공통감염병이 한 지역 사회의 운명을 좌우하는 모습을 잘 보여준다.

〈푸독 괴질〉이라는 병명은 삼류 신문이나 영화에서 나온 것이 아니다. 희생자들인 필리핀 서부 푸독 지방의 일로카노Ilocano족 주민들이 그렇게 붙였으며, 이 질병을 연구하러 온 과학자들도 그 이름을 채용하였다. 북부 루존 지방의 마을에서 사람들은 종종 죽음에 이르게 되는 소모성 장관 질환에 걸렸다. 이 일로카노족의 비극으로부터 특별히 일로카노적인 설명 방식이 생겨났다.

일로카노인들은 농사와 어업에 종사하는 전통적인 원주민들이었다. 그들의 삶은 신석기 시대인의 삶과 크게 다르지 않았다.

치명적인 전염병이 엄습했을 때, 그들은 그 원인이 강에 있는 신의 뜻을 거슬렀기 때문이라고 믿었다. 몇몇 주민은 그들이 마을 주변의 망고나무를 베었을 때 가지가 강에 떨어져 신의 자식들을 죽였기 때문이라고 생각했다. 다른 이들은 주민들이 강가에서 잡아먹은 물소가 신의 소유라고 확신했다. 이유가 무엇이든 푸독 주민들은 분노한 강의 신이 그들에게 질병과 죽음으로 저주하였다고 말했다.

이러한 진단은 전통적인 치료법을 요구했다. 마을 사람들은 루존 지방에서 〈헤르불라리오스 herbularios〉라 알려진 주술사와 무당을 고용하였다. 이 전문가들은 신을 달래기 위해서는 베어낸 망고나무 옆에 사당을 세우고 돈과 음식과 가축 등의 제물을 바쳐야 한다고 말했다. 죽음의 고통 속에서도 그들은 나무 밑만은 피해야 했다. 마을 사람들은 이에 따랐으나 사람들은 계속 병에 걸려 죽어갔고 제물로 바친 음식은 무당의 뱃속으로, 돈은 무당의 주머니로 들어갈 뿐이었다. 헤르불라리오스의 주술적인 복수에 대한 두려움 때문에, 반발하는 이들은 단지 분개하며 이를 갈 뿐이었다. 한 헤르불라리오스가 병에 걸려 죽은 뒤에야 마을 주민들은 다른 하나를 내쫓을 용기를 낼 수 있었다.

푸독 지방의 죽음에 대한 보고는 마닐라 정부의 신경을 건드리기 시작했다. 1967년 초, 이 전염병이 시작된 지 1년 반이 지나서야 정부 의료진이 푸독에 도착하여, 상황이 조지프 콘라드 Joseph Conrad[9]의 공포 소설과 같음을 알게 되었다. 마을 주민의 3분의 1이 이 병에 걸렸고, 병이 진전된 이들은 뼈까지 침범을 받았다. 최소한 60명이 이미 죽었는데 상당수가 20-40대의 남자였다.

의료진은 이학적 physical 검사와 문진을 시작했다. 그 병은 더

부룩함, 이따금씩의 설사, 위통으로 시작하는 만성 장염이었다. 그것은 서서히 진행하여 심한 설사, 격심한 동통, 구토, 탈수, 허약, 심한 체중 감소, 그리고 급기야 사망까지 일으켰다. 철저한 검사를 했지만 어떤 세균도, 바이러스도, 원충도 나오지 않았다. 마을 주민들처럼 연구자들도 괴질이라고 말했다.

드디어 어느 부검에서 현미경으로나 볼 수 있는 기생충의 무리를 작은창자에서 발견했다. 연구자들은 그런 것을 본 적이 없었다. 이 새로운 기생충에는 모두충(*Capillaria philippinensis*)이라는 이름이 붙었고, 그 괴질은 장관 모두충증 intestinal capillariasis이라는 공식적인 명칭을 얻었다. 이제 문제는 이 병이 어디서 그리고 어떻게 왔는가였다. 이 병의 유행이 민다나오 섬과 태국에서도 일어났고 일본에서도 증례가 있었기 때문에, 그 해답을 찾는 것은 다음 10년 동안의 중요한 일이 되었다.

푸둑 남부의 마을 타구딘에 응급 병원과 연구 센터가 세워졌고, 기생충과 자연 숙주를 찾기 위한 사냥이 시작되었다. 연구자들은 다슬기, 땅강아지, 들쥐, 염소에서 모두충의 충란을 찾았으나 헛일이었다. 마침내 충란은 그 지방의 개펄에 사는 물고기에게서 발견되었다. 태국의 연구자들은 또한 특정 물고기가 모두충에 감수성이 있음을 알아냈다. 이 물고기에서 나온 유충을 원숭이에게 먹이자 곧 병에 걸려 죽었다. 연구자들은 이 물고기가 1차 숙주가 아닌 2차 숙주라고 생각하였다. 그들은 계속 찾아보았고, 1979년에 물고기를 주식으로 하는 어떤 새들이 감염될 수 있음을 알았다. 이들이 1차 숙주였다. 이때까지 2,000명 이상의 환자가 발생하였고, 필리핀에서만 100명이 죽었다. 분명히 더 많은 환자 그리고 더 많은 죽음이 기록되지 못하거나 잘못 진단되었을 것이다.

이 기생충이 어떻게 인간에게 옮겨졌는지는 여전히 수수께끼였다. 태국의 타구딘에서 연구자들은 15만 종 이상의 야생 동물 표본과, 식료품으로 팔리는 수천 종의 표본을 검사하였다. 모두충은 오로지 특정 종류의 물고기에서만 나타났다. 타구딘의 연구는 일로카노족의 생활 방식과 식습관, 특히 〈뛰어오르는 샐러드 jumping salad〉라고 부르는, 식초와 마늘과 고추로 양념을 한 생새우에 초점을 맞추었다.

새우가 일로카노족이 싱싱하게 살아 움직이는 채로 먹는 유일한 식품은 아니었다. 일로카노족의 농민들은 밭을 아침에 일군다. 개펄에 설치한 통발을 둘러볼 정오 때쯤이면, 그들은 출출해져서 함정에 걸린 생선, 새우, 게, 다슬기 등을 날로 먹는다. 그들은 물고기의 배를 깨물어 흘러나오는 액체를 즐겨 먹는다. 알을 밴 암컷은 특히 고급이다. 또 밤에 사탕수수를 증류한 술을 마시러 모여드는 남자들은 안주로 염소와 소의 내장을 날로 먹는다. 분명 그들은 기생충학자들의 보고일 것이다. 이런 작업과 식습관은 왜 푸독에서 여성보다는 남성, 특히 한창 일할 연령의 남자들이 두 배나 더 모두충증에 잘 걸리는지를 보여준다.

또한 모두충증이 다른 지역에서도 왜 나타났는지 분명해졌다. 푸독에서처럼 민다나오 섬에서도 사람들은 날생선과 다슬기와 게를 먹는다. 이 병에 걸린 태국인들은 날고기와 날민물고기를 먹는 지방의 농민과 어민들이었다. 이 모든 지역에서 서구적인 위생 개념은 희미한 속삭임에 불과했다. 사람과 가축은 충동이 이끄는 대로 아무데서나 배설하였다. 우기가 되면 소나기가 그 배설물로부터 기생충란을 개울과 개천으로 씻어보낸다. 푸독에서 사람들은 개펄의 물을 식용, 세탁용, 수영장용, 화장실용으로 사용하였다. 병에 걸린 사람들은 전부 모두충증 외에도 많은 기생충 질환을 앓고 있었다.

푸독의 두 연구자 존 크로스John Cross와 마눈 바이불라야 Manoon Bhaibulaya는 모두충증이 정말로 새로운 질병인지가 의심스러웠다. 그것은 여러 세대에 걸쳐 무시되거나 진단되지 못하거나 오진된 채로 필리핀과 태국에 존재하였을 것이다. 왜 갑자기 푸독 지방에 유행하게 되었을까? 어쩌면 다른 마을에서 방문한 어떤 사람이 이 지방의 물과 물고기들을 감염시켰을 것이다. 또한 이주하는 물고기가 그것을 개펄에 옮겼을 수도 있다. 아니면 철새가 여행 도중 잠시 머무르며 그것을 옮겼을 것이다. 이 감염병의 최종 목적지는 아직 알려지지 않은 새나 물고기 또는 포유류인지도 모른다. 어쨌든 일단 한 사람이 병에 걸리면 그는 그 지방의 물고기를, 이어서 이웃을 감염시킬 수 있었다.

환자 수는 1980년대 초반까지는 급감하였다. 효과적인 치료약 덕분에 사망도 드물어졌다. 사람들이 날고기를 먹지 않는다면 이 병은 실질적으로 사라지겠지만, 아시아의 대부분 지역에서 그럴 것 같지는 않다. 일로카노족은 보건 교육 프로그램 담당자들에게 익히면 해산물의 맛이 사라진다고 대답했다. 또한 그들은 조상들이 매일 날고기를 먹었어도 천수를 누렸다고 대답했다. 몇몇 마을에 화장실이 마련되었지만 많은 일로카노족은 그런 익숙하지 않은 밀폐된 장소에서 대변을 보면 변비에 걸린다고 불평하였다. 마지막 보고서에서까지도 어떤 이들은 여전히 이 질병을 분노한 신의 탓으로 돌린다고 기록되었다.

장관 모두충증은 아시아 태평양 지역에서, 아마 과거에 한 번 이상 그랬듯이 다시 나타날 기회를 기다리며 동물 숙주의 몸속에서 번성할 것이다. 이것은 우리에게 정착민의 삶이 전염성 질병의 경로에 무엇을 끼워넣는지, 그리고 어떻게 사람들이 무의식

중에 자신들에게 병을 일으키는 생물들을 충동질하는지를 일깨워준다. 신석기 시대의 촌락민들은 푸독과 비슷한 수많은 괴질들 가운데서도 살아남았다. 아마도 몇몇 사람은 그러지 못했을 것이다. 그러나 그런 유행병들은 미래의 좀더 험악한 시기, 즉 도시 생활 속에서의 출현을 기다리는 조악한 준비 단계에 불과했다.

4장

# 도시의 영광과 오욕

무엇이 아테네의 황금 시대를 끝냈는가?

바빌론에서 파리에 이르기까지 대도시는 영광과 종말의 이미지를 동시에 불러일으킨다. 대도시에 심취한 시골 소년의 전형인 토머스 울프 Thomas Wolfe[1]는 이러한 도시들을 〈우리의 삶이 영광스럽게 충족되고, 우리의 굶주림이 채워짐을 느끼는 장소〉라고 묘사했다. 다양성과 가능성에서 그것들은 자연의 모든 것에 필적한다. 어떤 열대 우림도 삶의 풍부함에서 런던이나 파리를 능가하지 못하고, 어떤 산도 맨해턴의 고층 빌딩군보다 위압적이지 않으며, 어떤 계곡도 암스테르담 거리만큼 유혹적이지 않다. 도시는 새로운 환락, 부유함, 친구, 연인, 행운을 약속한다. 도시는 군집 생활의 전자적(電子的)인 시(詩)이다.

그러나 도시는 퇴폐와 불행의 어두운 시심을 자극하기도 했다. 페트로니우스 Petronius로부터 찰스 디킨스와 에밀 졸라에 이르는 작가들은 대도시를 부패, 빈곤, 폭력, 질병의 온상으로 바라보았다. 바로 그런 도시의 존재가 창조한 오만은 재앙과 붕괴로 처벌받기 마련이라는 두려움도 낳았던 것처럼 보인다. 도시는 늪과 정글의 이미지를 자극하였다. 그런 느낌은 사실적인 근거를 가지고 있다. 그 발생부터 현대에 이르기까지 도시는 전염병의 온상이었다. 사실 마을이 큰 도시가 되고서야 대규모 죽음이 인간사의 일상적인 부분이 되었다. 「요한계시록」의 저자는 도시의 그 치명적인 면모를 보았다. 〈그들은 칼과 기근과 죽음 pestilence 과 들짐승으로서 사분의 일에 이르는 땅의 주민들을 멸하는 권세를 받아 가지고 있었습니다(「요한계시록」6:8, 표준새번역).〉

농민과 촌락민들이 북적대며 도시로 몰려가자, 면역학적으로 처녀지였던 대중은 가축, 오물, 하수구, 쥐 등에 득실대던 세균들에게 축제의 음식을 제공하였다. 수많은 이들이 이전에는 몰랐던 전염병, 즉 두창, 홍역, 볼거리, 인플루엔자, 성홍열, 발진티푸스, 선페스트, 매독, 임질, 감기에 걸렸고 또 죽었다. 이 질병들 대다수는 오늘날에는 거의 찾아볼 수 없는 가혹함으로 사람들을 공격하였고 사회 전체를 황폐화시켰다. 왜 새로운 전염병들이 점점 더 도시화되어 가는 세계를 다시 공격하는지 알기 위해, 우리는 역병과 도시가 늘 함께 발달하였다는 사실을 이해해야 한다.

수백만 년 동안 인간의 주요 사망 원인은 사고와 부상이었다. 그러다가 영구적인 농경과 촌락 생활 덕분에 질병으로 인한 죽음이 더욱 흔하게 되었다. 6,000년쯤 전 청동기 시대에 인구 폭발이 일어나 도시 거주민들을 어느 한계 이상으로 몰고갔다. 도시 인구는 대규모 전염병을 가능하게 할 만큼 충분히 늘어나고 밀도도 높아졌다. 이때 최초로 감염병이 인간의 주된 사망 원인이 되었다. 몇몇 예외에도 불구하고 이것은 지금까지도 진실로 남아 있다. 감염병은 많은 가난한 나라들에서 주요 사망 원인이며 부유한 나라들들도 자주 위협한다.

도시 시대에 전염병들이 자리를 잡는 것은 단순히 수치상의 문제였다. 유목민들도 전염병으로부터 자유롭지는 않았지만 그들의 가장 흔한 질병은 급성이 아닌 만성 질환이었다. 치명적인 전염병들은 수렵채집인에서 그랬던 것과 같은 이유로 상대적으로 제한적이었고 드물었다. 사람들은 서로 세균을 전파시키는 밀집된 공간에서 살지 않았다. 그들의 정착지는 서로 충분히 떨어져 있었고, 교통도 질병의 발현을 국지적으로 한정시킬 수 있을 만큼 한계가 있었다.

더욱이 전염성을 지닌 대부분의 세균성·바이러스성 질환들은 생존자들에게 일시적 또는 영구적인 면역력을 제공하였다. 그런 질병이 동물 숙주로부터 마을이나 유목민 집단으로 옮겨왔을 때는 그 집단 내에서 순간적으로 반짝 퍼졌다. 곧 대부분의 사람들은 죽거나 면역력이 생겼다. 감수성을 지닌 숙주가 고갈되면 미생물도 죽기 마련이었다. 여러 해 내지 여러 세대가 지나서야 이 병원균은 새로운 인구 집단 또는 우연한 재출현에 힘입어 성공적으로 다시 인간을 공격할 수 있었다.

작가들은 종종 〈인구 밀집성 질병 crowd disease〉[2]을 불로, 인간 숙주를 연료로 보는 은유를 사용한다. 연료가 너무 적거나 너무 산재되어 있으면 화력이 약하게 마련이다. 이 이미지는 단순하긴 하지만 근본적으로 정확하다. 역학자들의 표현을 빌면 발효성 질환(세균성 질환의 옛말)은 병원균의 지속적인 전파와, 감수성을 가진 새로운 개체의 지속적인 생산이 가능할 만큼 인구 집단이 클 때만 존속한다. 인구 밀집성 질병은 동물로부터 인간에게 순식간에 전파되며, 인간들이 초대규모 군집으로 모여 있을 때 존속한다. 일단 한 도시에 수천 명의 사람이 모이면 오늘날까지 알려진 대부분의 인구 밀집성 질병이 유지된다. 이런 일은 최초로 중동에서 일어났다.

인구 조사는 비교적 최근에 고안된 것으로서 불완전하다. 아무도 지금의 미국 인구나 세계 인구가 정확히 몇 명인지 모른다. 그리고 과거로 거슬러올라가는 경우 그 추측은 더욱 희미해진다. 우리는 메소포타미아의 어느 도시가 최초로 다양한 발효성 질환을 유지할 만큼 컸는지 알지 못한다. 질병들은 각각의 〈인구 역치 population threshold〉를 가진다. 그 도시는 아마 우르 Ur 아니면 니네베 Nineveh였을 것이다. 또한 바빌론이었을지도 모른다. 그리고 그 이름은 도시 생활의 환락과 퇴폐의 상징이 되었다. 어쨌든 고대의 인구 증가 경향은 뚜렷하며, 그 주요한 이정표를 눈으로 볼 수 있다.

신석기 시대 초기에 곡물 재배와 목축은 촌락 인구의 급격한 증가를 낳았다. 이것은 곧 더욱 생산적인 농경을 가능하게 했다. 인구 성장과 식량 공급 증가의 사이클은 일단 성립되고 나면 점점 더 빠르게 돌아간다. 어떤 학자의 추정에 의하면 세계 인구는 1만 2,000년 전 400만 명에서 5,000년 후 500만 명으로 늘었다. 신석기 시대 후기에 전세계에 걸쳐 관개된 비옥한 농경지는 10만 명이나 되는 인구를 가진 도시를 지탱하였다. 그러한 도시들은 최초로 티그리스와 유프라테스 강의 계곡에서 나타났고, 이집트의 나일 강, 인도의 인더스 강, 중국의 황허강 유역에서도 뒤를 이어 나타났다. 집약적 농경과 대도시는 페루와 중앙아메리카 대륙에도 등장하였다.

현대의 독자들과 박물관 관람객들은 이 도시들의 기념물과 미술품에 사로잡힌다. 하지만 바빌론의 정원, 투탕카멘 왕의 황금

데스 마스크, 마추피추의 돌벽 등이 하나의 본질적인 자산에 의존했었다는 세속적인 사실은 생각보다 쉽게 간과되고 있다. 대도시들과 그 문화는 식량 공급 없이는 유지될 수 없었다. 즉 자신이 먹는 양보다 몇 배의 식량을 생산하는 농민들이 필요했다. 사람들이 구리에 아연을 더해 청동을 만든 뒤로 식량 생산은 더욱 늘어났고 도시 생활은 붐을 이루었다.

청동기 시대는 6,000년 전에 유라시아 대륙에서 시작했으며, 철기 시대는 그보다 3,000년 정도 뒤에 왔다. 개선된 금속 도구들은 농경과 전쟁과 건축 그리고 더 많은 것을 변화시켰다. 〈청동기 시대〉나 〈철기 시대〉라는 용어는 이런 금속의 사용뿐 아니라, 이것들과 함께 발달한 기술과 사회 조직을 뜻하기도 한다. 금속 쟁기로 땅을 갈고 금속 낫으로 곡식을 벴으며 금속 도리깨로 낟알을 털었다. 금속 도끼로 숲을 베어내고 도시를 건설하고 배를 건조하였다. 식량 생산과 인구 증가의 사이클은 더욱더 빨리 돌았다. 2,500년 전에 세계 인구는 신석기 시대의 500만 명에서 1억 명으로 늘었다. 다음 700년 동안 그 수는 두 배가 되었다.

최초의 대도시 거주민들은 수렵채집인 조상들이 상상할 수도 없었던 광휘와 풍요의 한가운데에서 살았다. 밭과 목장은 사원과 정원 그리고 복잡한 관개 시스템이 있는 성벽으로 에워싸인 도시를 부양하였다. 풍년이 든 해에 그들의 곡물 창고는 보리와 밀의 큼직한 더미로 채워졌다. 소와 양은 고기와 유제품과 가죽을 제공하였다. 소는 밭을 갈고 맷돌을 돌렸으며, 말은 전차를 끌었다. 집에는 직조한 옷감과 도기 그릇이 있었다. 사람들은 문자를 사용했고 역사를 기록했으며, 법률을 제정하고 세금도 거두었다. 앨프레드 크로스비 Alfred Crosby의 표현을 빌리면, 수렵채집인과 비교해 볼 때 그들은 억만장자였다.

그러나 억만장자라 하더라도 그들 대다수는 건강하지도 장수하지도 않았다. 농업 혁명의 초기에서처럼 건강은 기술이 진보할수록 후퇴하는 경향이 있었다. 물론 몇몇 예외가 있었다. 청동기 시대 그리스와 철기 시대 스칸디나비아의 유골은 많은 이들이 수렵채집인들만큼이나 키가 크고 건장했음을 보여준다. 그러나 유라시아와 신대륙의 상당 부분에서 도시인의 영양 상태와 수명은 도시 생활의 시작과 함께 계속 저하되었다.

한 가지 이유는 보리와 쌀과 옥수수가 대다수 사람들의 식사에서 절반 이상의 비중을 차지한 데 있었다. 이 탄수화물류에 대한 절대적인 의존으로 인해 도시인들은 곡물 수확량과 기후의 손에 맡겨지게 되었다. 유목민이나 촌락 생활자들과는 달리 그들은 가뭄이나 지력의 고갈로 밭이 못쓰게 되거나, 곡물에 곰팡이병이 돌거나, 가축에 전염병이 덮치거나, 저장된 곡물이 썩어버렸을 때 거주지를 옮길 수 없었다. 그들은 무서운 기근을 겪었으며 괴혈병, 구루병, 펠라그라 pellagra, [3] 각기병 beriberi, [4] 단백결핍성 소아영양실조증 kwashiorkor [5] 등과 같은 병으로 죽어갔다. 이것은 전염성 질병을 유발하고 증폭시키기도 해서, 직접적일 뿐만 아니라 간접적으로도 죽음을 초래하였다.

설상가상으로 영양 결핍과 질병의 공격은 이전보다 더 불공평하게 퍼져나갔다. 사회적 복잡성이 증가함에 따라 계급과 카스트가 생겨났다. 그래서 지배자와 노예, 성직자와 노동 계급 사이의 간극이 커졌다. 이런 점은 고대의 유골이 잘 대변하는데, 상류층은 빈민들보다 더 다양한 식사를 하고 더 많은 단백질을 소비하였다. 상대적으로 건강했던 청동기 시대 그리스인들에서도 귀족층은 평민들보다 더 잘 먹고 더 오래 살았던 것이다. 고대 중앙 아메리카의 대규모 사회들에서도 귀족과 성직자 계급을 제외하고는 빈번한 영양 결핍과 질병을 거의 피해갈 수 없었다.

또다른 질병의 근원은 점점 분화되어 가는 노동이었다. 많은 직종의 기술자들은 뚜렷한 건강상의 위험에 처했다. 과거에는 개별 사냥꾼이 산양을 죽이거나 가죽을 벗길 때 이따금 탄저병의 위험에 노출되었다. 하지만 큰 도시에서는 많은 일꾼이 날마다 하루 종일 탄저병에 노출되었다. 탄저균은 열이나 냉기나 건조함 속에서 또는 감염된 털과 가죽 속에서 심지어 오염된 토양과 먼지 속에서도 수년을 견딜 수 있다. 현대의 세균전 전문가들이 선호하는 이 무기는 청동기 시대의 목부, 백정, 양모업자, 염색공들에게 일상적인 위험이었다.

탄저병은 도시 노동자들 사이에 뿌리 내린 많은 인수공통감염병 중 단지 하나에 불과했다. 수천 년 동안 중동에서는 많은 사람이 가죽을 무두질하는 데 개의 분변을 사용하였다. 그래서 무두장이와 구두장이들은 종종 개에서 사람에게 옮는 포낭충증echinococcosis의 희생자가 되었다. 청동기 시대의 노동자들은 아마 비저glanders에 걸렸을 텐데, 이것은 사람에게 치명적인 폐렴을 일으키는 말의 감염병이다. 요리사들도 여러 가지 열병으로 쓰러졌는데, 저장된 식량이 설치류와 곤충들의 배설물로 뒤덮여 있었기 때문이었다.

농업을 향한 거의 모든 발전 단계가 새로운 질병을 불러들인 것처럼, 새로운 기술과 도시 생활의 조건들도 그랬다. 의사와 장의사들은 명백히 높은 감염의 위험을 안고 있었다. 철기 시대 도시의 관개 시설에서 일한 사람들도 마찬가지였다. 수은, 납, 비소와 같은 독성 금속을 가지고 작업하면서 중독된 도공이나 광원들도 감염에 매우 취약했음이 분명하다. 그리고 인구 밀집, 배설물, 오염이 증가함에 따라 모든 사람이 새로운 위험에 처했다.

바빌로니아의 정원과 이집트의 신전들은 도시적 영광의 상징이었지만, 그 그림자 속의 골목길은 쓰레기로 가득 차 있었다. 집은 퀴퀴한 공기와 연기로 가득했다. 사람과 동물의 엄청난 배설물이 쌓였다. 물은 오염된 우물에서 길어왔고 식량도 더러운 밭에서 수확하였다. 먼지와 분변은 세균을 품고 있는, 날고 기고 꿈틀거리는 모든 종류의 질병 매개체를 끌어들였다. 둑, 도랑, 하수도는 말라리아, 황열병, 뎅기열 dengue fever,[6) 뇌염을 옮기는 모기들을 번식시켰다. 곡물 창고와 헛간은 발진티푸스, 재귀열, 출혈열, 선페스트를 옮기는 쥐들로 득실거렸다. 주부들은 고양이로부터 톡소플라즈마 기생충을 옮았다. 개에서 옮은 렙토스피라 감염은 사람에게 치명적인 수막염을 일으켰다.

　이 인구 밀집성 질병들의 폭증과 새로운 감염병의 출현은 왜 과학자들이 세균을 그들이 일으키는 질병뿐 아니라 전파 방식에 따라 분류하는지를 보여준다. 전염병에 관한 고전적인 저서(『전염병과 인간 Plagues and People』, 1976 ── 편집자)에서 윌리엄 맥닐 William McNeill은, 세균이 한 숙주에서 다른 숙주로 옮겨가는 어떤 방식이 존재한다면 세균은 그 방법을 찾아내고야 만다고 말했다. 그러한 일은 최초의 거대 도시들에서 끊임없이 일어났다. 질병 전파의 네 가지 주요 유형, 즉 공기, 직접 접촉, 물, 그리고 곤충 같은 여러 매개체 들은 도시 생활에 의해 증폭되었다.

　모든 인체 감염성 질병의 절반 가량은 호흡, 기침, 코를 푸는 행위에 의해 공기 중으로 튀어나온 작은 비말을 통해 전파된다. 빽빽하고 환기가 잘되지 않던 고대 도시들은 홍역부터 볼거리, 결핵에 이르는 질병들의 에덴 동산이었다. 모든 인구 밀집성 질병 가운데 가장 흔한 감기(좀더 정확하게 말한다면 수백 종의 서로 다른 바이러스들이 일으키는 〈감기들〉이다)는 공기 전염 방식을 통해 전파된다. 사람과 말만이 감기에 걸리기 때문에 이 바이러스들은 의심의 여지없이 4,000-5,000년쯤 전 가축화된 말로부터 사람들에게 옮겨온, 모든 감기 바이러스의 〈증조할머니〉로부터 내려왔을 것이다.

　직접 접촉에 의해 전파되는 질병은 더욱 흔하고 심각하다. 피부병은 따뜻하고 축축한 기후에서 사는 촌락민들에게 흔하기는 했지만 상대적으로 증상은 가벼웠다. 이것들은 땀 흘린 피부를 서로 비비며 노는 어린이들 사이에서 쉽게 옮겨졌다. 그런데 정착 인구가 증가하면서 일년 내내 온몸을 옷으로 감싸는 것이 일반화되었다. 피부병의 원인균들은 통상적인 전파 수단이 위협받게 되었음을 알았다. 그들은 신체의 따뜻하고 축축한 부위로 대피하였으며, 여기서 숙주들의 피부가 서로 접촉할 때까지 더 오랜 기간을 견뎌낼 수 있었다. 그것들은 입 주변, 성기, 항문 주위에 정착해서 성적 접촉을 기다렸던 것이다. 그래서 그들은 어린이의 질병이 아닌 청소년과 성인에서 생기는 질병의 원인균이 되었다. 도시에서는 잠재적인 성교 상대자의 수가 증가함에 따라 임질과 매독이 더욱 성행하였다. 최소한 수천년 전부터 직업으로 인정되어 온 매춘은, 성 매개 질병(STD)의 희생자이자 근원인 새로운 무리의 사람들을 만들어냈다.

　수인성 waterborne 병원균은 식수, 목욕물, 오염된 음식, 손가락, 주방 기구를 통해 전파된다. 그들의 일반적이고 궁극적인 원천은 인간이나 동물의 배설물인데, 이것은 청동기 시대부터 엄청난 양으로 배출되었다. 분변으로 오염된 물은 소아마비, 콜레라, 바이러스성 간염, 백일해, 디프테리아, 장티푸스, 파라티푸스paratyphus를 옮길 수 있다. 이 질병들 대부분은 원래의 고향인 가축과 매개체들에서 도시인들로 적응하였다. 예컨대 장티푸스는 사람에게 종종 치명적이지만 설치류와 조류에서는 드물게 그러하다. 따라서 이들이 원래의 숙주로 생각된다.

장티푸스는 살모넬라에 의해 생기는 많은 질병들 가운데 하나다. 이 세균은 실제로 수천 종류가 온혈 동물 내에 산다. 지금까지도 살모넬라 감염은 치명적인 유아 설사의 주요 원인이다. 이들은 특히 가금류와 달걀을 통해 여전히 모든 연령의 사람들을 감염시키지만, 때로는 오염된 물로 씻은 채소나 오염된 손을 잡음으로써 옮겨지기도 한다. 이와 비슷하게 오염된 우유와 고기와 채소는 디프테리아, 브루셀라증, 결핵, 그리고 그 밖의 여러 질병들을 옮길 수 있다.

또다른 지저분한 수인성 병원균은 시겔라 shigella이다. 이 균은 영장류를 제외하고는 어떤 동물 숙주도 없다. 이 균은 아마도, 오늘날 인도 사원의 원숭이들이 여전히 그렇게 하듯이 농가의 낟가리를 공격하거나 민가 부근에 살던 원숭이에서 사람으로 적응하였을 것이다. 시겔라증 shigellosis은 아프리카에 흔하며 미국을 포함한 선진국에서도 한때 생각했던 것보다 많은 위장관 감염을 일으킨다. 이것은 또 다양한 형태의 항문애 때문에 성병이 되기도 하였다. 이 질병은 하나의 인수공통감염병이 일단 인간-인간 전파의 수단을 획득하기만 하면 다른 전파 수단도 발견할 수 있음을 경고한다.

결국 전염병은 병에 걸리든 안 걸리든 이것들을 다른 종으로 옮기는 생물인 〈매개체 vector〉에 의해 전파된다. 설치류, 조류, 달팽이도 인간에게 병원균을 옮길 수 있지만, 가장 다양하고 수가 많은 매개체는 절지동물이다. 초창기 도시들과 그 훼손된 환경은 바퀴벌레, 모기, 진드기와 같은 수없이 많은 절지동물에게 새로운 거처를 마련해 주었다. 그들은 경작지, 정원, 집, 곡물 창고, 배설물 저장소, 깃털 펜, 옷, 침구, 먼지 등의 속으로 파고 들어갔다. 인간에게 옮겨진 절지동물 매개 전염병 중에는 치명적인 삼일열 말라리아, 황열병, 뎅기열, 수면병, 발진티푸스, 장티푸스, 그리고 최근에 엄습한 라임병 등이 있다.

이 세균들 중 일부는 전적으로 사람에게만 적응하였으나, 일부는 원래의 숙주와 매개체 모두를 감염시킨다. 두어 종의 숙주에 함께 자리를 잡는 것은 세균에게 상당한 이점을 주었는데, 한 종의 숙주가 일시 또는 상당 기간 없어지더라도 생존이 가능했던 것이다. 그리고 새나 모기처럼 이동하는 숙주나 매개체는 세균의 지리적 범위와 희생자의 수를 늘릴 수 있었다. 그런 적응력은 환경 훼손의 시대에 두 배의 생명력을 얻는 것이다. 초창기 도시들과 주변 경작지의 성장은 엄청난 규모로 그러한 환경 훼손을 유발하였다.

청동기 시대 도시들이 많은 새로운 세균과 전파 수단을 불러들일 당시, 몇 가지 사회적 관습이 전파 속도를 약간 늦추기도 했다. 유대인들은 심한 피부병에 걸린 이들을 추방하였고, 힌두교도나 이슬람교도와 마찬가지로 물이나 모래로 몸을 자주 씻도록 했다. 역사가들은 돼지고기나 조개를 금하는 유대인들의 관습과 규율이 선모충증이나 간염을 음식으로 옮을 수 있다는 지식에서 기원하였다고 추측한다. 그러나 이런 관습은 제의적인 청결함이나 주술적인 금기를 반영한다는 편이 더 그럴듯하다. 왜냐하면 당시에는 근대적 의미의 감염 개념이 아직 알려지지 않았기 때문이다.

청동기 시대 사람들이 새로운 질병들이 왜 쳐들어오는지 알았다 하더라도 그것은 큰 도움이 못 되었을 것이다. 그들은 여전히 치료와 예방 수단을 가지고 있지 않았다. 인구 폭발 때문에 그들은 경작과 목축을 위해 숲을 없애서 환경을 훼손해야 했고 또한 새로운 기술, 직업, 생활 조건들과 더불어 일상 생활을 바꾸어 나갔다. 어쨌든 그들은 새로운 질병들이 어디서 오는지 알지 못했다. 그들은 단지 병이 신의 처벌이라고 여겨 헛되이 기도만 할 뿐이었다.

기원전 4000년에서 서기 400년까지, 면역계가 진화한 수백만 년 동안 거의 만난 일이 없었던 세균에 사람들이 노출됨에 따라 새로운 질병의 학살은 계속되었다. 다행히도 이것은 한꺼번에 나타나지는 않았는데, 그 이유는 어느 정도 각각이 자신만의 인구 역치를 가지고 있었기 때문이었다. 그러나 일단 이 역치에 도달하면 역병은 도시를 휩쓸고 인근 촌락과 마을까지 뒤엎었다. 촌락민들은 자라면서 세균에 노출되는 빈도가 낮았다. 그래서 그들의 면역계는 역학자들의 표현을 빌자면 〈순진한〉 상태에 있었다. 따라서 그들은 도시 거주민들보다 더한 고통을 겪어야 했다.

도시 역병의 역사는 수메르, 바빌로니아, 히브리, 히타이트, 이집트, 그리스, 로마, 인도, 중국의 단편적인 기록과 더불어 시작한다. 구약성서는 인간과 동물의 새로운 질병을 물리치는 몇몇 이야기를 담은, 서양 세계에서 가장 오래되고 친숙한 기록 중 하나이다. 「출애굽기」는 기원전 1500년 무렵 하나님이 유대인들을 억압하던 이집트인에게 역병을 보냈다고 말한다. 이 역병은 〈모세가 그것을 공중에 뿌리니, 그것이 사람과 짐승에게 붙어서, 악성 종기를 일으켰다(「출애굽기」 9:10, 표준새번역)〉. 「신명기」에서 하나님은 유대인들에게 그들이 고향으로 돌아오면 〈이미 이집트에서 너희가 알고 있는 어떤 나쁜 질병에도 걸리지 않게 하여 주실 것이다(「신명기」 7:15, 표준새번역)〉라고 약속한다. 이 약속은 나일 강 유역의 축축하고 인구가 밀집한 도시로부터 건조하고 인구가 덜 밀집한 정착지로 이주한 민족에게는 진실이 되었을 것이다.

「사무엘전서」의 수수께끼 같은 이상한 이야기는 유대인들의 성궤를 탈취한 블레셋인들이 아스돗에서 전염병으로 쓰러졌다는 사실과 관련이 있다. 그들은, 수천 명이 죽느니 성궤를 돌려주고 그것과 함께 전염병도 돌려주는 편이 낫다고 결론을 내려 그렇게 했다. 그러자 유대인들이 그 전염병으로 죽어가기 시작했는데, 그들은 이 일이 그 성궤를 바라본 것 때문이라 확신하였다. 이 역병으로 5만 명 이상이 죽었다. 그 원인에 대해서 두창과 선페스트를 포함한 여러 질병이 논의에 올랐었다. 어떤 학자들은 선페스트를 선호하는데, 그 이유는 성궤를 돌려주었을 때 블레셋인들이 제물로 바친 다섯 마리의 황금 생쥐와 다섯 개의 황금 독종 emerod 때문이다.[7]

지금 〈emerod〉라는 말은 대개 〈치질 hemorrhoid〉을 의미한다고 한다. 어떤 역사가들은 그것이 림프선종 bubo, 즉 선페스트의 특징인 림프선 종창이라고 주장한다. 다섯 개의 황금 치질은 말할 것도 없고 다섯 개의 황금 림프선종을 그려보려고 하면 영 마음이 내키지 않는다. 그것이 접시나 벨벳 쿠션 위 또는 신을 칭송하기 위해 높이 쳐든 사제의 손 위에 올려져 있는 모습을 그려볼 수 있는가? 선페스트 이론의 신봉자들은 그 증거로 황금 설치류를 가리키지만 흑사병을 옮기는 것은 생쥐가 아닌 왕쥐이다. 어쨌든 유대인들과 블레셋인들에게는 감염과 전염의 개념이 결여되어 있었고, 그래서 그들은 질병 매개체와 질병을 연관시키지 못했을 것이다. 그러므로 선페스트 이론도 근거가 없기는 다른 것과 마찬가지다.

지적 호사가들은 그런 추측으로 상당한 분량의 문헌을 만들었으며, 고대 역병의 실마리를 잡으려고 애썼다. 그러한 저작들의 일부는 뛰어나거나 설득력도 있지만, 대다수는 그저 강박적이거나 잡동사니에 불과하다. 그 결과 모든 주요 질병들을 비롯한 많은 사소한 질병들까지도 학자들의 팬클럽을 거느리고 있는데, 학자들은 질병의 숨겨진 역사를 드러내서 보편성과 중요성을 증명하기 위해 헌신하고 있다. 불행히도 말라리아, 선페스트, 류머티즘 관절염, 인플루엔자의 열렬한 애호가들은 역사상의 모든 장소에서 자신들이 좋아하는 병을 보려는 경향이 있다. 증거가 희박하거나 전혀 없는데도 그들은 그 병이 망치거나 멸망시킨 왕조와 제국들을 열거한다. 다른 저자들은 자신들의 억측을 사실로 인용하기까지 한다.

고대 질병들의 진단은 살아 있는 환자의 진단보다 훨씬 더 어렵다. 현대 수련병원의 진단 오차도 10–20% 또는 그 이상에 달한다. 우리는 단지 그 병들이 성서 기록자들과 고대의 학자들에게 얼마나 커다란 의미를 가졌는지를 짐작해 볼 수 있을 따름이다. 이 문제의 일부는 증거의 성격 때문이다. 오늘날 우리는 해부학과 병인에 따라, 예컨대 신장 질환 또는 연쇄상구균 감염 식으로 질병을 분류하고 기술한다. 때때로 증상에 대한 고대의 기술은 오늘날의 것과 일치하기도 한다. 고대 그리스의 『히포크라테스 전집』은 오늘날의 의사들이 인식하는 것과 동일하게 말라리아와 결핵을 묘사하고 있다. 그러나 고대 유럽, 이집트, 아시아의 많은 저자들은 그들이 원인이라 여겼던 신(神)이나 장기(瘴氣)[8] 또는 체액의 불균형으로 질병을 기술하였다. 우리가 이집트의 에베르스Ebers 파피루스,[9] 갈레노스Cladius Galen의 라틴어 저작, 라제스Rhazes의 아랍어 저작을 끈기 있게 살펴서, 우연하게라도 오늘날의 질병 개념과 맞아떨어지는 범주와 연결시킬 수 있다면 대단한 행운이다. 많은 질병들이 수천 년 동안 진화하고 바뀌었으므로, 고대의 전염병을 오늘날의 것과 연관시킬 수 있다고 하면 두 배는 더 행운일 것이다.

세균성 질병이 처음 고대 도시들을 덮쳤을 때, 그것들은 종종 우리가 알지 못하는 형태를 띠고 있었다. 새로운 인수공통감염병은 대개 악순환을 반복했다. 한 병원균이 새로운 종이나 처녀인구집단을 공격하였을 때는 모든 연령의 사람들을 쓰러뜨렸고 온갖 장기에 영향을 미쳐 다양한 증상을 나타냈다. 여러 세기 또는 몇 세대를 거치면서 숙주와 병원균이 서로 적응함에 따라, 질병은 덜 급성이 되고 소수의 장기에 국한되는 가벼운 증상을 보이다가 결국은 통상적인 어린이 질환이 되었다. 전파 양식조차도 변화할 수 있다.

매독과 홍역이 좋은 예이다. 매독이 유럽에 처음 나타난 15세기 말에 그것은 전신에 농양을 만들고 많은 내장 장기를 공격하였다. 이 병은 종종 수년 안에 죽음을 일으키기도 했다. 겨우 반세기 뒤에 증상은 대부분 성기, 얼굴, 신경계로 국한되었고 환자는 병에 걸리고도 수년 심지어는 수십 년까지 살 수 있었다. 이와 흡사하게 두창, 볼거리, 홍역, 성홍열의 초창기 유행은 우리가 오늘날 알고 있는 같은 종류의 병보다 훨씬 독성이 강했다. 그리고 그런 독성 변화의 특히 좋은 예가 홍역이다.

홍역 바이러스는 개의 병(디스템퍼)을 일으키는 조상으로부터 진화하였을 것이다(개는 자신의 조상인 늑대로부터 물려받았다). 개는 인간의 가장 오래된 동물 친구였으므로 사람들은 도시가 생기기 전부터 디스템퍼 바이러스를 가졌겠지만, 병이 오래 지속되거나 주기적으로 나타나지는 않았다. 이 병은 기침과 재채기에 의해 크고 작은 인구 집단을 통해 빠르게 퍼져나갔다. 사망률은 높았겠지만 생존자들은 재감염에 대한 면역력을 획득할 수 있었다. 분명히 이 병의 유행은 드물어져서 저절로 사라졌을 것이다.

마침내 이 바이러스는 개에서는 더 이상 생존할 수 없는 형태가 되어 인간에게 적응하였다. 어떤 동물 숙주도 없는 이 새로운 인간 질병은 소멸되지 않기 위해 감수성이 있는 새로운 인간 집단의 꾸준한 공급을 필요로 했다. 그 규모는 아마 일정 시기당 최소 7,000명쯤은 되었을 것이다. 감수성을 가진 집단은 신생아 또는 도시에 새로 이주해 온 이들로 형성될 수 있다. 이제 홍역은 외부에서 병원체가 다시 유입되지 않는 한, 인구 50만 명 미만의 섬에서는 발생하지 않는다. 출생률이 높고 이주민이 많은 지역이라면 고대 도시에서처럼 홍역을 유지시킬 수 있는 인구는 아마도 수십만 명 정도일 것이다. 이것은 아마 흔한 전염병 중에서는 가장 높은 인구 역치일 것이다.

그러므로 홍역은 3,000-4,000년 전, 청동기 시대 후반이나 철기 시대까지는 인류 질병의 일부가 아니었다. 서구에서는 이 병이 마침내 일상적인 어린이 질환이 되었고, 1970년대에는 예방 접종에 의해 거의 박멸되었다. 최근에 홍역은 도시 빈민가 어린이의 예방 접종 실패로 다시 등장하였다. 또 일부 비(非)서유럽 국가들에서는 홍역이 여전히 널리 퍼져 있고 매우 위험스럽다. 빈곤, 영양 결핍, 인구 밀집, 위생 악화, 의료 부재 때문에 이 병은 더욱 흔하고 혹독하다. 부유한 국가들에서도 홍역은 뇌 손상 또는 폐렴 같은 〈2차 감염〉[10]으로 어린이를 사망에 이르게 할 수 있다. 어떤 가난한 나라들에서는 홍역 사망률이 여전히 10%에 달한다. 홍역은 아직도 해마다 100만 명 가량을 죽이는데, 희생자는 대부분 제3세계의 어린이들이다.

처음 대도시 주민들을 습격하였을 때, 홍역은 오늘날의 서구

사회에서보다 훨씬 더 지독했다. 고대의 의학 저작들은 발진 또
는 그것을 일으키는 모든 감염, 예컨대 홍역, 두창, 수두, 성홍
열, 풍진 rubella,[11] 단독 erysipelas을 대개 하나로 묶었다. 페르
시아의 의사 라제스는 10세기에 두창과 홍역을 구별하였으나, 한
질병의 두 양상으로 생각하였다. 사실 홍역과 두창은 〈동물 보유
숙주 animal reservoir〉[12]가 없는 바이러스성 인구 밀집 감염병이
므로 종종 잇달아 일어났다. 발진성 질환들은 16세기와 18세기
사이에 분명하게 구별되었다. 가장 마지막으로 구별된 것은 풍진
인데, 한 독일 의사[13]가 그것을 구별하여 지금은 독일홍역 German
measles으로 알려져 있다.

히포크라테스는 홍역과 비슷한 어떤 병도 언급하지 않았지
만, 홍역과 두창은 그 시대에도 유라시아의 여러 지역에 존재했
을 것이다. 아마도 그것들은 초기 기독교 시대에 유럽 전역으로
들어왔을 것이다. 맥닐은 165-180년과 251-266년의 무서운 로
마 역병이, 최초로 지중해 세계를 공격한 홍역일 것이라고 추측
하였다. 그리스 의사 갈레노스는 생애 대부분을 로마에 살면서
그 첫 유행을 목격했는데, 그는 이 병이 고열과 발진과 객혈을
일으킨다고 말했다. 두번째 역병의 전성기에는 로마에서만 날마
다 5,000명이나 죽어갔다. 두 세기가 지난 뒤에는 무서운 발진성
역병이 로마와 중국 제국을 초토화시켰는데, 이것은 너무나 많
은 사람을 죽이고 사회 혼란을 유발하여 두 제국의 몰락에 일조
했다.

16세기까지 유럽은 홍역과 두창에 익숙해져서 이것들은 어린
이의 질병이 되었고 상대적으로 사망률도 낮아졌다. 그러나 신대
륙 정복자 conquistador[14]들에 의해 대서양 건너편으로 옮겨진 이
병들은 200년 동안 모든 연령대에 걸쳐 수백만 명의 원주민을

죽였다. 홍역의 참상은 처녀인구집단에 대한 최근의 습격을 통해서도 추측할 수 있다. 즉 1870년대 이 병이 피지 섬을 처음 공격했을 때 원주민의 20-30%가 죽었다. 이 병은 사모아, 하와이, 서아프리카에 들어왔을 때도 비슷한 독성을 보였다.

수두를 제외한 모든 급성 발진성 질환은 대도시와 그곳의 밀집된 인간 집단에서 발생했다. 앞으로 보게 될 것처럼 홍역과 두창은 역사적으로 특별한 의미가 있는데, 그것들은 제국주의의 생물학적 무기로 사용되었던 것이다. 또다른 발진성 질환인 〈아테네 역병〉은 페리클레스의 황금 시대에 아테네를 파괴했기 때문에 역사가들의 이목을 끌었다. 이것은 인간의 건강과 질병에 있어 새롭고도 위험한 단계가 도래하였음을 보여주는 징후로서도 중요하다.

아테네의 문화와 국력이 절정에 달했던 기원전 430년, 이 도시는 스파르타를 비롯한 펠로폰네소스 동맹 도시들과 전쟁에 휩싸였다. 아테네의 성벽과 그 항구인 피라에우스는 20만 명 이상의 인구를 수용할 수 있었다. 스파르타의 침공으로 수많은 촌락민들이 이 도시로 몰려들었다. 그들은 덥고 숨막히는 오두막에서 비비적거렸다. 곧 어떤 아테네인도 전에 보지 못한 잔혹한 증상과 놀랄 만한 사망률을 보이는 역병이 이 도시를 침공하였다. 이 병으로부터 살아남은, 그 전쟁의 위대한 연대기 작가 투키디데스 Thucydides는 만약 언젠가 이 병이 다시 공격한다면 후대인들이 알 수 있을 것이라는 희망에서 통한에 찬 기록을 남겼다.

그의 말에 의하면 이 역병은 이디오피아에서 시작하여 이집트와 리비아로 퍼져나갔다. 이 병은 이집트에서 배로 그리스에 들어왔음이 틀림없었다. 이 병은 피라에우스에서 갑자기 나타났고, 성벽 밖에 있던 대부분의 스파르타인과 촌락민들은 그냥 지나처 인구가 밀집해 있는 아테네로 들어갔다. 사람들은 열이 나고 홍조를 띠었으며 재채기를 하고 혀와 목구멍에 〈피가 맺혔다〉. 그리고 기침, 구토, 설사가 환자들을 기진맥진시켰다. 몸에는 부스럼이 났다가 궤양으로 변했고 불면증과 흥분 상태가 계속되었으며, 살갗이 옷이나 침구에 닿는 것도 견딜 수가 없었다. 그래서 그들은 벌거벗은 채 거리로 뛰쳐나와 참을 수 없는 갈증을 달랠 물을 찾았다. 그들은 거리에서, 사원에서, 그리고 뛰어든 우물 속에서 죽어갔다. 시체들이 쌓이고 그 옆에는 주인과 함께 죽은 개들의 시체도 널렸다. 시체를 뜯어먹는 많은 새와 짐승들이 몰려들었는데 그것들을 잡아먹은 짐승들도 죽었다. 이 질병은 아테네의 애완 동물과 주변 짐승들에게도 치명적인 이방인이었다.

이 역병은 젊은이와 노인, 부자와 가난한 자, 노예와 장군, 그리고 의사들까지 가리지 않고 죽였다. 이 병은 잠깐 누그러들었다가 다시 도시를 휩쓸고 아테네가 파견한 함대를 공격하였다. 그 함대에 타고 있던 페리클레스가 죽었고, 4,000명의 군인들 중 4분의 1 이상이 죽었다. 이 최악의 역병은 2년 동안 계속되었고 3년 이상을 더 머물러 있었다. 그때까지 아테네 인구의 3분의 1 정도가 죽었다. 많은 생존자가 손가락, 발가락, 시력, 기억력 등을 잃었다.

이 역병의 참상은 인간 인내의 한계를 뛰어넘는 것이라고 투키디데스는 썼다. 사회가 해체되었다. 방종, 무법, 심지어 살인조차도 제재를 받지 않았다. 가난한 이들은 죽은 자의 재산을 훔쳤고 단번에 모든 재물을 탕진하려 했다. 재판을 받을 때까지 살 것이라고는 아무도 기대하지 않았다. 또한 사람들은 이미 어떤 형벌보다도 무서운 벌을 받고 있다고 느꼈다. 이 역병은 아테네의 군사력을 끝장냈을 뿐 아니라 시민 사회와 도덕 질서를 붕괴시켰다.

어쩌면 아테네는 그 강력한 해군력으로 스파르타를 물리칠 수도 있었을 것이다. 그 역병이 없었다면 그랬을지 모른다. 아테네는 5년 동안의 역병과 거의 30회에 달하는 간헐적 전투 끝에 몰락하였다. 아테네는 과거의 정치적 · 문화적 영광을 다시는 완전히 되찾지 못했다. 그렇지만 2,000년 이상이 흐른 뒤에도 서구의 가장 교양 있는 지성들은 역병이 파괴했던 그 황금 시대를 재창조하려는 꿈을 여전히 꾸고 있다.

이 역병의 증상은 오늘날 알려진 어떤 질병과도 동일하지 않다. 그것은 홍역, 성홍열, 두창, 장티푸스가 폭력적으로 유럽에 데뷔한 것일 수도 있고, 오늘날은 존재하지 않는 다른 병일 수도 있다. 또다른 추측은 인플루엔자나 다른 무언가가 포도상구균 합병증과 동반되어 독성쇼크증후군을 일으켰다는 것이다. 우리는 앞으로도 확진을 내릴 수 없을 것이다.

그런 역병이 청동기나 철기 시대의 다른 여러 역병보다 더 심하지는 않았을 것이라는 생각은 전율을 일으킨다. 그러나 역사적으로는 병독성보다 기원이 더 중요하다. 투키디데스에 따르면 그것은 아프리카로부터 배로 건너왔다. 그렇다면 이것은 인구 밀집성 질병이 세계의 한 주요 중심지에서 다른 중심지로 전파된 최초의 기록일 것이다.

아테네의 황금 시대 오래전부터 지중해 유역의 유럽, 이집트, 메소포타미아, 인도, 중국에서는 감염 중심지들이 발달하였다. 각각의 지역에는 고유한 기후와 생태계 그리고 병원균과 더불어 특정한 부류의 감염병이 있어서, 사람들은 거기에 확실한 면역 방어 체계를 가지고 적응하였다. 아테네 역병이 일어난 시기쯤에는 이집트와 메소포타미아의 감염 중심지가 합쳐졌고 인도와의 접촉도 가능해졌다. 인도는 이미 중국과 접촉하고 있었다. 그러나 투키디데스의 설명만으로도 우리는 유라시아와 북아프리카에 걸쳐 있던 흔한 감염병의 띠가 출현하였음을 짐작할 수 있다. 병원균의 입장에서 볼 때 이 중심지들은 서로 뒤섞이고 하나가 되었다. 그 원인은 전쟁과 여행이었다.

역병에 대한 다른 고대의 기록들도 남아 있는데, 그 참상과 절망의 기록들은 역병의 공통적인 〈풀 pool〉이 도시화된 구세계를 따라 출현하였음을 증명한다. 기원전 14세기에 한 히타이트 성직자는 20년 전에 이집트의 포로와 접촉한 이래 역병으로 죽은 자신의 동족들을 애통해 하였다. 그는 〈사람들은 내 아버지의 시절, 내 형제들의 시절, 그리고 나의 시절에도 죽어나갔다. …… 내 가슴속 고뇌와 영혼의 고통은 더 이상 견딜 수 없을 지경이다〉라고 썼다. 농민과 맷돌 가는 여인이 죽어서, 밭을 일구거나 빵을 구울 사람이 없었다. 목장과 외양간도 텅 비었다. 양치기와 소몰이꾼이 죽어버렸기 때문이다. 이 성직자는 전쟁 동안 신에게 비는 일을 소홀히 한 히타이트인을 벌하려 이 병을 보냈다고 여겨 강의 신에게 헛된 기도를 하였다. 그의 한탄은 3,400년의 시간을 가로질러 아직도 여전히 날카롭게 울리고 있으며, 히타이트의 역병이 아테네 역병과 마찬가지로 군사 행동의 비극적인 열매였음을 말해준다.

더욱더 많은 역병이 여행, 무역, 전쟁을 통해 전세계로 퍼져나갔다. 더 많은 사람들, 더 큰 규모의 군대, 더 나은 이동 수단이 등장하였다. 6,000년 전에 이집트인들은 화물과 군대를 실어나를 수 있는 배를 가지고 있었다. 500년쯤 뒤에 메소포타미아와 크노소스에서도 그랬고, 청동기 시대의 크레타에서는 무역망이 유럽과 중동을 사방으로 연결하였다. 로마 시대에는 1,000톤 이상의 화물선이 이탈리아와 인도를 오갔다. 사람들은 배와 낙타 대상caravan을 통해 바다와 산과 사막을 가로질러 질병을 옮겼다. 역병과 배에 사는 쥐의 병원균 그리고 가축의 기생충이 그들과 함께 밀항하였다. 로마 시대 후기에는 구세계의 모든 도시 사회가 다른 도시들에 역병을 옮겨주어 히타이트나 아테네를 덮쳤던 참변을 일으켰다.

인간이 다른 군집 생물들처럼 인구 폭발에 대처했기 때문에 질병은 꾸준히 퍼져나갔다. 그들은 더 많은 자원을 찾아 싸웠고 새로운 영토를 찾았으며 이웃의 경계선을 넘보았다. 어떤 이들은 유럽을 가로질러 인도를 향해 서진(西進)하여 인도유럽어를 전했다. 중동에서 인구 증가로 인한 충돌은 수메르, 아카드, 바빌로니아, 카사이트, 히타이트, 이집트, 앗시리아, 칼데아, 페르시아의 융성과 몰락을 가져왔다. 나중에 게르만족과 중부 유럽인은 로마 제국의 경계를 밀어붙이다가 마침내 멸망시켰다. 모든 곳에서 모험심에 찬 유목 무리들과 군대는 그들이 점령한 땅에서 새로운 질병과 마주쳤고, 종족 단위의 인구 집단은 자신들이 점령한 도시에서 전염병의 희생자가 되었다. 미생물의 관점에서는 서로 싸우는 양쪽 모두가 신선한 먹이감이었다.

청동기 시대와 철기 시대의 역병들은 새롭고도 두려운 것이었다. 비록 유행성이 약한 역병이었지만 상당한 피해를 일으켰다. 말라리아와 주혈흡충은, 도시 거주민을 먹여살리기 위해 지상으로 더욱더 넓게 확장되던 농장과 마을에서 번성하였다. 더운 기후가 관개 시설과 합쳐져서 많은 기생충에게 이상적인 환경을 제공한 곳, 예컨대 열대 우림과 같은 곳에서 특히 그러했다.

이런 고대 감염병의 흔적은 사방에 널려 있다. 고대 메소포타미아 도시의 진흙 벽돌에는 쇠우렁이(*Bulinus snail*) 껍질이 들어 있는데, 이것은 주혈흡충의 온상이다. 그리스와 로마는 말라리아로 대단히 고생했다. 히포크라테스와 갈레노스는 대단한 임상적 정확성으로 네 종류의 말라리아 중 세 가지를 기술하였다. 그리고 오늘날과 마찬가지로 풍토성 말라리아와 주혈흡충에 감염된 농민들은 몸이 허약해 일을 할 수 없었고, 다른 역병들의 희생물이 되어 일찍 땅에 묻힐 운명이었다. 이 풍토병들은 사람들의 생명력을 앗아감으로써 도시의 혈맥을 끊었다.

도시가 기존의 질병들을 증가시키는 한편으로 새로운 질병들까지 양산해냄에 따라 출생률은 사망률을 따라잡지 못했다. 도시는 인구 밀집성 질병들로 인한 손실을 보충하고 인구를 유지하기 위해서 이웃 시골로부터 끊임없이 이주자를 받아들일 필요가 있었다. 그리고 기꺼이 그러고 싶어하는 농민과 촌락민들은 언제나 존재했다. 질병이 그들의 고향을 휩쓸 때면, 살아남은 많은 이들은 경제적 보장을 기대하며 도시로 탈출하였다. 오늘날 많은 제3세계 국가들에서도 이런 결과를 볼 수 있는데, 결국에는 노약자, 환자, 여성, 어린이만이 남아서 농사를 짓는다. 고대의 많은 제국들은 농민들이 병에 걸리고 도시로 이주함으로써 농민층이 얇아진 것 때문에 몰락했음에 틀림없다.

역병, 기근, 전쟁, 이주에도 불구하고 도시의 삶이 번성했다는 사실은 인간의 생명력과 적응성을 반증한다. 그러나 새로운 인구 밀집성 질병의 급습은 가혹하고 가차없었다. 인구 집단은 낯선 감염병에 대응하고 안정되기 위해서 적어도 한 세기 가량을 필요로 했다. 청동기 시대와 철기 시대를 통해 사람들은 이따금씩의 짧은 휴지기를 제외하고는 그런 투쟁이 반복되는 것을 견뎌내야 했다. 한 가지 새로운 역병에 대해 상대적인 내성을 지니게 되자마자 또다른 역병이 동물이나 외래 감염원으로부터 들어왔다.

도시는 생존했을 뿐 아니라 규모와 숫자도 늘어났다. 치명적인 역병 뒤에는 인구가 다시 급증하였고 도시가 재건되어 성장하였다. 이에 대해서는 인구역학 모델과 자원 개발에 근거를 둔 경제적이고 생물학적인 설명들이 있다. 그중 몇 가지는 상당히 설득력이 있으며 아마 어느 정도는 진실일 것이다. 그러나 나는 도시 성장을 일으킨 주 원동력이 인간 기질의 어떤 것(호기심, 창의성, 그리고 자극에 대한 열망 등의 조합)임을 말하고 싶다.

실험실 쥐나 원숭이들은, 사탕이나 마약 또는 뇌의 전기 충격 같은 인공적인 자극을 받게끔 내버려두면, 그 짓을 나가떨어질 때까지 계속하거나 심지어 죽기도 한다. 우리도 마찬가지로 자극에는 바보가 된다. 도시 생활의 다양성과 흥분은 엄청난 자극이다. 인간은 흥분과 지루함에 대한 반응이 다른 어떤 동물보다 훨씬 크기 때문에 이런 자극에 저항하기가 힘들다. 사탕, 코카인, 뇌자극에 탐닉하는 쥐나 붉은털원숭이처럼, 사람들은 도전과 모험으로 가득 찬 환경에 있기 위해 불편이나 심지어 죽음조차도 무릅쓴다. 진화를 통해 우리 인간은 대부분의 종이 어린 시절에나 유지하는 호기심과 놀이 취미를 연마하고 계속하도록 단련되었다.

그러나 인간의 면역계는 무한히 적응 가능한 것이 아니다. 도시화, 무역, 여행, 전쟁의 생물학적 대가는 구세계의 대부분을 전염병으로 충만하게 했다. 기술은 질병이 증식하고 이동하도록 만들었으나 그것과 맞서 싸울 무기는 제공하지 못했다. 급기야 인간의 질병 부담은 너무나 커져서 도시 생활의 종식만이 그것을 완화시킬 수 있었다. 그리하여 인류는 인구 집단의 붕괴를 경험

하게 되었다. 어떤 과학자들은 이런 종류의 사태가 미래에 다시
일어날 것이라며 두려워한다.

# 5장

# 바로 그 역병, 페스트!

로마 제국을 강타한 생태계의 공격

로마 시대 후기에 자연은 도시 생활에 새로운 질병들을 선사하였다. 너무나 많은 사람들이 유럽, 아시아, 북아프리카에 걸쳐서 끔찍하게 우글거리며 살고 있었다. 농장, 도로, 도시의 건설은 환경을 망쳤다. 질병은 한때 뚜렷이 구분되는 〈질병 풀pool〉이었던 유럽, 아프리카, 인도, 중국에 치명적인 영향을 미치면서 돌아다녔다. 새로운 기술로 인구가 팽창했지만, 그 결과인 전염병에는 어떤 기술도 적절한 치료를 제공하지 못했다. 마침내 전염병의 발발은 세계 인구를 붕괴시켰고, 이것은 인류를 절멸시킬 것처럼 보였다. 현대의 생물학자들에게는 그런 대규모 몰살이 자연적인 사건처럼 보이지만, 최초의 범유행에 대한 최근까지의 일반적인 설명은 생물학적인 것이 아니라 도덕적인 것이었다.

도덕적 설명은 범유행의 시대 초기에 등장하였다. 이것은 역병이 기독교에 도움이 되었다는 사실에 의해 고무되었다. 이 새로운 신앙은 현세에서의 안락함과 삶에 대한 위안 그리고 더 나은 세상에서의 부활에 대한 희망들을 통해 2세기에 로마 세계를 휩쓴 전염병으로부터 이득을 얻었다. 252년에 참혹한 역병이 카르타고를 덮쳐 죽음과 공포와 혼란의 씨를 뿌렸다. 카르타고의 주교인 성 키프리아누스 St. Cyprian는 매일같이 수백 명의 겁에 질린 사람들이 세례를 해 달라며 자신에게 몰려들었다고 적었다. 기독교는 육신을 구해 주지는 못했지만 영혼에 희망을 주었고, 이 재앙에 의미를 부여했다.

전도사들은 사람들이 죄와 이기주의와 이단 때문에 가족과 친지들이 날마다 죽어가는 모습을 보아야 한다고 설파하였다. 이것은 질병을 처벌로, 즉 역병을 신의 분노로 여기는 뿌리 깊은 인간의 성향에 강한 호소력을 지녔다. 고대의 히타이트인과 유대인들에서부터 푸독의 주민들과 성병에 걸린 미국인들에 이르기까지, 역병은 죄의식을 일깨웠으며 때로는 글자 그대로 편타고행(鞭打苦行, self-flagellation)을 조장하기도 했다.

초기 기독교도들은 로마가 멸망으로 이르는 길을 가고 있다고 주장하였다. 18세기 후반 『로마 제국의 멸망사 *History of Decline and Fall of the Roman Empire*』를 쓰면서 에드워드 기번 Edward Gibbon은 사회적 · 육체적 파멸을 향해 질주하는 인간성을 조장했던 이교도적 타락이라는 오랜 이미지를 갈고닦았다. 그것은 오늘날까지도 전래의 지혜로 남아 있다. 후대에 미친 이러한 로마 제국의 교훈은 여러 시대와 장소에 적용되었다. 즉 섹스와 이기주의와 부 자체가 정신적 · 신체적 퇴화 및 종국에는 죽음의 원인이라는 것이다. 이런 태도는, 로마가 불타고 화산이 폭발하고 야만족들이 쳐들어오는데도 축제와 환락에 빠진 채 토가 toga를 입은 남자와 벌거벗은 여자들에 관한 할리우드 영화의 이미지에서 가장 조잡한 형태를 띠면서 지금까지 남아 있다. 그래서 그런 광경은 얼마 전에 피임, 중앙 난방, 사회 복지, 주 40시간 노동 등을 포함한 여러 고귀한 편리에 반대하는 경고와 한덩어리가 되었다. 그러나 로마 제국의 멸망은 과식이나 관능에 의해서가 아니라, 인구 과잉과 생태 변화에 따른 자연의 반응에 의한 것이었다.

로마 제국의 쇠퇴에 대한 생태학적인 관점은 기번과 거의 동시대인인 토머스 맬서스Thomas Malthus에 기원을 두고 있다. 1798년 성직자이자 경제학자인 그는 인구학의 고전인 『인구론 *An Essay on the Principle of Population*』을 썼다. 이 책은 광범위하고도 지속적인 영향을 미쳤다. 맬서스는 억제되지 않는 인구 성장은 식량과 다른 핵심 자원의 증가를 훨씬 능가하는 경향이 있다고 주장하였다. 그리고 그런 일이 일어나면 출생률은 떨어지고 사망률은 증가한다. 인구 과잉, 빈곤, 기근, 전쟁, 그 다음에는 질병으로 인한 죽음이 유발되며, 〈나쁜 기후, 유행병, 전염병이 무섭게 다가와 수천 명 또는 수만 명을 쓸어가 버린다〉. 수백만 명이라고 하는 것이 더 정확한 표현일지도 모른다. 맬서스는 「요한계시록」의 기사들이 천상의 재앙이 아닌 자연의 불균형에 대한 시정이라고 주장한 점에 있어서 옳았다.

이것은 별로 위로가 되는 관점이 아니며, 맬서스는 낙관론자가 아니었다. 그는 인류가 인구 증가와 재앙의 쳇바퀴를 벗어날 수 있다는 데에 의심을 품었다. 그는 금욕과 만혼으로 출산을 억제하도록 노력해야 한다고 주장하였다. 그는 스스로 40세가 되어서야 결혼함으로써 본보기를 보였다. 맬서스는 이미 일군의 운동가들, 즉 맬서스주의자들의 아버지가 되었는데, 그들은 맬서스의 생각을 선전하였다. 그들로부터 다시 신(新)맬서스주의자들이 나왔는데, 그들은 인구 억제를 요구하기는 하였지만 생식을 위한 섹스를 제한하지는 않았다. 그리고 그들로부터 근대의 인구 억제 운동과 〈제로 인구 성장 Zero Population Growth〉 그룹 같은 집단이 생겨났다.

맬서스만이 인구 과잉에서 역병과 죽음을 발견한 것은 아니었다. 19세기를 통해 자연사학자들은 조류와 설치류와 유제류가 나타내는 수적 증가와 감소의 규칙적인 주기를 알아냈다. 마침내 그들은 포식자와 먹이, 숙주와 기생생물의 개체수 population 변화가 서로 연관되어 있음을 알았다. 그리고 진화론이 그런 유형의 발달 방식을 제시함에 따라 20세기에는 생태학이 등장하였다. 〈생태〉나 〈환경〉이라는 용어는 이제 다분히 감정적이고 정치적인 슬로건이 되었지만, 과학자들에게 생태학은 분위기 mood도 운동 movement도 아니다. 그것은 식물과 동물 종들이 환경 안에서 상호 적응이라는 끊임없는 춤을 어떻게 추는가에 대한 매혹적이고도 진지한 연구이다.

생태학의 공리 가운데 하나는 〈일정한 환경 내의 모든 종은 균형을 향하는 경향이 있다〉는 것이다. 그리고 그런 상태에서는 모든 종이 무한히 생존할 수 있다. 생물 각각의 운명은 그 균형 여부에 달려 있다. 예컨대 사슴이 급증한다면, 이 동물은 숲을 벌거숭이로 만들고 자신의 식량과 피난처뿐 아니라 다른 종의 그것까지도 망쳐버린다. 어떤 바이러스가 한 꽃식물에 감염을 일으키면 그것은 먹이사슬을 따라 꽃의 꿀을 빠는 벌, 벌을 잡아먹는 새, 새를 잡아먹는 작은 포유류, 작은 포유류를 먹고사는 큰 육식 동물에 영향을 미치게 된다. 이런 상호 의존에 관한 지식 덕분에 감상주의자뿐 아니라 과학자들도 일견 사소해 보이는 종의 위험에 대해 근심하게 되었는데, 그것은 비유하건대 직물을 이

108

루는 실마리와 같다. 극상(極相, climax. 생태 군락의 안정기——편집자) 상태는 오랜 진화의 산물이다. 그것은 매우 복잡하며 훼손에 취약하다. 건조한 겨울, 차가운 봄, 한 가지 이끼류나 곤충 또는 스캐빈저 scavenger[1]의 등장은 예기치 못한 영향을 미치며 불안정함을 유발한다. 바이러스와 인간을 비롯한 모든 종 사이의 이러한 극상 상태는 쉽게 위기에 빠진다.

개체수 증가의 위기로부터 다시 균형에 이르는 길은 애처로울 수 있다. 쥐의 개체수 증가와 밀집은 생물학적 슬럼 slum을 야기한다. 공격적 행동은 비정상적으로 늘어난다. 성숙한 놈들은 서로 싸우고 어린것들을 방치하거나 공격한다. 출생률은 떨어지고 영아 사망률이 증가한다. 한스 셀리에 Hans Selye가 발견한 것처럼, 지속적인 스트레스는 순환계와 신장과 면역계에 영향을 미친다. 어떤 쥐들은 스트레스와 행동학적 효과 때문에 바로 죽는다. 다른 쥐들은 감염병에 걸려 간접적으로 죽는다. 이와 비슷한 현상은 인간을 포함한 다른 포유류에서도 일어나는 것 같다. 스트레스하에서 우리는 심장병과 몇 가지 바이러스 감염 및 암 등과 같은 많은 병에 취약하게 된다.

자연은 종종 대량 몰살로 심한 개체수 위기를 모면하는 것처럼 보인다. 가장 효율적인 방법은 전염성 질병을 통해서이다. 집단의 절반 이상을 말살하는 역병은 종종 위기가 절정에 달했음을 나타낸다. 자연사학자들은 결핵이 웨일스의 들쥐를 없앴고, 우역(牛疫)이 아프리카의 유제류를 사라지게 했으며, 그 밖의 다른 역병들이 오리, 다람쥐, 생쥐, 사향뒤쥐, 소 등의 개체수 폭발을 역전시켰음을 알아냈다. 싸워 이기거나 살아남은 개체들은 이병에 대해 더 큰 저항력을 가진 소규모 집단의 핵을 형성하였다. 이 질병은 더 섬세한 개체수 조절 수단으로서 작용하기에 충분할 만큼의 힘만 가지고 남아 후대에는 풍토병으로서 적응력이 떨어지는 개체들을 제거하였다.

　인구 집단의 위기와 멸망은 신석기 시대부터 오늘날에 이르기까지 영국에서부터 중국과 멕시코에 걸쳐 일어났다. 인구는 자원이 감당할 수 있는 한계 이상으로 증가하였고, 그에 따라 기근, 이주, 전쟁, 역병 순서로 고통을 겪었다. 유행성 질병은 대개 최악의 재앙이었다. 1만 년 동안 가장 큰 사망 원인이었으니 말이다. 그러나 과거 1,500-2,000년 전 사이의 유행병에는 뭔가 독특한 점이 있었는데, 바로 로마 제국이 인구 밀집성 질병으로 유린당했던 것이다. 이것은 죽음이 단번에 세계 대부분을 공략한 최초의 사례이다. 이 최초의 범유행 시대는 극도의 공포감을 조성했는데, 그럴 만한 이유는 충분했다.

　생태학적 균형을 이론화하는 것과 역병에서 살아남는 것은 다른 문제다. 사람들은 초자연적인 공격을 당한다고 느끼면서 사회의 종말 심지어 세상의 종말을 기다린다. 열광적인 회개와 함께 그들은 개인 또는 민족으로서 자신들이 그런 고통을 받아 마땅한 짓을 하지 않았는지 돌이켜본다. 그런 공포와 죄의식은 역병만큼이나 오래되었으나, 사람들이 구세계를 휩쓴 역병들 사이의 시간적 간격이 더욱더 짧아졌음을 인식함에 따라 이 최초의 범유행 시대는 정점에 달했다.

　수많은 국소적인 위기와 죽음은 한동안 잊혀졌었다. 그 가운데 하나는 아마 기원전 2000년 무렵에 일어났을 터인데, 이때 자연 재해와 전쟁과 역병은 미케네 그리스의 청동기 도시 문명을 붕괴시켜 오랜 〈암흑 시대〉로 인도하였다. 『구약성서』는 그 시대에 역병이 중동의 도시 주민들도 제거하였음을 시사한다. 비슷한 붕괴가 나중에 중부 유럽에서도 보이는데, 다뉴브 계곡에서 라인 강 유역에 이르는 지역의 촌락 생활이 요새화된 도시 생활로 전환된 이후의 일이었다.

기독교 시대가 시작되면서 인구는 모든 도시화된 세계에서 기록적으로 증가하였다. 적게 잡더라도 세계 인구는 기원전 5000년의 500만 명에서 기원전 500년의 1억 명으로 증가하였다. 그리고 2세기에는 다시 거의 두 배가 되었다. 그때 로마 시에는 200만 명 이상이 살았다. 그리고 스코틀랜드, 사하라, 걸프 지역에 걸쳐 있었던 로마 제국에는 5,000만 명 이상의 인구가 살았다.

이 제국의 거대 도시들은 그렇게 절망적으로 건강이 나빠지는 않았다. 로마와 몇몇 주요 도시들은 광범위한 상하수도 시스템, 수세식 화장실, 공중 목욕탕, 식료품 검사 시설 등을 갖추고 있었다. 그 규모와 부는 고대의 바빌로니아나 니네베를 하찮게 보이도록 하였으며, 그곳의 부유한 시민들은 구석기 시대 선조들보다 더욱 오래 살았다. 그러나 식품 생산, 공학, 위생에서의 모든 승리도 인구 증가를 중단시킬 수는 없었으며, 또한 인구를 감소시킨 역병도 예방할 수 없었다. 수백 년 동안 이 제국은 분쟁과 혼란으로 잠식당했으며, 새로운 질병의 물결이 닥쳐옴에 따라 인구가 크게 감소하였다. 몇몇 질병은 늘 그랬던 대로 다른 종으로부터 왔고, 나머지는 다른 제국으로부터 들어왔다.

로마 시대 이전에도 낯선 생태계로부터의 감염병이 때때로 유럽 사회를 침범하였다. 기록된 최초의 예는 기원전 430년의 아테네 역병이다. 그리고 겨우 35년 뒤에는 로마 세계 역시 비슷한 역병으로 고통을 겪었다. 카르타고군이 시라쿠사라는 시칠리아 도시를 포위했을 때도 역병이 배를 타고 북아프리카로부터 들어왔다. 이 역병은 너무나 많은 사람의 목숨을 앗아가서, 5세기 뒤에 역사가 티투스 리비우스Titus Livy는 그것이 로마가 건국 이래 겪은 11건의 주요 역병 가운데 하나였다고 기록했다.

79년에는 새로운 질병이 로마를 습격하였는데, 탄저병 아니면 또다른 감염병과 합병된 급성 사일열 말라리아였을 것이다. 이 질병은 아프리카의 열대 우림이 근원지로서 나일 강에서부터 지중해까지 여행하여, 동쪽으로는 메소포타미아의 비옥한 초승달 지대, 북쪽으로는 그리스까지 퍼졌다. 그리스 무역 상인과 식민지인들은 그것을 마침내 이탈리아로 옮겼다. 로마 군인과 상인들은 몇 가지 종류의 말라리아를 영국과 덴마크에 이르는 북쪽으로 전파하는 데 기여하였다.

2,000년 동안 말라리아는, 모기들이 번식할 수 있는 인간의 밀집지, 새로운 요새와 정착지, 가축 우리, 그리고 수원지가 있는 유럽 어디에서나 번성하였다. 이것은 사람들을 무기력하고 단명하도록 만들었다. 이 병은 그 뒤를 따른 어떤 역병만큼이나 로마의 몰락을 재촉했을 것이다. 79년 말라리아 대유행의 결과로, 로마의 곡창 지대였던 비옥한 땅 캄파그나는 너무나 황폐해져서 밭은 경작되지 않았고 마을은 텅 비었다. 그 뒤 2,000년 동안 캄파그나는 사람 사는 곳이 드문 지역이 되었다. 이곳의 말라리아는 1930년 이후에나 박멸되었다.

2세기부터 새로운 질병들은 유럽에 더 자주 그리고 더 참혹하게 등장하였다. 〈오로시우스의 역병〉은 125년 로마에 출현했다. 선조격인 역병들과 마찬가지로 그것은 메뚜기 떼가 일으킨 기근을 통해 시작하였으며 아프리카가 출발지였다. 연대기들은 그 전염병으로 누미디아에서 80만 명 이상이, 북아프리카의 다른 지역에서 20만 명 이상이 죽었다고 전한다. 유럽 전체의 사망자 수는 알려지지 않았지만 최소한 3만 명의 로마 군인이 죽었다. 아마도 홍역이었을 이 역병도 대단히 무서웠지만, 〈안토니우스의 역병〉이 시작되었을 때의 공포에 비하면 단지 전조에 불과하였다. 그 병의 등장은 아시아로부터 유럽에 최초로 새로운 역병이 도래하였음을 뜻했다.

로마 제국은 급기야 인도 및 몽골과 중국으로 향하는 스텝 지대와 접촉하게 되었다. 중국에는 로마만큼이나 많은 5,000만 명이 살고 있었고, 그들은 유럽에 여전히 치명적인 낯선 병원균들에게 적응하는 중이었다. 2세기에 유럽과 아시아의 병원균은 새로운 연결 고리를 통해 서로 만났다. 그 고리란 배ship, 대상, 그리고 훈(흉노)족의 침입이다.

서유럽의 선원들은 인도양을 가로질러 남중국해로 가는 해로를 발견하였고, 한(漢) 제국과 직접 교역을 하였다. 그들의 배는 감염된 사람, 곤충, 설치류, 화물을 실어날랐다. 병원균은 배의 음료수와 식량 속에서 증식할 수 있었다. 동양과 서양은 실크로드를 따라 대상을 통해서도 접촉하였다. 중국인들은 로마의 시리아 속주에 생사(生絲)를 수출하였는데, 여기서 그것은 다시 직조되어 서방을 향했다. 육로와 해로를 통한 무역으로 대서양과 태평양이 연결되었지만, 질병 또한 동양과 서양을 여행하며 자신을 전파할 수 있었다.

질병의 전파에 있어 마찬가지로 중요했던 것은 훈족이었다. 1세기 후반에 이 전투적인 유목민은 중국 북서쪽의 고향으로부터 뛰쳐나왔다. 그들은 아시아의 스텝 지대를 따라 이주하였고, 계속 서진하면서 마주친 겁에 질린 부족들을 궤멸시켰다. 여러 세기 동안 훈족의 뒤를 이어 고향을 잃은 민족들의 물결은 로마 세계에 전쟁과 역병을 불러일으켰으며, 제국의 경계를 무너뜨리고 그 위상을 떨어뜨렸다. 그 초기의 손님들 가운데 하나는 로마가

겪은 최악의 질병이었던 〈안토니우스의 역병〉이다. 로마인들은
그 역병을 중국으로 가는 중간 지점인 시리아에서 만났다.

164년 로마의 한 군대가 지방의 소요를 진압하기 위해 시리아
로 파견되었다. 그들은 거기서 2년 동안 싸우면서 전상뿐 아니라
낯선 전염병으로도 죽어갔다. 166년 이 군대가 고향으로 돌아왔
을 때 그들은 전염병과 함께 왔으며, 이것은 제국의 모든 지역으
로 들불처럼 퍼져나갔다. 이 역병은 14년 동안이나 창궐하면서
이탈리아 인구의 4분의 1 내지 3분의 1, 그리고 유럽 전역에서
400-700만 명의 사람들을 죽였다. 최후의 희생자 가운데 한 사
람은 마르쿠스 아우렐리우스Marcus Aurelius 황제였는데, 그는
180년 비엔나에서 이 병에 걸려 죽었다. 이 역병은 9년 뒤에 가
벼운 형태로 잠깐 돌아왔다. 이 병이 극에 달했을 때 로마에서만
매일 2,000명이 죽었다.

이 역병은 기록한 의사의 이름을 따 〈갈레노스의 역병〉이라고
도 불린다. 수 세기가 지나 갈레노스의 기록을 읽은 라제스는 이
미 잘 알고 있는 질병인 두창에 대한 묘사라고 느꼈다. 갈레노스
는 마마 자국이 생긴 생존자들을 언급하지는 않았으나, 이것을
제외하면 그의 묘사는 나중에 처녀인구집단을 강타한 두창과 일
치한다. 또한 이 묘사는 이 병의 초기 역사에 대한 오늘날의 지
식과도 일치한다. 물론 찬성하지 않는 이들도 있겠지만 두창은
인도에서 수천 년 전에 시작되어 훈족에 의해 동쪽으로는 중국, 서
쪽으로는 유럽으로 전파되어 각처에서 궁극적인 파괴를 저질렀
을 것이다.

심하긴 했지만 안토니우스의 역병은 로마 최후의 또는 최악의
역병은 아니었다. 250년에 성 키프리아누스에게 겁에 질린 수많
은 개종자를 보내준 역병이 닥쳤다. 그것은 이디오피아에서 출발

하여 252년 카르타고에 도달하였다. 이 병은 빠르게 이동하였으며, 사람에서 사람으로 환자의 의복을 통해 전파되었다. 증상은 격심한 구토, 설사, 고열, 피부 발진, 인후통, 그리고 이따금씩의 손과 발의 괴저였다. 다시 한번 이 역병은 두창 또는 처녀인구집단을 강타한 비슷한 인구 밀집성 질병을 떠올리게 한다. 사람들은 겁에 질려 도시로부터 시골로 달아났으나 질병도 그들을 쫓아와서 피란민과 농민과 기술자 등 마을 전체를 쓸어버렸다. 이 역병은 16년에 걸쳐 주기적으로 일어났으며, 환자의 절반 이상을 죽음에 이르게 했다. 이 병이 정점에 달했을 때 로마에서는 날마다 5,000명 이상이 죽었다.

이 질병 또는 그와 비슷한 무엇인가가 다음 3세기 동안 유럽에서 점멸을 거듭했다. 영국의 성 비드 St. Bede는 444년에 그 출현을 묘사하였다. 어떤 곳에서는 너무 참혹해서 죽은 자를 묻기에 충분할 만큼의 생존자가 남아 있지 않기도 했다. 580년 프랑스의 성 그레고리 St. Gregory of Tours 주교는 두창으로 추정되는 무서운 역병을 기술하였다. 역사가들은 이 역병들 중 일부가 두창, 홍역, 발진티푸스, 선페스트의 산발적인 유행이었는지 여부에 관해 논의중이다. 확실한 사실은 인구 밀집성 질병을 유지할 만큼 인구 밀도가 높은 곳마다 전염병의 발발이 유럽을 강타하였다는 것이다.

2세기부터 5세기까지 기근, 이주, 전쟁, 역병은 음산하게 빙빙 돌며 꼬리를 물고 일어났다. 군인, 상인, 떠돌이 부족은 엄청난 사망률을 자랑하는 새로운 질병을 꾸준히 유럽에 들여왔다. 배의 건조를 위해 숲은 벌거벗겨졌고 농장의 지력은 감퇴하였으며 도시의 위생은 엉망이 되었다. 행정의 실패, 경제의 몰락, 반란 등으로 사회 구조는 갈기갈기 찢어졌다.

마침내 버려진 촌락과 쇠락한 도시가 유럽의 정경이 되었다. 기술과 산업은 쇠퇴하고 문맹이 늘어났다. 로마 세계는 초창기의 농경 사회로 되돌아갔고, 사회적·신체적 강건함은 무너졌다. 로마 제국 후기의 농민들 유골은 만성 빈혈, 영양 결핍, 피로골절(빈곤, 과로, 질병의 지표)을 보여준다.

로마를 침범한 자들도 마찬가지로 고생했다는 사실은 별로 위안이 되지 못했다. 훈족은 알란족, 반달족, 고트족을 내몰았다. 내몰린 자들은 이탈리아, 프랑스, 에스파냐, 북아프리카로 몰려갔고, 고향과 아시아로부터 온 감염병을 옮겼다. 452년 훈족이 로마의 관문에 도달하였을 때, 그들은 멈추었고 퇴각했다. 어떤 이들은 교황 레오 1세의 설득력 덕분이라고도 하고, 또 어떤 이들은 신의 기적적인 개입 때문이라고도 한다. 또한 역병(아마도 두창)이 성벽 안과, 성 밖의 훈족에서 창궐했기 때문이라고 믿는 사람들도 있다. 어쨌든 로마의 승리는 실질적이라기보다는 상징적인 것이 되었다. 이 도시는 곧 겨우 수천 명의 사람들이 사는 폐허로 몰락해 버렸다.

로마가 해체를 향한 오랜 질병을 앓고 있는 동안 이 역병의 물결은 세계의 다른 도시화된 지역을 덮쳤다. 그러나 그 위기가 같은 시기에 같은 방식으로 일어나지는 않았다. 각각의 지역은 고유한 역사와 환경을 가지고 있었으며, 따라서 인구 밀집성 질병에 대한 적응력도 달랐다.

도시 생활과 인구 밀집성 질병의 가장 오랜 중심지인 중동은 로마 시대쯤에는 아마 질병의 상대적인 안정 상태에 도달하여, 기존의 치명적 질병들은 어린이 질환이나 풍토병이 되어 누그러졌을 것이다. 그러나 이 지역은 동쪽과 서쪽에서 온 새로운 전염병과 직면해야 했다. 이 상황은 인도와 중국에서 더욱 심각했다. 유럽과 마찬가지로 그들은 중동보다 인구학적으로 더 불안 정했고 여전히 인구 폭발과 환경 훼손을 겪는 중이었다. 인도의 국경은 북방으로부터의 침략에 취약했으며, 그래서 종종 침략자나 정복자들과 병원균을 교환하였다. 자세한 사정은 추측에 불과하지만, 인도는 아마 로마와 마찬가지로 홍역이나 두창과 같은 질환의 범유행으로 인구가 크게 줄었을 것이다. 중국 또한 인구가 급격히 성장하여 새로운 사회 조직이 이루어졌는데, 그 때문에 사망자 수도 급격하게 증가하였다. 기원전 200년부터 서기 200년까지 새로운 유행병으로 말미암아 중국의 인구는 급격히 감소하였다. 중국과 일본은 여러 세기 동안 두창의 공격을 받았으며, 어떤 지역의 사망률은 무려 50%에 이르기도 했다.

유럽, 인도, 중국이 북부와 남부에서 각각 다른 질병의 양상을 보인 사실은 중요하다. 유럽에서도 지중해 지역은 대도시, 부산한 항구, 아열대성 병원균과 매개체로 인해 더 많은 병으로 고통을 겪었다. 인도에서는 건조하고 따뜻한 기후를 가진 북부의 인더스 계곡이 가장 오래된 정착지였다. 그러나 인구의 팽창은 더 많은 식량 공급을 요구하였고 경작지는 무덥고 습한 갠지스 계곡으로 뻗어나갔다. 이 남부 지역에는 말라리아와 뎅기열과 콜레라가 만연하였으며, 이것들은 마침내 도시의 인구 밀집성 질병이 되었다. 오늘날까지 이 지역은 북부 지방보다 인구 밀도가 높고 더 가난하며 건강 상태도 좋지 않다.

비슷한 개발과 질병의 양상이 중국에서도 나타난다. 중국은 황허강 계곡의 북부에서 기원하였다. 남부의 양쯔강 계곡은 미국의 버몬트 주와 플로리다 주, 덴마크와 시칠리아가 다른 것처럼 북부와는 달리 뜨겁고 습하다. 경작지를 찾아 수백만 명의 농민이 이곳으로 몰려들었고, 여기서 그들은 힘겹고 짧은 생을 살았다. 이들 중 많은 수가 말라리아나 주혈흡충증에 걸렸던 것이다. 남부의 환경과 〈질병 풀〉은 북부 지방에서 그런 지 여러 세기가 흐른 뒤에도 안정되지 못하였다. 그래서 인도와 중국의 아열대 남부 지방은 온대인 북부 지방보다 더 나중에 그리고 다르게 발전하였다. 이와 비슷한 발전의 지체가 사하라 이남 아프리카와 동남아시아 대부분의 지역에서도 보인다. 약 1,000년 동안 이 지역의 주민들은 나쁜 건강으로 고생했고 감염병을 수출하였다. 온대 도시 지역은 그 나름의 방식으로 고통을 겪었다. 즉 신체를 못쓰게 만드는 열대성 기생충들은 없었지만, 조밀한 인구는 엄청난 역병을 불러일으킬 운명이었다. 이 도시들을 1,000년 전으로 되돌려놓은 그 〈자비의 일격 coup de grâce〉은 〈유스티니아우스의 역병〉이었다.

4세기에 로마 제국은 각각 로마와 콘스탄티노플에 수도를 둔 두 개의 제국으로 분리되었다. 다음 세기에 로마는 고트족과 반달족의 침입을 받아 서로마 제국이 5세기 말에 붕괴되었다. 반면에 동로마 제국은 살아남았다. 6세기 중엽 동로마 제국의 황제 유스티니아우스는 게르만족들로부터 서쪽 영토를 다시 빼앗기 시작하였다. 542년 그는 북아프리카, 시칠리아, 에스파냐의 일부를 되찾았고 더 전진할 자세를 갖추었다. 그때 바로 그 역병이 몰아닥쳤다.

〈역병 plague〉이라는 단어는 어떤 종류든 심한 유행병에 대해 쓰이지만, 콘스탄티노플을 강타한 것은 〈그저 그런 역병 a plague〉이 아닌 〈바로 그 역병 **the** plague〉이었고 그것은 나중에 〈흑사병 Black Death〉이라 불리게 된 〈페스트 pest〉였다. 이것이 〈최초의〉 선페스트가 아닐 수도 있다. 어떤 역사가들은 그것이 아스돗의 블레셋인들을 공격한 것 또는 기원전 200년 이집트와 리비아에서 유행한 안토니우스의 역병과 같은 것이라고 생각한다. 그러나 유스티니아누스 재위기의 범유행만은 논쟁의 여지가 없는 선페스트이다. 그리고 그것은 인류 역사상 최악의 대학살 중 하나를 일으켰다.

이 재앙의 위대한 기록자는 비잔틴의 역사가 프로코피우스 Procopius로서, 그는 이 역병을 〈전인류를 거의 멸종시킬 뻔했던 전염병〉이라고 묘사하였다. 그는 이 역병은 540년 이집트 남부에서 시작하였다고 말했다. 이 병은 나일 강을 따라 내려와 542년 펠루시움 항구에 도달하였고 배로 콘스탄티노플로 건너갔다. 그 참상에 대한 프로코피우스의 설명은 머리카락을 곤두서게 한다.

병은 발열로 시작하였다. 첫날이나 둘째날에 겨드랑이와 사타구니와 목에 림프선종(림프선 종창)이 생겼다. 열은 폭발적으로 오르고 림프선은 더욱 부어올랐으며, 병원균은 신경계를 침범하여 몽롱함이나 환각을 유발하였다. 5일째가 되자 감염자의 절반 이상이 죽었다. 그리고 추운 겨울이 오자 이 병은 폐페스트로 형태를 바꾸어 기침을 통해 퍼져 폐를 망가뜨렸다. 사람들은 피를 토하고 몸을 떨며 죽어갔다. 폐페스트는 당시에 95%의 사망률을 보였는데, 항생제가 없다면 오늘날도 마찬가지일 것이다.

공포와 혼란과 살인이 콘스탄티노플의 거리를 가득 메웠다. 매장을 하기엔 시신이 너무나 많았다. 그래서 도시의 요새화된 탑의 지붕을 벗기고 시체를 통나무처럼 차곡차곡 채워넣었다. 곧 이 탑들은 가득 찼고 악취는 참을 수 없을 지경이었다. 사람들은 계속 죽어나가 사망자가 하루 1만 명에 달하였고 시체를 보관할 장소도 없었다. 그래서 통나무배에 시체를 싣고 바다로 저어나가 떠내려보내기도 했다. 이 역병이 종식되었을 때, 이 도시 인구의

40%가 사망하였다.

이 역병은 지중해의 모든 해안 도시를 따라 빠르게 퍼져나갔고 내륙에서는 그보다 천천히 이동하였다. 6년 내내 역병이 이탈리아, 에스파냐, 프랑스, 라인 강 유역, 영국, 덴마크를 휩쓸었다. 서방 제국을 재건하려던 유스티니아누스의 기도는 실패로 돌아갔다. 유럽의 농업은 황폐화되었고 교역은 거의 중단되었다. 많은 도시가 로마처럼 잔해만이 남았고 죽은 시체가 거리를 가득 메웠으며, 살아남은 자들은 구원을 빌기 위해 교회로 몰려들었다.

이 역병은 590년까지 종종 되돌아왔으며, 다음 150년 동안은 이따금 소규모의 국소적인 돌발을 일으켰다. 역병은 전역에서 200년 가량 지속되었다. 때때로 두창이나 장티푸스 또는 다른 병들이 합병증을 일으키기도 했다. 범유행이 끝났을 때 유럽 인구는 절반으로 줄었다. 북부 유럽보다 인구가 더 조밀하고 교역이 빈번했던 지중해 지역은 더 큰 고통을 겪었을 것이다. 그 뒤여러 세기 동안 이 지역은 인구 성장과 경제 및 문화적 재생에 있어 북부보다 뒤쳐졌다.

이 역병의 범유행은 로마계 영국인들을 쇠락하게 만들었고, 색슨족의 침략을 위한 발판을 마련하였다. 발칸 반도와 중동 지역도 유럽만큼이나 피해를 입었다. 유스티니아누스의 세력은 약해졌고 그리스어계 비잔틴 제국이 그 뒤를 이었다. 중동과 북아프리카도 쇠락을 겪었다. 어떤 역사가들은 이슬람권이 그토록 신속하게 많은 나라를 정복할 수 있었던 것은 이 역병이 이미 그 나라들을 물리적, 심리적, 문화적으로 두들겨 놓았기 때문이라고 생각한다. 역병은 이어서 페르시아, 아라비아, 인도, 동남아시아로 건너갔다. 610년에는 중국을 습격하였고, 200년 동안 재발을 거듭하며 남부와 해안 지방에 최악의 피해를 입혔다. 아무도 얼마나 많은 사람이 죽었는지 모른다. 역병과 소요로 중국이 경련하는 동안 인구 통계는 믿을 수 없게 되거나 사라졌기 때문이다. 아마도 부분적으로는 이 범유행으로 인해 많은 아시아인들이, 이 역병의 혼란 속에서 유럽인들이 기독교에 귀의한 것처럼 불교신자가 되었을 것이다.

독자들은 모든 새로운 질병의 경우와 마찬가지로, 이것이 어디서 기원하였는지를 물을 것이다. 이 돌발 사태는 인간과 다른 여러 종 사이에 있을 법하지 않은 일련의 조우에 의해 생태학적 변화가 일어나면서 점화되었다. 페스트균이 살아 있는 설치류로부터 도시의 인간에게 어떻게 옮겨졌는지를 알려면, 그것이 타고 여행하는 벼룩의 경로를 따라가 보아야 한다.

선페스트는 막대기처럼 생긴 페스트균(*Yersinia pestis*)에 의해 발병한다. 이 명칭은 그것을 발견한 스위스의 개성적인 과학자 알렉상드르 예르생 Alexander Yersin의 이름을 따서 붙여졌다. 페스트균은 오랫동안 들쥐, 다람쥐, 마멋 marmot 같은 야생 설치류의 동반자였다. 페스트균은 숙주의 피를 빠는 이들 설치류에 기생하는 쥐벼룩을 통해 옮겨진다. 페스트균은 벼룩의 장에서 증식하면서 폐색을 일으킬 정도의 덩어리로 커져서 벼룩이 피를 빨 때 배출된다. 벼룩은 이 균을 한 쥐에서 다른 쥐로 옮긴다. 이러한 고대의 설치류-벼룩-세균 관계는 대개 제한된 정도의 주기적인 질병을 일으켰다.

친숙한 숙주 안에서 선페스트는 2-20년의 주기를 보이며 명멸한다. 기후와 먹이의 변화가 집단의 증식을 일으키면 그러한 밀집 상태가 병을 유발하기 때문이다. 이 병은 자연 숙주에 대해서는 치명적이지는 않지만 과잉 증식에 대한 브레이크로 작용한다. 그러나 페스트균이 설치류 사이에서 나와 낯선 종과 만나게 되면, 그것은 자연계에 있는 가장 무서운 균 가운데 하나가 된다. 페스트균에 익숙하지 않은 설치류도 익숙한 개체와 접촉하여 세균에 감염된 벼룩을 옮을 수 있다. 예컨대 어떤 집쥐가 들다람쥐의 벼룩으로부터 흑사병을 얻었다면, 이 집쥐의 벼룩은 그 숙주로부터 페스트균을 얻게 된다. 이 집쥐가 흑사병으로 죽는다면 벼룩은 새 집을 찾아 떠난다. 그래서 치명적인 유행이 집쥐들 사이에 퍼지게 된다. 만약 인간이 가까이 있다면 벼룩은 인간을 물어 재앙을 유발한다. 분명히 이것은 예기치 않은 조우의 최종 결과이다. 인간 세상에서 흑사병 유행의 위험은 농장과 도시가 대량의 스캐빈저, 특히 검은왕쥐 black rat를 불러들였을 때 등장하였다.

이 모든 것을 알기에 우리는 유스티니아누스 역병의 여러 단계를 재구성할 수 있다. 이 질병은 인도와 중국 사이의 히말라야에 사는 설치류 사이에서 수천 년 전에 시작되었다. 그것은 중국, 중동, 동아프리카, 북아프리카의 야생 설치류에게 퍼졌다. 그러나 이 병은 여전히 인간에게는 별로 의미가 없었는데, 왜냐하면 사냥꾼이 감염된 동물을 죽인다든지 할 때에만 산발적으로 만났기 때문이다. 2,000년 전의 알려지지 않은 환경 변화(아마도 기후의 유동)는 설치류의 먹이 공급을 증가시켜 그 무리의 숫자를 폭발적으로 늘렸다. 당연히 페스트균 감염이 발생하였다. 이러한 감염은 그전에도 수없이 일어났지만, 이번에는 인도산 검은왕쥐를 끌어들인 인간의 정착지가 생겨났던 것이다. 이 끈질기고 적응력이 강한 동물은 초원에 사는 종이었는데, 훼손된 환경에서도 살아남았다. 이것들은 사람들의 헛간, 샛길, 선박에서 번성하였다.

검은왕쥐는 감염된 야생 설치류와 사람 사이를 매개하였다. 그것들은 야생 설치류로부터 페스트균을 받아 자신들의 벼룩을 감염시켰다. 가장 흔한 쥐벼룩(*Xenopsylla cheopis*)은 그 숙주만큼이나 끈질기고 기회에 강하다. 이 쥐벼룩은 늘 병든 쥐를 버리고 떠난다. 즉 쥐가 흑사병으로 죽으면 감염된 벼룩은 인간을 향해 자신의 길을 간다. 곧 사람들은 쥐와 마찬가지로 순식간에 비참하게 죽기 시작한다.

처음에 사람들은 흑사병을 서로 전염시키지 못했다. 그러나 곧 두 가지 요소가 이 질병을 증폭시켰다. 하나는 자연적인 것이고 다른 하나는 인공적인 것이었는데, 바로 추운 기후와 선박이다. 추운 기후 때문에 페스트균은 림프선에서 폐로 옮겨갔고, 폐페스트는 기침을 통해 사람에서 사람으로 바로 전파될 수 있었다. 그리고 배는 흑사병에 감염된 쥐들을 더 멀리 더 널리 실어 날랐다. 잽싼 등반가인 이 검은왕쥐는 배의 로프를 타고 오를 수 있었고, 그 결과 인도에서부터 동지중해와 동아프리카로 옮겨갔다. 이 쥐와 흑사병은 배를 타고 이집트로부터 콘스탄티노플에 상륙하였으며, 거기서 유럽의 항구들로 들어갔다. 흑사병은 또한 인도에서 동진하여 중국과 일본에 이르렀다.

학자들은 이 시나리오의 몇몇 사항들에 대해 논의중이다. 어떤 이들은 선페스트가 아프리카 또는 아시아와 아프리카 양쪽에서 기원하였다고 주장한다. 또 어떤 이들은 그것이 아시아에서 발생했으며 실크로드를 따라 주로 육로를 통해 이집트로 들어왔다고 주장한다. 그럼에도 그런 상황의 연이은 발생, 자연 환경의 유동, 흑사병에 감염된 야생 설치류의 증식, 인간의 집과 배를 뒤져먹는 집쥐와의 접촉, 몇몇 다른 숙주로 옮겨다닐 수 있는 벼룩의 능력, 인간 감염으로 전환될 수 있는 이 병의 가능성에 대해서는 기본적인 합의가 이루어졌다. 제아무리 토머스 하디Thomas Hardy[2]라 하더라도 그런 우연의 사슬을 생각해내지는 못했을 것이다. 그러나 생태계 상호작용의 복잡성과 사람들이 환경을 변화시킨 정도를 고려할 때, 어떤 예기치 못한 극적인 결과는 이미 빚어질 운명이었다. 이 범유행의 막바지에 흑사병은 점차 드물고 약하게 인간 사회를 공격하였다. 마지막 창궐은 이탈리아와 스페인의 항구 도시들에서 산발적으로 있었는데, 이것은 아마도 고대의 풍토병 지역으로부터 페스트균이 재유입된 결과였을 것이다. 그리고 이 세균은 잠복 감염의 형태로 그전보다 훨씬 넓은 지역에 퍼지기는 했지만, 야생 설치류라는 평상시의 조용한 집으로 후퇴하였다.

오늘날까지 유스티니아누스의 역병이 왜 사그라들었는지는 누구도 알지 못한다. 어떤 사람들은 이 세균이 좀더 온순한 형태로 변했다고 생각하지만, 다른 이들에게 이런 설명은 지나친 비약처럼 보인다. 이미 알려진 흑사병의 범유행이 세 번 있었는데, 매번 그 원인균은 인간과는 거리가 먼 예전의 동물 숙주에게로 돌아갔다. 그러나 각각의 습격 이후 페스트균은 전보다 세상에 더욱 많이 살게 되었다. 흑사병은 여전히 기회만 기다리는 재앙이며, 1994년 인도에서의 발생이 그것을 우울하게 입증하고 있다.

최초의 범유행이 물러갔을 때, 유럽인들은 죽음으로부터 벗어났다고 느꼈다. 북아프리카로부터 일본에 이르는 다른 지역들의 대부분도 마찬가지였다. 유럽의 인구는 반으로 줄었고 도시 생활도 거의 끝장이 났다. 도시의 성장이 가져온 질병으로부터 일시적으로는 치유된 유럽은 활력을 되찾기 시작했다. 하지만 거기에는 〈암흑 시대〉라 불리는 몇 세기 동안의 휴식이 필요했다.

# 6장

# 나병과 결핵, 그리고 다시 페스트

비잔틴과 몽골 제국의 붕괴

많은 사람들은 중세를 더럽고 질병이 만연한 어두운 구렁으로 생각한다. 그러나 사실 이 시기는 그전이나 후보다 훨씬 건강하고 덜 폭력적인 시대였다. 세계 인구의 상당 부분을 앗아갔던 선페스트는 8세기에 완전히 사라졌다. 즉 인간과 쥐 사이의 감염 사슬이 끊어진 것이다. 여러 사건이 함께 작용하여 치유의 시간을 제공하였다. 로마의 멸망으로부터 서기 1000년까지의 〈암흑 시대〉는 인간과 대지에 절실히 필요했던 휴식을 주었다.

화석화된 꽃가루와 나이테를 비롯한 과거 기후의 표식들은 800년 무렵에 유럽이 4세기 이상 지속될 온화한 기후로 접어들었음을 보여준다. 따뜻한 겨울과 건조한 여름 덕분에 수확량이 증가했고 식량 공급도 늘었다. 인구가 줄어들고 활동성도 떨어진 덕분에 숲은 더 이상 배의 건조나 새로운 경작지 조성을 위해 벌목될 필요가 없었고, 지력이 고갈된 땅은 휴경 상태가 되었다.

구세계의 상당 부분에서 생태학적 위기 상황이 복구되었다. 그동안 유라시아에 걸쳐 전쟁과 역병을 몰고 다녔던 종족들도 조용해졌다. 산업과 무역과 여행은 거의 사라졌다. 줄어든 인구는 농장과 시골 촌락에 드문드문 흩어졌다. 여러 세기 동안 〈질병 풀〉은 안정된 상태로 남아 있었다. 대량 몰살의 결과가 전염병으로부터의 회복기를 제공한 것이다.

8,000년 전 신석기 시대의 여명 이래 새로운 악성 질병들의 출현은 점점 더 빈도가 증가하였다. 이제 새로운 감염병에 적응할 필요성은 거의 사라졌다. 로마 시대의 대학살자인 유행성 질병은 일상적인 어린이 질환으로 사그라들기 시작했다. 색슨족과 프랑크족을 비롯한 여타 중세 민족들의 뼈는 관절염, 피로골절, 그리고 농장에서의 반복적인 고된 일의 흔적을 보여주지만, 감염이나 영양 결핍의 증거는 거의 없다. 폭력성으로 인한 희생자의 수도 감소하였다. 중세의 뼈들은 바이킹과 그 밖의 몇몇 부족을 제외하고는 상대적으로 적은 전투의 상흔을 보여준다. 이 암흑 시대에도 인간들의 삶은 고단하고 로마 도시인들보다 수명도 짧았지만, 반복되는 전쟁과 기근과 역병이 비교적 덜했던 시대이기도 했다.

이러한 회복의 결과는 인구의 증가와 부의 증대였다. 서기 1000년의 막바지에 유럽은 전원적인 회복기에서 깨어나기 시작했다. 개량된 경작법, 온화한 기후, 그리고 무엇보다도 유행병의 소멸 덕분에 유럽의 인구는 1000년에서 1300년 사이에 두 배로 되었으며, 1,000년 만에 최고점에 도달했다. 영국은 밀 수출국이 되어 로마 시대 이후 폐허가 되었던 도로를 정비하였다. 비슷한 회복이 대륙의 상당 부분에서 나타났다. 성벽으로 둘러싸인 도시가 다시 나타났으며, 어떤 것은 10만 명이나 되는 인구를 수용하기도 했다. 수공업과 교역과 여행이 부활하였다. 십자군은 온 유럽에서 장정들을 모아 중동으로 보냈고 다시 데리고 왔다. 군인들은 중동의 풍토병에 걸렸지만, 그들이 돌아왔을 때는 어떤 주요한 유행병도 점화되지 않았다. 이것은 유럽, 북아프리카, 중동의 질병 풀이 어느 정도는 혼합되어 더 이상 서로에게 놀라움이 아니었다는 증거였다.

유럽에는 친숙하고 오랜 전염병과, 위생 상태가 나쁜 작은 공동체들을 괴롭히는 장내 질환들이 있었다. 고대의 중동 도시들에 존재했던 것 같은 임질은 유럽과 북아프리카의 중세 도시들에서도 친숙한 것이었다. 말라리아는 지중해로부터 북쪽으로 스칸디나비아까지 퍼졌으며, 모기의 또다른 숙주로 기능하는 소의 숫자 같은 지역적인 요인과 상하수도 위생에 따라 그 출현 빈도와 강도가 변화하였다. 그러나 우리가 알기로는 중세 유럽에는 겨우 세 가지의 심각한 질병만이 등장하였다. 그 가운데 하나는 〈발한증 the sweats〉으로 알려진 불가사의한 비극이었다. 그것은 완전히 사라졌다는 이유 때문에 오늘날에도 흥미롭다.

〈발한증〉은 땀을 흘리게 하는 이 질환에 적절한 이름이다. 이 병은 발열, 발적, 두통, 갈증, 그리고 폭포수처럼 땀이 흘러내리는 발한을 일으켰다. 어떤 환자는 회복되었지만 대다수는 하루나 이틀 만에 죽었다. 발한증은 중세 초기에 주로 영국에서 처음 나타났으며, 하층 계급보다는 상층 계급을 공격하였다. 그 반대였으면 하는 바램은 물거품이 되었다. 어느 구전 기록에 따르면 657년 아일랜드의 두 왕 더멋 Dermot과 블레이스맥 Blaithmac이 성직자와 귀족으로 이루어진 의회에 빈민의 수는 줄고 부자는 더욱 부유하게 살 수 있도록 기도할 것을 요구하였다고 한다. 하늘의 응답은 뜻밖이었다. 발한증의 유행으로 곧바로 두 왕은 물론 주로 귀족과 성직자들이 죽었으니 말이다.

발한증은 그후 8세기 동안 사라져 기록되지 않았다. 이 병의 심각한 유행은 영국에서 1485, 1509, 1517, 1528(독일에서도 유행), 1551년에 일어났다. 그리고 그후에 이 병은 영원히 사라졌다. 비슷하지만 대개 증상이 덜했던 발한증, 즉 〈피카르디 Picardy 발한증〉이 18세기와 19세기에 프랑스에서 일어났다. 이것은 발한증이 프랑스에서 친숙한 풍토병인데 영국에 산발적으로 수입되어 높은 사망률을 보였음을 시사한다. 1485년 튜더 왕조 영국의 최초 유행은 프랑스 용병이 도착했을 때 일어났는데, 그들은 헨리 7세가 보스워드 전투에서 리처드 3세에 대항하기 위해 불러들인 군대였다.

오늘날에는 이 발한증과 비슷한 어떤 질병도 없다. 발한증은 세균이나 그 보균체가 죽어버렸기 때문에 사라진, 가축이나 야생 동물과의 인수공통감염병처럼 보인다. 이 병에 대해 간략한 주(註) 이상을 다는 역사가는 별로 없지만, 이것은 우리에게 새로운 질병이 놀랄 만큼 급작스럽게 나타나는 것과 마찬가지로 신비스럽게 사라지기도 한다는 사실을 상기시킨다. 병원균과 그 보균체는 감염의 희생자와 마찬가지로 변화와 죽음, 심지어는 멸종에 대해 취약하기 마련이다. 우리는 얼마나 많은 질병이 존속에 실패하여 역사 속으로 사라졌는지 알지 못한다. 그것들은 지금 남아 있는 것만큼 수가 많을 것이다.

중세 유럽에서 더욱 중요한 새로운 질병은 〈나병 lepropsy〉이었다. 그 병 자체의 무시무시한 마력은 차치하더라도, 나병은 진정으로 〈새로운〉 질병이란 것이 존재하는지 그렇다면 과연 어디에서 기원하는지에 관한, 공식적으로 기록된 최초의 논쟁을 불러일으켰다.

더욱이 나병의 역사는 그보다 중요한 질병인 결핵의 역사와 불가분의 관계를 가지고 있다. 서로 꼬인 이 병들의 역사는 왜 질병이 부침(浮沈)을 거듭하고 재등장하는지에 대해 새로운 빛을 던져준다. 이 이야기는 우리가 결핵의 무서운 부활을 목격하고 있는 1990년대 이후에 새로운 반향을 일으킨다.

나병과 결핵은 매우 다르게 보이지만, 사실 그 병원균들은 매우 가까운 친척 사이이다. 그것들은 마이코박테륨mycobacterium 이라 불리는 일단의 가느다란 막대 모양의 미생물 집단에 속하는데, 이것들은 수억 년 동안이나 독립생활 세균이었다. 다양한 유형의 이 균들은 물고기, 파충류, 조류, 돼지, 쥐, 소 등에 적응해서 살았다. 어떤 것들은 숙주에 무해하지만 다른 것들은 가볍거나 심각한 질환을 일으킨다.

나(병)균과 결핵균이 인간을 공격한 기간은 길어봐야 1만 년도 안 된다. 그 원래의 거처는 가축이나 스캐빈저들이었다. 나병의 근원은 여전히 논쟁의 대상이지만 어떤 과학자들은 생쥐에 기생했던 나균(*Mycobacterium leprae*)의 조상이 돌연변이를 일으킨 결과로 생겼다고 생각한다. 영국의 과학자 리처드 피네스Richard Fiennes는 인간이 아시아 물소의 가죽을 사용한 뒤로 나병을 얻었다고 생각한다. 기원이 어떻든 간에 나병은 아마 인도부터 동아프리카에 이르는 지역의 어딘가에서 생겨났을 것이다. 그것은 4,000년 전에 이미 널리 퍼졌다. 그리고 약 1,000년 뒤에 중국에서 흔한 병이 되었으며, 다시 1,000년 뒤에는 이집트의 알렉산드리아로 들어갔다. 알렉산드리아는 호화스런 궁전의 그림자 한구석에서 빈민과 굶주린 이들이 북적대던 대도시였다. 모든 지역에서 결핵과 나병은 사회적·신체적인 불행을 바탕으로 번성하였다.

나병은 다른 어떤 병과도 닮지 않았다. 그것은 인간에게 독특하게 적응해서 자연적으로는 사람에서만 발생한다. 이 병을 연구하려면 과학자들은 아르마딜로armadillo나 생쥐의 발바닥에 인위적으로 감염을 일으켜야 한다. 나병은 사람들에게 전염의 공포를 유발하지만 아마 가장 전염되기 어려운 질병일 것이다. 사람들은 수십 년 동안 나환자와 생활하거나 집을 같이 써도 이 병에 걸리지 않을 수 있다. 이 병은 발병하는 데 수년에서 수십 년이 걸리며, 또 최악의 상태에 도달하는 데도 비슷한 정도의 기간이 걸린다. 나병은 결과적으로 신체를 훼손시키고 망가뜨린다. 안면이 사자 얼굴처럼 부어오르고 피부 병변, 쇠약, 마비가 나타나고 발가락과 손가락이 떨어져 나가는 것 등이 나병의 전형적인 증상들이다.

더욱 심한 반감을 불러일으키는 치명적인 다른 병들도 있지만 나병과 같이 특별한 공포를 불러일으키는 병은 어디에도 없다. 나환자들은 공포와 혐오의 대상으로서 살해당하거나 추방당했으며, 또한 두건을 쓰거나 뱃지를 달고 다른 사람에게 경고를 하기 위해 방울을 울리고 다녀야 했다. 이러한 낙인을 지우기 위해 학자들은 그 원인균을 발견한 노르웨이 의사의 이름을 따서 나병을 한센병 Hansen's disease으로 개명하였다. 이 병을 치료할 수 있게 된 지금도 의학은 그 오래된 이름, 그리고 거기에 수반되는 사악한 분위기를 완전히 몰아내지는 못했다.

불행히도 그 이름은 전혀 나병이 아닌 다른 많은 병들의 환자들에게도 오랫동안 붙여져 왔다. 나병은 고대 중동에도 존재했으므로, 『구약성서』의 영어판 번역은 잘못된 것이다. 이 병명의 히브리어 어원 차라트(*tsara'at*)는 의학적인 상태라기보다는 종교적인 불결함을 뜻했다. 그리고 그것은 버짐, 습진, 나병, 매독과 같은 피부 병변을 통틀어 나타냈던 것으로 보인다. 기원전 3세기

『구약성서』가 그리스어로 번역되었을 때, 이 〈차라트〉는 레프라(*lepra*)가 되었는데, 이 단어 역시 보기 흉한 피부병들을 뜻했던 것이다. 당시에 나균은 아직 유럽에 도달하지 못했다.

500년이 흐른 뒤, 나병은 그리스와 로마에 최초로 등장하였다. 로마의 군단은 제국 전체에 그것을 퍼뜨렸다. 의학서의 저자들은 어떻게 히포크라테스가 이 분명하고 심각한, 이제는 흔하게 된 질병을 놓칠 수 있었는지 의아해 했다. 어떤 이는 그것이 이집트에서 최근에 들어왔다고 생각했고, 또 어떤 이는 전혀 새로운 질병이라고 말했다. 이 새로운 질병에 관한 생각 때문에 의사와 철학자들은 논쟁의 수렁에 빠졌다.

플루타르코스Plutarch의 『문답의 향연 *Quaestiones conviviales*』에는 새로운 질병이 존재할 수 있는지에 관해 친구들과 벌인 논쟁이 들어 있다. 어떤 이는 자연에서는 변화가 일어나기 마련이므로 새로운 질병도 생길 수 있다고 했다. 또 어떤 이는 모든 질병은 언제나 있어 왔다고 주장했다. 즉 새로운 병이라고 일컫는 것은 단순히 의사가 알아채지 못했기 때문일 뿐이라는 것이다. 후자의 관점은 질병이 체액의 불균형 및 기후와 식사에 기인한다는 당대의 질병관에 더 부합되었다. 논쟁 끝에 플루타르코스의 친구들 대부분은 자연이 어떤 새로운 것도 창조하지는 않는다는 데 동의했다. 즉 식사와 목욕 습관의 변화로 모든 외견상의 새로운 병들을 설명할 수 있다는 것이다. 플루타르코스는 천상의 원자들이 비정상적인 유행병을 일으킨다는 데모크리토스의 이론을 언급하고 그것을 부정하였다. 이러한 생각은 때때로 오늘날에까지 되살아나 〈범종설〉로 남아 있다.

서양에서 나병의 존재에 대한 가장 오래된 물질적인 증거는 500년 무렵의 것으로 여겨지는 이집트의 유골이다. 이때 이 질병은 이미 남부 유럽 대부분의 지역에 퍼졌고, 심지어 그 위로 올라가기도 했다. 암흑 시대가 끝날 무렵, 나병은 더욱 흔해져서 북쪽으로는 영국과 스웨덴까지 퍼졌다. 이 무렵 〈라자루스의 집 (성 라자루스 St. Lazarus는 나환자의 수호자로 여겨졌다)〉이라 불리는 특별한 병원이 사회로부터 나환자들을 격리하기 위해 세워졌다. 13세기에 유럽에는 수천 개의 라자루스의 집이 세워졌는데 영국에만 200개가 있었다. 언제나 나병은 신의 천형 또는 도덕적 타락에 따르는 저주로 간주되었다.

나병의 유행은 유럽에서는 1300년 무렵에 극에 달했다. 100년 뒤에 나병은 스칸디나비아와 몇몇 분산된 지역들을 제외한 유럽 대부분에서 거의 사라졌다. 역사가들은 나병이 유럽에서 소멸된 데에 대해 의문을 품는데, 무엇보다도 이 병은 그 밖의 지역에서는 여전히 번성하고 있기 때문이다. 치료약이 개발되었음에도 불구하고 현재 전세계에는 1,500만 명의 환자가 나병을 앓고 있다. 나병이 소멸된 것에 대해서는, 나병으로 쇠약해진 환자들이 흑사병에 걸려 깨끗이 사라졌다거나, 영양의 개선이 나병을 물리쳤다거나, 또는 나균이 변이를 일으켜 감염력이 떨어졌다는 등의 다양한 이론이 존재한다. 이런 이론들 중 어느것도, 유럽 대부분의 지역에서 이 병이 사라진 반면 다른 지역에는 여전히 남아 있는 이유를 설명하지는 못한다. 더 그럴 듯한 해답은, 나병과 결핵이 서로 증상이 다르기는 하지만 병을 일으키는 균들은 흡사하다는 사실에 대한 이해와 함께 등장하였다.

결핵균에는 두 개의 주요 유형, 즉 우형결핵균(*Mycobacterium bovis*)과 〔인형〕결핵균(*Mycobacterium tuberculosis*)이 있다. 전자는 야생의 소에서 오랫동안 살아 왔으며 거의 증상을 일으키지 않는다. 소를 길들이고 그것들과 더불어 살며 매일 낙농 제품을 소비하게 되면서, 사람들은 우형결핵균도 얻게 되었다. 이 병균은 사람의 장(장결핵), 목의 림프선(연주창), 척추(포트병 Pott's disease) 등에 자리를 잡았다. 포트병의 특징인, 각을 이루며 휜 척추는 7,000년 전으로 거슬러올라가는 유럽의 신석기 시대와 청동기 시대의 유골 및 이집트의 미라에서 발견되었다.

우형결핵균 감염도 충분히 괴로운 것이지만 더 악성 유형인 결핵균(*Mycobacterium tuberculosis*)이 4,000년쯤 전에 나타났다. 신속한 돌연변이를 통해서든 아니면 느린 적응을 통해서든 우형 결핵균은 결핵균을 낳았다. 이 세균은 산소가 풍부한 사람의 폐 조직에서 산다. 이것은 기침 또는 접촉에 의해 사람에서 사람으로 전파될 수 있으며, 특히 혼잡한 환경에서 그러하다. 사람들은 이것을 가축에게 전해주고 그것들로부터 다시 감염되었다. 결핵균은 혼잡한 도시의 빈민들에게 최악의 피해를 입히며, 주로 햇볕과 신선한 공기가 없이 살아가는 청소년, 영양 결핍자, 과로자 등을 희생자로 삼는다.

〈소모증 consumption〉이라 불리던 이 폐결핵은 곧 아시아와 중동의 도시들에 널리 퍼졌다. 이 병은 그리스로 건너갔고 히포크라테스[1]는 그것을 상세히 기술하였다. 그것은 로마 시대 후기에 크게 유행해서 중세 초기 시골의 신선한 공기와 햇볕 아래서도 얼마간 살아남았다. 그러나 암흑 시대의 좀더 건강한 시골 생활이 지속되면서 소모증은 가라앉았다.

암흑 시대의 말기쯤 유럽에서 결핵이 줄어들자 나병이 증가하였으며, 그 뒤 다시 나병이 사라지자 결핵이 돌아왔다. 이것은 나균과 결핵균이 실험실 검사에서 매우 가까운 유사성을 보이고 각각이 서로에 대해 면역 반응을 일으킨다는 사실로 인해 특별한 의미를 띠게 되었다.

나병과 결핵 사이의 〈교차 면역 cross-immunity〉은 자동적이지도 절대적이지도 않지만, 두 질병 각각은 서로의 존재 가능성을 상당히 떨어뜨린다. 두 균 가운데 결핵균이 더 효과적인 예방책인데, 왜냐하면 이것이 더 공격적이기 때문이다. 즉 결핵균은 전염력이 더 강해서 많은 청소년을 공격한다. 중세 후기에 유럽의 도시 인구가 증가하였을 때, 많은 어린이와 청년들은 결핵균에 노출되어 가벼운 병을 앓는 (또는 전혀 증상을 나타내지 않는) 대신 나균에 대한 면역력을 얻게 되었다. 이렇게 결핵은 인체 내에서 니치 niche (생태학적 위상——편집자)[2]를 확보하려는 투쟁에서 나병을 살짝 눌러 이겼다. 이것은 결핵균이 승리한 생태학적 경쟁의 사례이다.

　사람들을 시골로 돌아가게 만든 암흑 시대가 나균의 편이었던 반면, 중세 후기의 도시화는 결핵균에게 이득을 제공하였다. 이러한 역사적 사실은 병균, 숙주, 자연, 또는 인공적 환경의 아주 사소한 변화도 인간 질병의 유형을 변화시킬 수 있다는 사실을 보여준다. 이 경쟁하는 병원균들에 관한 생태학적인 관점은 에이즈의 시대에 다른 전염병들이 사라지거나 부활하는 이유를 설명하는 데 도움이 될 것이다.

　나병에 대한 결핵의 승리는 얼마간 유럽의 질병 풀에서 아주 중요한 변화였다. 인구와 도시의 밀집도는 계속 증가하였다. 다시 살아난 바다와 땅의 교역로는 시칠리아와 스웨덴, 발틱과 발칸을 연결하였다. 십자군에 의해 유럽은 중동과 접촉하게 되었고 동아시아와의 교역도 부활하였다. 유럽은 곧 중국과 직접 접촉을 하게 되었으며, 아랍의 중개를 거쳐 금을 얻기 위해 아프리카 내륙과도 무역을 하였다. 1300년 무렵에는 로마 시대와 마찬가지로 정교한 네트워크가 유라시아를 사방으로 가로지르며 곡물, 금속, 모피, 꿀, 비단, 향료의 무역을 가능하게 했다. 새로운 문화적 접촉, 특히 남부 유럽의 성채와 도시들에서 교육받은 이들의 증가는 르네상스의 개막을 촉발하였다.

이러한 변화를 배경으로 14세기에 인류 역사에서 최악의 재앙[3]이 된 두번째의 선페스트, 즉 흑사병의 범유행이 들이닥쳤다. 흑사병 유행의 일반적인 선행 요인으로는, 인구 증가라는 맬서스적 위기와 제한된 자원 그리고 환경의 변화 등을 들 수 있다. 전주곡의 일부는 밀이라는 단일 곡물에 유럽이 점점 더 의존하게 된 데 있었다. 결국 토지의 지력은 고갈되었고 밀 수확에 실패했을 때는 기근이 일어났다. 1250년부터 기후 변화에 따라 연속적인 기근이 일어났다. 1300년 무렵에는 역사가들이 〈유럽의 소빙하기〉라 부르는 현상이 나타났다. 춥고 습한 날씨는 그후 500년 동안 지속되었다.

1290년대에는 특히 홍수와 흉작과 기근이 잦았다. 또다른 춥고 습한 기후는 1309년에 시작되어 유럽 역사상 최악이었던 10년 동안의 기근을 낳았다. 곡물은 밭에서 썩었고 전염병으로 가축의 무리가 줄어들었으며, 사람들은 개와 고양이까지도 잡아먹었다. 많은 도시들에서 10-15%의 인구가 굶어죽었다. 춥고 습한 여름과 밀의 흉작 및 기근은 1325년까지 지속되었으며, 다음 20년 동안도 여러 차례 일어났다. 배고픈 사람들은 곧 환자였으며 장질환이 유행하였다. 1440년대에 유럽 인구는 감소하였는데, 마치 대지 자체가 분노로 몸을 떠는 것 같았다. 메뚜기와 쥐의 습격에서부터 홍수, 지진, 에트나 화산의 분화와 같은 일련의 자연 재해가 잇달았다. 설상가상으로 영국과 프랑스 사이에는 유혈이 낭자한 백년전쟁이 진행중이었다.

기후의 변화와 자연 재해는 유럽에만 국한되지 않았다. 1333

년에 가뭄과 기근이 중국을 덮쳤다. 게다가 폭풍우, 지진, 홍수, 메뚜기 떼, 유행병도 닥쳤다. 중국을 점령하여 지배하고 있던 몽골 왕조에 대항하는 폭동도 사방에서 일어났다. 봉기는 내전으로 더욱 복잡한 양상을 띠었다. 아시아의 나머지 지역도 이런 소요에서 벗어날 수 없었다. 1330년대에 비정상적으로 건조하고 바람이 많이 부는 날씨 때문에 몽골과 투르크의 유목민들이 식량과 물을 찾아 새 땅으로 이주하였다. 이 날씨는 또 중앙아시아에서 페스트균을 보유하고 있는 설치류를 소굴에서 불러냈다. 이들은 더 나은 서식지를 찾아다니며 더욱 감수성이 높은 다른 설치류를 감염시켰다. 곧 페스트균을 가진 설치류와 몽골의 기마 군대는 아시아를 가로질렀다. 이 질병은 급기야 만주에서 우크라이나까지 뻗어갔다.[4]

우리가 알다시피 선페스트는 원래 인간의 질병이 아니었다. 각각의 범유행은 페스트균이 야생 들쥐와 그것에 서식하는 벼룩의 오랜 관계에서 벗어나 다른 설치류를, 또 이것들을 통해 인간을 공격하는 생물학적 사고에서 기인했다. 유스티니아누스 황제의 치세 때처럼 14세기에도 야생 설치류와 인간 사이의 주요 매개체는 검은왕쥐였다. 이 인도산의 생물은 인간 정착지의 쓰레기와 음식에 의존하게 되었다. 원래 페스트균에는 익숙하지 않고 나무에서 거주하던 이 쥐는 밧줄을 타고 창고나 집의 위층으로 올라가는 데 매우 능숙했다. 검은왕쥐들은 귀향하는 십자군의 배를 타고 유럽에 들어갔으며, 14세기에는 그곳에서 원래 살던 쥐들을 몰아냈다. 질병 보유 숙주로서 끈질긴 검은왕쥐는 불붙기만을 기다리는 화약과 같았다. 폭발은 1346년 몽골 제국의 억류에서 풀려난 제노바 상인들에 의해 시작되었다.

1330년대에 흑사병은 중앙아시아로부터 중국, 인도, 중동으로 번지기 시작했다. 1340년 아랍의 연대기 작가들은 사람들이 몽골에서부터 아르메니아까지 연쇄적으로 죽어갔다고 기록했다. 1346년 흑사병은 대상의 이동 경로를 타고 카파Kaffa(현재의 페오도시야)라는 크림 반도의 항구로 서진하였다. 이 도시는 3년 동안 킵차크 한국의 통치자 야니벡의 포위 아래 있었다. 카파의 성벽 속으로 피한 제노바의 상인들도 그 안에 갇혀 있었다. 흑사병이 몽골군을 습격했을 때 야니벡은 살아남은 군대와 함께 철수하면서 시체의 산더미를 남겨놓았다. 역사인지 전설인지 모를 기록에 따르면 그는 무서운 작별 공격을 했던 모양이다. 즉 그는 공성기catapult를 이용해서 감염된 시체들을 카파의 성벽 안으로 던져넣었다. 포위된 사람들은 그 시체들을 성벽 너머 바다로 다시 던져 버렸지만 이미 페스트균은 카파로 들어왔다.

날아온 시체들은 정말로 흑사병을 카파에 전달했을 것이다. 그러나 극적인 것을 불신하는 학자들은 스캐빈저인 쥐들이 원인이었을 것으로 생각한다. 어쨌든 흑사병에 걸린 몽골군은 후퇴하였고 제노바 상인들은 자유롭게 고향으로 향했다. 1347년 여름 그들은 서둘러 배를 몰아 이탈리아로 항해하였다. 그들은 감염된 쥐들도 함께 배에 태웠음이 분명한데, 왜냐하면 그들이 닿은 지중해의 항구들마다 흑사병이 등장했기 때문이다. 이것은 단지 페스트균이 유럽에 들어온 최초의 경우였을 뿐 아니라 그 최초의 범유행이었을 것이다.

제노바와 베네치아의 상인들은 흑사병을 이탈리아의 다른 항구로 전해주었다. 이들로부터 흑사병은 배를 타고 다른 지중해의 항구로 빠르게 번져나갔으며, 유럽의 주요 하천을 따라 대서양 연안의 마을과 도시들에까지 퍼졌다. 사람들은 항구 도시들을 떠났지만, 많은 이들이 길가의 여관에서 흑사병으로 쓰러져갔다.

1347년 말 날씨가 추워졌을 때 흑사병은 남부 유럽의 대부분을 손아귀에 넣었다. 그것은 가장 무서운 폐페스트의 형태로 되었으며 더욱 빠르게 이동하였다. 이 병은 1348년 영국에 도달하였다. 동시에 동쪽으로는 육로를 통해 모스크바까지, 배를 타고는 페르시아 만 걸프 지역과 아라비아 반도 및 나일 강 델타 지역으로까지 퍼져갔다.

프로코피우스가 8세기 전에 기술한 증상들이 보카치오의 『데카메론 *Decameron*』에서도 반복된다. 이 책은 흑사병을 피해 시골로 은둔한 피렌체 사람들이 나누는 이야기들의 모음집이다. 사람들은 겨드랑이와 사타구니에 림프선종이 나타나서 사과만큼 커졌으며 전신에 퍼졌다. 검거나 자주색인 반점이 피부에 나타나면 죽음이 확실했다. 폐페스트 또는 패혈증 유형에 걸린 사람들은 아침에 멀쩡하다가도 밤이 되기 전에 피를 토하며 죽었다. 선페스트 환자의 절반 이상이 죽었고, 폐페스트나 패혈증 페스트의 경우는 거의 다 죽었다.

흑사병의 원인을 몰랐으므로 사람들은 그저 치료법을 추측만 할 따름이었다. 그들은 하제, 사혈, 훈증, 림프선종의 소작(燒灼), 오줌 목욕 따위를 시도해 보았다. 베네치아인들은 도착한 배를 40일 동안 격리하는 검역법을 고안했다. 고립된 것은 선원들 뿐이었고 쥐들은 그렇지 않았으므로 이 방법은 흑사병을 막는 데 실패하였다. 어떤 사람들은 흑사병이 도착했을 때 죽어가는 쥐들이 그 소굴에 널려 있음을 알아차렸지만, 아무도 그것을 인간의 전염과 결부시키지는 못했다.

사실 전염이라는 개념은 당시에 존재하지 않았다. 사람들은 장기(瘴氣), 지진, 혜성, 고양이, 개, 나환자, 집시, 그리고 특히 유대인들을 탓했다. 전 유럽에서 대학살이 시작되었다. 마인

츠에서만 1만 2,000명의 유대인들이 산채로 불탔다. 좀더 온건한 이론은 위대한 외과의사 기 드 숄리악 Guy de Chauliac[5]으로부터 나왔는데, 그는 흑사병에 걸린 사람을 보기만 해도 그 병에 걸린다고 생각했다. 파리 대학교 의학부 교수들은 교황 클레망 6세 Clement VI에게 흑사병의 원인은 1345년 3월 20일에 토성, 화성, 목성이 물병좌에서 연결된 사건이라고 보고했다.

늘 그렇듯이 역병은 신의 천벌로 보였다. 오로지 가장 극악한 개인과 집단의 죄만이 이 많은 죽음에 책임이 있었다. 유럽의 거리마다 수만 명의 편타고행자들이 자신을 채찍으로 갈기며 속죄함으로써 신의 분노를 달래려 애썼다. 처음에 교황은 그들의 행진, 집회, 그리고 〈내 큰 탓이오(Mea Maxima culpa)〉라는 외침 소리를 축복하였다. 그러나 그들이 수가 많아지고 폭도로 변하여 종교화되자, 교황은 칼과 불(화형)로 그들을 억압하였다. 물론 흑사병은 계속되었다.

사랑하는 로라를 흑사병으로 잃은 시인 프란체스코 페트라르카 Francesco Petrarch[6]는 후세가 자신의 시대를 단지 꾸며낸 이야기로 여길 것이라 생각하였다. 후손들은 텅 빈 집, 버려진 마을, 고통, 광기, 죽음을 상상할 수 없을 것이다. 살아남은 사람들도 믿기가 어려운데 하물며 경험하지 못한 사람들이야! 흑사병 시대의 연대기 작가들과 기록자들은 여전히 상상력을 자극한다. 죽은 엄마로부터 젖을 빠는 아기, 고급 의복과 보석을 걸친 채 텅 빈 저택을 어슬렁거리는 마을의 유일한 생존자, 거리에서 벌어진 벌거벗은 사람들의 주연, 시체들만 태우고 바다 위를 떠도는 유령선 등에 관한 이야기들이 있다. 시에나에서 한 생존자는 다음과 같이 썼다.

아버지는 자식을 버리고, 남편은 아내를, 형은 동생을······. 아무
도 돈이나 우정으로 죽은 이를 매장할 수 없었다. 사람들은 주야로
수백 명씩 죽어갔고 모두가 구덩이에 버려져 흙으로 덮였다. 구덩이
가 메워지자마자 더 많은 구덩이를 팠다. 나, 투라의 아놀로는 이
손으로 내 다섯 아이들을 묻었다.

사망자 수를 알고자 했을 때 교황 클레망 6세는 4,200만 명이
죽었고 그중 2,500만 명은 유럽인이라는 보고를 들었다. 중세의
사망 통계를 얼마나 신뢰할 수 있는지는 알기 어렵다. 최근 수십
년 동안 어떤 역사가들은 흑사병의 영향을 최소화하고 사망자의
추정치를 줄였다. 그러나 유럽 전역의 도시 기록에 대한 최근의
연구는 죽음이 여러 연대기 작가들이 주장한 만큼이나 무시무시
했음을 보여준다. 거의 영향을 받지 않은 밀라노 같은 몇몇 도시
들도 있었다. 그러나 가장 어림잡은 추정으로도 이탈리아 인구의
최소한 3분의 1 내지 절반이 죽었으며, 아마 프랑스, 영국, 러
시아, 폴란드, 발칸 국가들도 이와 비슷한 비율의 고통을 겪었
을 것이다. 아비뇽에서는 더 이상 매장할 땅이 없어서 교황이
론 강에 축복을 내려 그곳에 시체들을 던져넣어 영원한 안식처
로 삼기도 했다. 런던과 로마에서 엄청난 수의 사람이 죽었고
스몰렌스크에서는 겨우 다섯 명만 살아남았다. 유럽은 전 인구
의 4분의 1 내지 절반을 잃었다.
이런 죽음은 구세계의 다른 지역에서도 마찬가지로 끔찍한 것
이었다. 비잔틴(동로마) 제국은 흑사병의 습격을 받고 붕괴하였다.
북아프리카는 폐허가 되었고 이슬람 세계는 인구의 3분의 1 내
지 절반 가량을 잃었다. 인도도 비슷한 비율의 고통을 겪었다.
중국에서는 1200년(몽골과 흑사병의 침입 이전)과 1400년(몽골인

들이 사라지고 흑사병도 퇴조하였을 때) 사이에 인구가 절반인 6,500만 명으로 줄었다. 몽골 제국은 해체되었고 중국으로부터 유럽에 이르는 그들의 침략과 정복의 역사도 종식되었다. 그리고 그들은 역사의 변두리로 사라졌다.

14세기가 끝나기 전에 또다른 여러 차례의 흑사병 물결이 유럽을 덮쳤다. 이 병은 200년 또는 그 이상 동안 많은 지역에서 출몰하였고, 때로는 두창, 티푸스, 말라리아, 이질 등과 함께 일어나기도 하였다. 가장 잘 알려진 재발은, 영국에서는 마지막인 1665년의 대역병이었는데 다니엘 디포 Daniel Defoe[7]는 이것을 『흑사병 해의 기록 Journal of the Plague Year』에서 묘사하였고 새무얼 페피스 Samuel Pepys[8]도 일기에 적어놓았다. 프랑스 최후의 발생은 1720-1721년 마르세유에서 일어났다. 이 질병은 이집트나 동남아시아와 같은 유럽 이외 지역에서는 20세기까지도 때때로 나타났다. 20세기로 넘어올 무렵 일어난 3차 범유행으로 흑사병은 미국 서부에 사는 설치류의 풍토병이 되었다.

〈흑사병 Black Death〉이라는 말은 두번째 범유행이 시작되고 두 세기가 흐른 뒤에 사용되기 시작하였다. 그때 이후 유럽인들은 이것을 〈대몰살 Great Dying〉이라 불렀다. 이것은 인류 역사상 유례가 없는 재앙이었다. 유럽, 북아프리카, 아시아 일부 등지에서 4분의 1 내지 절반 가량의 사람들이 죽었고, 인구는 15세기 후반까지 감소하였다. 미술부터 상업에 이르기까지 유럽인의 생활에서 영향을 받지 않은 부분이 없었음은 당연하다.

유럽의 예술적 상상력은 여러 세기 동안 〈죽음의 무도 the Dance of Death〉[9]와 흑사병 희생자의 수호 성인인 성 세바스찬 St. Sebastian의 이미지에 사로잡혀 있었다. 흑사병 이후의 노동력 감소는 영지 귀족들의 부와 권력을 잠식하였고, 농노들은 소작인이나 소지주 또는 독립된 장인이 되었다. 결과적으로 그것은 유럽을 노예 무역에 개입하도록 자극하였다. 사회 질서의 이완은 농민과 노동자들의 봉기를 촉발하였다. 흑사병에 대한 교회의 부적절한 대응은 사람들의 신앙과 믿음을 약하게 만들었다. 이로 인해 정치 지도자들이 자신들의 권위를 확장하였다. 대몰살 자체가 봉건 사회를 종식시키거나 르네상스와 종교 개혁 또는 세속 국가의 등장을 일으키지는 않았지만, 그것들의 등장과 다른 많은 변화를 가속화시켰다. 유럽의 교역과 번영의 중심지는, 심한 피해를 입은 지중해 지역으로부터 자원이 풍부한 동북부로 옮겨 갔다. 독을 탄 범인이거나 흑사병을 옮기는 원흉이라고 지목되어 악마로 취급받았던 유대인들은, 유럽의 유대인 공동체 대부분을 대륙의 서부에서 동부로 옮기는 엑소더스exodus를 시작하였다.

흑사병은 또한 유럽인이 신대륙에 정착하는 것을 지연시켰을 것이다. 이 범유행 이전에 그린란드의 노르웨이인 식민지가 비록 북아메리카의 해안 지역인 빈란드와 산발적인 접촉을 가졌지만, 그린란드 사람들은 흑사병과 다른 유행병들 및 소빙하기의 추위에 굴복하고 말았다. 그린란드는 텅 비었고 잊혀졌다. 이 지역은 1585년에서야 한 영국인에 의해 재발견되었다. 이렇게 흑사병은 유럽과 북아메리카 사이의 약한 고리마저 끊어놓았다. 이 지역이 그대로 유지되었다면 신세계는 한 세기쯤 빨리 탐험되어 정착지가 되었을 것이다.

이 두번째 범유행은 첫번째 것보다 유럽에 더 커다란 피해를 주었으나 그 결과는 덜 심각했다. 유럽은 유스티니아누스의 역병 이후 그랬던 것과는 달리 회복기인 암흑 시대로 돌아가지 않았다. 대신에 1350-1500년 시기는 복잡한 전환기였으며, 유럽은 이 전환기를 통해 거대한 도약을 할 수 있었다. 그 뒤로 전세계적

탐험의 시대가 열렸고, 세계의 질병 유형 역시 과거의 것을 훌쩍
뛰어넘었다.

7장

# 세상에서 가장 무서운 무기

콜럼버스는 신대륙에 무엇을 가져갔는가?

1992년, 유럽인과 미국인 대부분은 콜럼버스의 신세계 도착 500주년을 경축하였다. 물론 산발적인 항변과 저항도 있었다. 어떤 이들은 도대체 누구에게 신세계냐고 물었다. 분명히 아메리카 원주민들에게는 아니었으며, 그들 중 일부는 축하 행사를 보이콧하거나 훼방 놓았다. 어떤 사람들은 콜럼버스보다 여러 세기 전에 아메리카 대륙에 도착한 바이킹들을 지적하였다. 과거와 현재의 모든 유럽 백인 남자에게 적대적인 〈문화다원주의자〉들은 콜럼버스를 광신자, 무지랭이, 인종주의자, 착취범이라고 비난하였다. 콜럼버스와 그 부류들은 경멸을 받아야 마땅하지 축하를 받으면 안 된다고 했다.

이러한 주장은 수긍이 가는 점도 있지만 제노바, 뉴욕, 부에노스아이레스에서는 상복을 입지 않았다. 사람들이 콜럼버스나 그의 업적이 낳은 결실을 어떻게 평가하든 그의 항해는 기념할 만한 것이다. 사실 그 영향을 이해하면 할수록 그것은 더욱 놀랍고 경이적으로 보인다. 그의 항해와 페르디난드 마젤란의 세계 일주는 전례 없던 탐험의 폭풍우 속에 번뜩인 번개였다. 그들은 인류의 역사와 건강을 영구히 바꾸어 놓았고, 또 식물군과 동물군부터 세균에 이르기까지 이 지상의 생태계를 변화시켰다. 한 세기 이내에 유럽은 과거에 수천 내지 수백만 년이 걸렸을 사회적이고 생물학적인 혁명을 출범시켰다.

이런 탐험의 불꽃이 일어나리라고는 거의 상상하기 어려웠고, 어떤 원인으로도 이것을 완전히 설명할 수는 없다. 사실 이전의 역사는 전혀 다른 진로를 시사하였다. 1000년부터 1300년까지 서유럽에서는 인구와 도시가 성장하였다. 인구 팽창의 전형적인 결과로 유럽인들은 더 빈번한 교역과 영토 확장 및 전쟁에 몰두하였다. 십자군전쟁, 무어인과 투르크인에 대한 공격, 백년전쟁 등이 일어났다. 그리고 소빙하기와 기근과 흑사병이 반세기 동안 지속된 몰살을 불러왔다.

15세기에 아프리카와 아시아는 흑사병과 자연 재해로부터 벗어나고 있다. 변화의 결과는 예상된 대로였다. 즉 인구와 부가 급격히 감소한 이후 다시 천천히 회복되기 시작했다. 중세 말기의 역사는 성장과 번영이 아닌 생존과 안정을 위한 투쟁을 반영한다. 중국인들은 내향적이 되어 국경 밖에 있는 세계를 무시하였다. 흑사병 이전 시대에 번영했던 아랍 문화는 쇠퇴기에 들어섰고, 이슬람 군대는 더 이상 북쪽으로도 서쪽으로도 진격하지 않았다. 곧 아랍인들은 에스파냐에서 축출되었고 투르크인들은 발칸에서 발을 멈췄다.

유럽 또한 유행병에 상처를 받고 인구가 감소하였지만, 그 뒤의 경로는 달랐다. 이곳은 대단한 소란에 휩싸인 것 같았다. 15세기와 16세기에는 사회적·종교적 소요가 있었지만 경제적으로 성장하여 야금술, 광업, 인쇄, 시계 제조, 조선, 항해술, 무기 제조와 같은 분야에서 극적인 발전이 있었다. 수공업과 상업과 도시 생활은 활기를 되찾았다. 바다를 건너 새로운 교역로와 식민지를 찾으려는 노력이 시작되었다.

이 시대 유럽의 공격적인 성향과 거대한 성공을 확실하게 설명하기는 대단히 어려우며 단지 유추만이 가능하다. 그러한 성향과 성공은, 한때 라틴족이라 불리던 이탈리아 민족이 세 대륙에 걸친 제국의 주인이 되도록 만든 것과 동일한, 설명할 수 없는 야망의 분출을 촉발하였다. 흑사병 이후 유럽의 팽창은 로마인들에게 결여된 과학기술을 끌어들였고, 유럽인들은 세상에 경쟁할 만한 다른 세력이 거의 없었으므로 방해를 받지 않고 전진하였다. 유럽은 상상력과 대담함과 뻔뻔함을 통해 이득을 추구하였다. 그러나 그것의 가장 중요한 결과로서 새로운 생태계가 나타나리라고는 아무도 상상조차 하지 못했다. 이 시대는 유행성 질병들의 더욱 잦은 출현과 전파를 위한 준비 단계였다.

15세기 초 새로운 시대의 서곡으로 이베리아인들은 아프리카 서해안의 섬인 아조레스, 마데이라, 카나리아 군도를 탐험하고 정복하였다. 아조레스와 마데이라에는 사람이 살지 않았으므로 포르투갈인들은 야생 숲을 불태우고 밀, 포도, 염소, 토끼, 낙타, 벌, 쥐, 잡초, 다양한 곤충 및 병원균 등을 도입하였다. 그들은 많은 스캐빈저, 기생충, 질병으로 완결된 이 생물학적 신(新)유럽을 매우 성공적으로 구축했기 때문에, 오늘날 우리는 이 섬들의 원래 모습은 전혀 알지 못한다.

마데이라에 포르투갈인들이 심은 가장 중요한 작물은 아시아 수입품인 사탕수수였다. 유럽인 대부분이 감미료로 꿀을 사용한 시대였으므로 이 새로운 작물은 엄청난 상업적 이득을 안겨주었다. 그러나 사탕수수 농장은 집약적인 노동력을 요구했다. 그런데 이 노동력이라는 자원은 흑사병 시대 이후의 유럽에는 매우 부족했다. 해결책은 여전히 세계의 많은 지역에서 받아들여지고 있던 노예 제도였다. 아프리카 서해안에서 노예 무역이 번성하기 전부터 이미 포르투갈인들은 노동력으로 쓰기 위해 카나리아 군도에서 원주민을 유괴하는 작전을 폈다. 이들은 〈구안체 Guanche〉라 불렀는데, 이 민족의 운명은 여타 유럽 식민지의 원주민들에 의해 반복될 것이었다.

구안체는 아마도 북아프리카의 베베르족과 친족 관계인, 올리브빛 피부를 가진 코카서스 인종일 것이다. 신석기 상태를 거의 벗어나지 못했던 이들은 수백 내지 수천 년 동안 지중해의 인구 밀집성 질병으로부터 유리되어 있었다. 그러다가 14세기에 포르투갈인과 프랑스인들이 카나리아 군도에서 산발적으로 습격과 무역에 나섰던 것이다. 15세기에는 에스파냐가 구안체를 정복하고 이 섬을 광대한 사탕수수 농장으로 만드는 임무를 떠맡았다. 구안체들은 필사적으로 싸웠지만 그들의 석기 시대 무기는 에스파냐의 총과 기병에 상대가 안 되었으며, 그들의 타고난 면역계 역시 유럽인들의 감염병에는 속수무책이었다. 15세기 말에 그들은 화기(火器)는 물론 세균에 의해서도 패배하였다.

전쟁터에서 살아남거나 농장의 노예가 된 구안체들은 유행병으로 죽었다. 특히 이 가운데 두 차례의 유행병을 에스파냐 인들은 〈페스테 peste〉와 〈모도라 modorra〉라고 불렀다. 이것은 흔한 유럽의 인구 밀집성 질병 중 하나였을 것이다. 처녀숙주 virgin host가 새 병원균을 만날 때면 늘 그렇듯이 사망률은 엄청났다. 원래 10만 명 정도였던 구안체는 1530년 무렵에 병들고 쇠잔한

한 줌의 무리로 전락했다. 1600년에는 단지 몇 명의 히스파노-구안체 혼혈만이 있었고 곧 이들도 사라졌다. 오늘날 남은 것이라곤 동굴에 매장되어 미라가 된 몇몇 귀족들과 사라진 언어의 흔적 몇 줄뿐이다.

구안체는 역사가인 앨프레드 크로스비가 〈생태학적 제국주의ecological imperialism〉라 부른 것의 최초 희생자였다. 크로스비는 아조레스, 마데이라, 카나리아 군도에 대한 이베리아의 정복이 아메리카, 아프리카, 아시아, 오세아니아 등지에 유럽의 식민지들을 건설하기 위한 예비 실험이었다고 썼다. 이 모든 지역에서 유럽인 침략자들은 원주민들을 정복하고 전 생태계를 유럽화시켰다. 유럽인들은 어디서나 이러한 짓을 감행했는데, 왜냐하면 그들은 가장 적대적이고 낯선 환경을 제외하고는 유럽의 작물과 가축들이 아무데서나 잘 자란다는 사실을 알고 있었고, 숫자상의 우위와 홈그라운드의 이점에도 불구하고 가장 반항적인 원주민들이 정복되었다는 이베리아인의 사례를 보았기 때문이다. 그 결과 전세계에 걸쳐 수천만 명의 원주민이 죽게 되었다. 신세계 정복자들과 그들의 설명을 따른 역사가들은 유럽의 신과 총과 기병이 무기라고 믿었지만, 사실 가장 무섭고도 끔찍한 무기는 그들 몸속의 병원균이었다.

카나리아 군도에서 이베리아인들은 아프리카 서해안을 따라 남진하였다. 1497년 바스코 다가마Vasco da Gama는 희망봉을 돌아 인도에 이르렀다. 1519년 마젤란의 선단은 남아메리카를 향하였다. 그들은 케이프혼을 돌아 태평양을 가로질러 1522년에 에스파냐로 돌아왔다. 콜럼버스가 신대륙으로 가는 첫 항해를 한 지 겨우 30년 만의 일이었□□□□□□□□□더란드, 프랑스, 영국은 이베리아인들이 □□□□름을 확장하였다. 푸른 바다의 선원들은 바람과 물살을 정복하며 해안과 섬을 따라 이동하는 연안 항해로부터 벗어났다. 그들은 대서양을 단번에 횡단하였고 몇 달이 아니라 몇 주 만에 인도양을 가로지를 수 있었다. 수는 적었지만 그들은 가는 곳마다 화기와 감염병 덕분에 정복자가 되었다.

아메리카만큼 유럽의 생물학적 탐식이 심했던 곳은 또 없었다. 그곳의 원주민들은 구안체들이 카나리아 군도에 산 것보다 훨씬 오래전부터 거주하고 있었고, 그들의 면역계는 유럽의 감염병에 대해 적어도 그들 자신만큼 〈순진〉했다. 탐험가와 정착민들에게 그들은 축복받은 에덴 동산에 사는 아담과 이브의 인상을 심어주었다. 콜럼버스는 원주민들의 건강한 육체 활력 그리고 질병의 부재를 칭송했던 많은 이 가운데 최초의 인물이었다. 사실 많은 아메리카 인디언들의 문화와 건강은 유럽인들이 왔을 때는 이미 쇠퇴하던 중이었다. 그리고 많은 원주민들은 정복자들이 미개척의 보물이라 여긴 곳에서, 때때로 불쾌하고 긴 역사를 통해 자신들을 부양하는 데 실패했던 피로한 땅을 보았다.

베링기아Beringia라 불리는 육로를 통해 시베리아로부터 알래스카로 매머드를 비롯한 큰 사냥감들을 쫓아 유목민 무리들이 옮겨가기 전까지는 아메리카에 인간이 거주하지 않았다. 너비가 160킬로미터쯤 되는 이 육로 띠는 빙하가 얼어 세계의 해수면이 낮아질 때면 지금의 베링 해협이 있는 곳에서 주기적으로 나타났다. 얼마 전까지 베링기아를 가로지른 최초의 이주는 1만 2,000년 전의 일이라는 것이 정설이었다. 지금의 일부 학자들은 아시아인들이 신세계에 3-6만 년 전에 도착하였고 어떤 종족은 섬에서 섬으로 태평양을 가로질러 남아메리카에 도착하였다고 생각한다. 아마도 여러 시발점으로부터 각기 다른 경로를 통한 몇 차례의 이주가 있었을 것이다. 베링기아 이주는 여전히 선호되는 이론인데, 왜냐하면 이것이 아메리카 인디언들이 구세계의 많은 질병들에 대해 낯선 상태로 남아 있었던 이유를 부분적으로 설명해 주기 때문이다. 즉, 베링기아를 가로질러 남쪽으로 빙하와 툰드라 지대를 뚫고 내려온 구석기 시대 유목민들은, 체력이 약한 인간들뿐만 아니라 많은 병원균을 걸러내는 차가운 필터를 통과했다.

이주한 아시아인 무리는 신세계 전역으로 퍼졌고 다양한 언어와 문화를 발전시켰다. 몇몇 장소에서 수렵채집 생활은 원시적인 농경에 자리를 내주었고, 그 뒤로 대규모의 경작과 도시가 나타나기도 했다. 이러한 변화는 7,000년 전 페루에서 시작되었다. 그리고 미국의 남동부에서는 겨우 1,000년 전에야 완성되었다. 신세계에서 주요 곡물은 감자, 카사바cassava, 옥수수였다. 몇몇 지역의 광대한 옥수수밭과 콩밭은 중세 유럽과 마찬가지로 수만 또는 수십만 명의 거주민을 거느린 도시를 부양하였다. 큰 사원과 피라미드가 있는 이런 도시들은 도로를 통해 더욱 광대한 제국 또는 연방과 연결되었다. 즉 안데스 남쪽의 잉카, 열대 중부아메리카의 마야, 멕시코 북부의 아즈텍, 뉴멕시코의 아나사지, 미국 동부의 마운드빌더 등이 그러한 제국들이다.

신세계의 제국들은 고대 수메르와 같은 문화 수준을 유지하였지만, 구세계의 몇 가지 핵심 기술은 결여되어 있었다. 아메리카 인디언들은 바퀴를 발명했지만 오직 장난감으로만 썼다. 또 그들은 금속을 제련하였지만 대부분 장신구용로 만들었고, 금속제의 도구와 무기는 드물었다. 그들은 식육, 운송, 동력(남아메리카의 라마는 제외)을 위한 대규모 목축을 하지 않았다. 대규모 목축이 없었으므로 인수공통감염병이나 인구 밀집성 질병의 무거운 부담으로부터 자유로웠다. 그러나 이것은 또한 다양한 식품 공급원의 부족, 특히 흉년이 들었을 경우의 단백질 공급원의 부족이라는 결과를 낳기도 했다.

정착 농경 생활은 구세계에서와 같은 문제들, 특히 영양 결핍, 인구 밀집, 과로, 위생 악화에서 기인한 질병 등을 가져왔다. 경작지와 마을을 만들려고 숲과 밀림을 베어냈을 때, 아메리카 인디언들은 야생 동물과 새 그리고 곤충들로부터 새로운 질병을 얻었다. 촌락이 도시가 되자 오염된 물, 음식, 경작지, 거주지의 증가로 인해 기생충증과 설사병이 생겨났다. 사회 계급의 분화는 잘 먹는 지배 계층과 성직자, 그리고 허약하고 못 먹는 다수 대중을 만들었다. 마운드빌더의 묘지는 상류층이 평균 30 - 40세에 죽었는데 비해 보통 노동자들은 10년 정도 더 일찍 죽었음을 보여준다.

아메리카 인디언들이 얻은 대부분의 새로운 감염병들은 확인할 수 없을 것이다. 우리가 아는 한 가지는 샤가스병 Chagas' disease인데, 이것은 아프리카 수면병을 일으키는 병원체와 친척 사이인 원충에 의해 일어나는 심각한 감염병이다. 병을 일으키는 원충은 키싱버그라 불리는 침노린재류의 일종인 *Triatoma infestans*에 의해 매개된다. 이 곤충은 2,000년 전에 사람의 집에 적응하였고 샤가스병을 남아메리카의 여러 지역에서 풍토병으로 만들었다. 어떤 역사가들은 찰스 다윈의 건강이 나빴던 이유가 비글호의 항해중에 이 곤충에게 물렸기 때문이라고 생각한다. 이것은 다윈의 만성적인 건강 문제에 관한 여타의 설명만큼 그럴싸하게 들린다.

전세계에 걸쳐 신석기 혁명은 단백질, 미네랄, 비타민보다는 고칼로리의 주곡류에 대한 의존을 낳았다. 당연히, 광대한 옥수수 농장이 토양을 고갈시킴에 따라 신세계인들 대부분의 건강이

나빠졌음을 예측할 수 있다. 여타 지역의 신석기 시대 농민들처럼 잉카, 마야, 마운드빌더 사람들은 수렵채집인 조상들보다 더 작고 질병에 취약했으며 더 일찍 죽었다. 탄수화물이 풍부한 식이 때문에 그들은 충치와 치주농양에 걸렸다. 어떤 이들은 괴혈병과 같은 결핍성 질환에 걸리기도 했다. 그들의 뼈는 끊임없는 들일로 인한 피로골절과 관절염을 보여준다. 또 제국이 팽창하고 부족들이 저항함에 따라 전쟁으로 인한 상흔도 남았다. 힘든 사냥과, 해변과 강에서의 고기잡이 때문에 그들은 상당수가 유양돌기염 mastoid infection에 걸렸으며, 어떤 경우는 하도 심해서 청력을 잃기도 했다.

마야의 역사는 신세계 농경 생활의 슬픈 전형을 보여준다. 마야 제국은 돌로 된 찬란한 도시들과 더불어 지금의 과테말라와 멕시코에 걸쳐 50만 평방킬로미터에 이르는 지역을 점유하였고 1,500년 동안 존속했다. 그러나 1,000년쯤 전에 제국은 붕괴하였다. 정글이 폐허를 덮어버렸고 사람들은 촌락 생활로 회귀하였다. 마야인의 유골과 현재 살고 있는 후손들의 뼈를 비교한 연구는 그들이 지나친 환경 착취와 기생충이라는 재앙의 희생물이 되었음을 보여준다.

마야인들은 제국이 붕괴하기 전 1,000년 동안 주로 옥수수와 콩에 의존해 살았기 때문에, 그들의 체구와 체력은 쇠퇴하였다. 고대 마야 어린이의 두개골은 안와골의 패인 자국과 두개골의 편지 모양 퇴화를 보여준다. 이것은 철결핍성 빈혈의 특징적인 흔적이다. 그런 빈혈은 철 섭취의 부족, 실혈로 인한 철의 손실, 철 흡수 및 대사 장애, 혈색소 합성 장애 등 여러 가지 원인의 결과일 수 있다. 마야인들은 이 모든 것에 노출되었다.

마야의 경작지 토양에는 철이 부족했다. 그 결과 곡물과 모유

역시 철이 부족했다. 또한 그들의 식사는 철을 흡수하고 활용하는 데 필요한 비타민 C가 부족했다. 그리고 혈색소 합성에 필요한 단백질도 부족했다. 옥수수를 물에 담그는 풍습은 세포 합성에 필요한 엽산folic acid과 비타민 B$_{12}$의 대부분을 파괴하였다. 옥수수는 철을 함유하고 있지만 파이틴산phytic acid도 포함하고 있는데, 이 산은 장에서 철의 흡수를 방해한다. 맷돌을 사용하는 마야의 풍습은 옥수수에 화학적 변화를 일으켜 철의 흡수를 더욱 어렵게 했다. 중미 열대 지역에서는 불가피하게 심한 발한으로 철을 잃었으며, 마야 농민들은 그들에게 흔했던 구충과 촌충을 비롯한 기생충들에 의한 장 출혈로도 마찬가지였다. 게다가 마야의 식사는 성장과 감염에 대한 저항에 필요한 아연과 그 밖의 원소들 역시 결핍되어 있었다.

역사가들은 전쟁, 혁명, 유행병, 그리고 식량 공급을 초과한 인구 과잉 등으로 마야 제국이 붕괴하였다고 추측한다. 이 모두가 일어났을 것이다. 최후의 타격이 무엇이었든 간에 마야인들은 이미 영양 결핍, 빈혈, 기생충증, 세균성 질병으로 허약해져 있었다. 그러한 역병은 지금도 가난한 시골에 사는 후손들을 괴롭히며, 비슷한 고통들이 다른 아메리카 인디언들을 물어뜯고 있다. 일리노이 주 중부의 딕슨마운드에서 발굴된 뼈들은 농업이 시작된 이래 빈혈이 네 배로, 그리고 세균 감염도 상당히 증가하였음을 보여준다.

유럽인들을 처음 만났을 때 원주민들의 사회는 수렵채집 사회에서부터 신석기 농업 사회까지 걸쳐 있었으며, 건강도 좋은 상태부터 보통, 나쁜 상태까지 다양했다. 유럽인과 접촉하기 이전의 미라와 유골 및 대변의 화석은 이질, 장내 기생충, 창상 감염, 비호흡기 결핵(아마 야생 조류로부터 옮아 사람에서 사람으로 전파되었을 것이다)이 높은 비율로 있었음을 시사한다. 그들은 또한 열대백반성 피부병 pinta에 걸려 있었는데, 이것은 매독과 관련된 비성병성 피부 질환이거나 매독의 일종이다. 그들은 세균성 또는 바이러스성 폐렴과 A형 간염을 앓았다. 많은 학자가 이것을 부인하는 한편, 어떤 역사가들은 그들이 일종의 가벼운 말라리아를 앓았다고도 주장한다. 구세계에 알려지지 않은 질병으로는 기생충성 감염병인 샤가스병, 그리고 세균성 감염병인 캐리온병 Carrion's disease과 바르토넬라증 bartonellosis[1]이 있었다. 그들의 장래에 엄청난 영향을 주게 될 치명적인 삼일열 말라리아, 황열병, 뎅기열, 두창, 홍역, 디프테리아, 장티푸스, 성홍열, 인플루엔자는 존재하지 않았다. 이들은 나중에 유럽인 및 아프리카인과 함께 도착하였다.

신세계의 젊음과 활력에 깊은 인상을 받았던 유럽인들은 그런 겉모습의 이면에 깔린 대가를 파악할 수 없었다. 많은 원주민 어린이와 영아는 결핍증과 감염병으로 죽었다. 어떤 부족은 건강하지 않은 후손을 제거하고 배고픈 입의 수를 줄이기 위해 영아를 살해했다. 많은 청소년이 사냥중 사고, 부족간 전쟁, 출산, 또는 이런 일들에서 얻은 합병증으로 죽었다. 기대 수명은 매우 짧았다. 캘리포니아의 소노머 지역에서 발견된, 서기 500년까지 거슬러올라가는 유적에서는 거의 40%의 인구가 20세 이전에 죽었다. 가장 장수한 사람도 50세가 못 되었다. 원주민들이 젊고 건강하게 보인 것도 무리는 아니었다. 젊고 건강하지 않으면 거의 살아남지 못했던 것이다.

신세계에서 유럽인들은 광대하고 풍요로운 땅에 감동했다. 일부는 그랬겠지만 진짜 원시림은 미국 북동부의 대부분에서도 이미 드물었다. 원시림은 농업과 사냥 활동에 의해 수천수백 년 동안 불에 타 사라졌다. 아나사지인과 마야인의 영토에서 대부분의 토양은 지력이 고갈되어 방치되었다. 포르투갈과 영국에서처럼 매사추세츠와 유카탄에서도 시간은 여전히 필요했다. 제국은 일어섰다 붕괴했으며, 유럽인들이 본 일부 주민들은 사라진 영광의 흔적인 단순한 사냥꾼과 농민들이었다.

그러나 건강하든 허약하든 아메리카 인디언들은 자신들의 미생물 환경에 수천 년 동안 적응해 왔다. 다른 외딴 태평양의 섬들과 마찬가지로 아메리카도 구세계의 인구 밀집성 질병들로부터 유리된 상태였다. 그러므로 가벼운 두창이나 홍역, 볼거리에 걸린 사람과 접촉하면 누구든지 도시 전체를 파괴할 수 있는 전염병의 매개체가 될 수 있었다. 이것은 여러 번 되풀이해 일어났던 사실이다.

최악의 학살범은 두창이었다. 이 병은 아마도 로마 시대에 유럽에 들어왔을 텐데, 십자군의 귀향과 더불어 다시 들어왔다. 1500년 무렵 이 병은 주로 어린이들이 걸리는 풍토병이 되었으며, 어른들은 대개 면역력을 가졌다. 대유행은 매 5년에서 15년마다 감수성을 가진 새로운 집단의 어린이들을 덮쳤다. 이 질병은 유럽에서 얼마간 병독성이 감소하였지만 에스파냐인과 함께 신세계에 도착하였을 때는, 수십만 명의 로마인들을 죽이고 훈족을 로마의 성벽 밖으로 몰아냈던 당시와 마찬가지로 유행하였다.

서인도 제도에 에스파냐인들이 도착한 15세기 말에는 몇몇 산발적인 두창 유행이 일어났다. 그리고 1518년 대규모의 유행이 에스파냐의 항구로부터 도래하였다. 그 병은 히스파니올라 섬의 아라와크 인디언의 절반 내지 3분의 1을 죽였고 푸에르토리코와 쿠바로도 번졌다. 그 해에 에르난 코르테스Hernan Cortes가 쿠바로부터 멕시코로 향했는데, 그는 간신히 이 병으로부터 벗어날 수 있었다. 코르테스는 800명의 부하들과 함께 유카탄 반도에 상륙하여 아즈텍의 수도 테노츠티틀란(현재 멕시코시티)으로 향했다. 그곳에 도착했을 때 그는 텍사코 호수 위의 섬들에 건설되어 정교한 운하들로 둘러싸인, 30만 명의 인구를 가진 놀라운 도시를 보았다.

처음에 황제 몬테주마는 코르테스를 환영하였는데, 황제는 그를 아즈텍의 전설이 예언한 〈돌아온 신〉으로 생각했던 것이다. 나중에 관계가 적대적이 되자 코르테스는 이 도시를 떠나야 했다. 그 동안에 두창이 덮친 쿠바로부터 증원군이 도착하였다. 그들 중에는 이 병에 가볍게 걸린 아프리카 노예도 있었다. 에스파냐인들이 다시 테노츠티틀란으로 접근하는 동안 두창이 원주민 사이에 퍼져 시 외곽에서 시작하여 곧이어 시내로까지 번져갔다. 1521년 코르테스는 300명의 에스파냐 병사와 몇 명의 원주민 동맹군으로 공격을 개시하였다. 석 달 뒤 테노츠티틀란은 함락되었으며 코르테스는 몬테주마와 그 계승자를 포함한 주민의 절반이 죽었음을 알았다. 운하는 시체들로 가득 찼다. 코르테스는 〈인디언들의 시체를 밟지 않고는 발도 디딜 수 없었다〉라고 썼다.

이 병은 처녀인구집단에 대해 전형적인 병독성의 진행을 보여주었다. 희생자들은 머리부터 발끝까지 고름집으로 뒤덮여 움직일 때마다 살점이 떨어져 나갔다. 생존자들은 곰보 자국이 남거나 장님이 되었다. 병이 유행한 곳은 대도시만이 아니었다라고 하면서 토리비오 모톨리니아Toribio Motolinia 수사는 다음과 같이 썼다.

대부분의 아즈텍 지역에서 절반 이상의 사람들이 죽었다. ……바퀴벌레처럼 시체가 산을 이루며 죽었다. 많은 사람이 기근으로 죽었는데, 일단 병에 걸리면 간호를 받을 수 없고 아무도 그들에게 빵이나 다른 음식을 주지 않았던 것이다. 많은 지역에서 한 집의 가족이 전부 죽는 일이 종종 벌어졌고, 대부분의 시체들은 매장이 불가능했기 때문에 사람들은 시체에서 풍기는 악취를 막기 위해 집을 무너뜨려 덮었다. 그렇게 그들의 집이 무덤이 되었다.

살아남은 아즈텍인들은 겁에 질리고 무기력해졌으며, 시체와 죽어가는 자들 사이에서도 멀쩡한 백인들에게 경외감을 품게 되었다. 원주민의 사회 및 정치 구조는 산산조각이 났다. 에스파냐의 정복, 부족간 전쟁과 내전, 두창에 대한 두려움으로 사람들은 달아났다. 그들은 맨발로 또는 배를 타고 산길이나 강변 또는 해안을 따라갔다. 두창은 10-14일 가량의 잠복기를 가지기 때문에 겉으로 건강한 피란민들도 증상을 보이기 전에 수백 킬로미터를 갈 수 있었다. 1530년 두창은 정복자들의 앞길을 터주었고 팜파스에서 오대호까지 아메리카 대륙을 뒤덮었다.

아즈텍 제국의 남쪽에는 마야인들이 있었다. 두창은 에스파냐인들이 오기 앞서 이미 그곳에 도착하였다. 이 두창은 마야 피란민을 통해 또는 파나마에서 위로 올라온 것이었을 텐데, 에스파냐인들이 1514년에 다시 이곳에 두창을 가지고 들어왔던 것이다. 마야인들은 이 병을 〈큰 불〉이라는 뜻의 〈노카킬 nokakil〉이라고 불렀다. 두창은 그들을 고사시키며 퍼져나갔는데, 남쪽으로는 페루의 잉카 제국에까지 이르렀다. 프란시스코 피사로 Francisco Pizarro가 잉카의 수도를 찾아 파나마를 떠났을 때 노카킬은 이미 그보다 앞서 수십만 명을 죽이고 있었다. 잉카의 왕이 죽었고 아들과 계승자들 역시 죽었다. 그리고 많은 귀족과 장군들도 죽었다. 반복되는 유행병과 내전이 그 뒤를 이었다. 1533년 마침내 피사로가 황금 보물을 약탈하러 쿠스코에 들어섰을 때, 잉카인들에게는 진지하게 저항할 능력이 없었다.

에스파냐인들이 미시시피 계곡을 따라 북쪽으로 향했을 때도 치명적인 인구 밀집성 질병이 그들을 앞서 나갔다. 1539-1542년 마운드빌더 사람들의 영토에서 길을 개척할 때 에르난도 데소토 Hernando de Soto는 큰 집에 시체들이 가득 찬 텅 빈 마을들을 발견하였다. 어떤 역병, 아마도 난파한 유럽인이나 남쪽으로부터 온 인디언들에 의해 전파된 두창이 정복자들을 대신해서 싸워주었을 것이다.

신세계에서 홍역은 두창의 뒤를 따랐다. 이 두 질병은 군대, 선원, 선교사, 이주민, 여행객, 도망치는 피란민들에 의해 전파되었다. 1529년 쿠바의 홍역 유행은 두창에서 살아남은 원주민의 3분의 2를 죽였다. 2년 뒤 이 병은 온두라스의 인구 절반을 죽이고 멕시코를 엉망으로 만들었으며, 중앙아메리카를 거쳐 잉카를 공격하였다. 두창과 홍역의 사망자 수는 여기서 10만 명에 달했으며, 도시 전체와 부족이 멸망했고 그 문화와 언어가 사라졌다. 시체들은 들판에 널려 있거나 괴괴한 마을에 더미를 이루며 쌓여 있곤 했다. 16세기와 그 이후, 이 감염병들은 에스파냐인, 포르투갈인, 프랑스인, 영국인, 아프리카인에 의해 재등장하였다. 〈큰 불〉은 캐나다로부터 칠레에 이르기까지 원주민들을 샅샅이 훑었다.

볼거리, 장티푸스, 발진티푸스, 인플루엔자, 디프테리아, 성홍열 등 구세계의 다른 질병들도 뒤를 이었다. 어떤 유행병은 오늘날까지 정체가 확인되지 않고 있다. 한 가지 예는 1546년 페루를 덮쳐 수많은 원주민들과, 심지어 라마와 양떼까지 몰살시킨 전염병이다. 아즈텍인들 역시 이 병으로 인한 비출혈과 발열로 고생했으며, 그들은 이것을 〈마틀라자후아틀 matlazahuatl〉이라 불렀다. 이 단어는 두창이나 홍역이 아닌 다른 피부 병변을 암시한다. 어떤 역사가들은 이것을 장티푸스라고 생각하지만 다른 이들은 동의하지 않는다. 40년 이상이 흐른 뒤인 1589년, 또 다른 유행병이 페루를 습격하였다. 이 질병은 두통과 옆구리 통증으로 시작하였으며, 며칠 뒤 환자는 둔해지고 다음에는 섬망에 빠져 벌거벗고 소리를 지르며 거리를 뛰어다녔다. 피부 병변은 너무나 파괴적이어서 움직이면 살덩어리가 떨어져 나갈 정도였다. 이 병은 얼굴의 피부를 벗겨버리고 코와 입술을 뭉개서 얼굴의 뼈를 드러내기도 했다. 이 공포가 칠레에까지 퍼졌을 때 아라우카니아 인디언의 4분의 3이 이 병으로 죽었다.

그러나 코르테스와 피사로는 뻔뻔하고 기민했는데, 그들 각각이 겨우 수백 명의 군인으로 무려 수백만 명의 인구를 가진 제국을 재패했음을 상기해 보라. 그들의 가장 강력한 동맹군은 구세계의 전염병이라는 모습을 한 (묵시록의) 네번째 기사였다. 그들과 부하들은 원주 농민들과 황제를 똑같이 죽인 역병에 영향을 받지 않았기 때문에, 양쪽은 모두 이 유행병이 백인들의 신이 내린 천벌이라고 믿었다. 원주민들은 질병으로 죽었을 뿐만 아니라 군사적 패배, 강탈, 강제 노동, 노예화로 인해 혼란에 빠졌다. 아기를 죽게 내버려두는 부모와 자살자가 사방에서 나타났다. 그리고 이 비극은 여러 세기 동안 계속되었다.

라틴아메리카의 사망자 수에 대한 역사가들의 추정은 다양하지만 모두가 그것이 치명적이었다는 데는 동의한다. 콜럼버스가 최초로 상륙한 바하마에서는 전염병의 죽음에서 간신히 벗어난 원주민들이 에스파냐인들의 노예가 되었다. 1513년에는 아무도 살아남지 못했다. 산토 도밍고의 한 총독은 1548년, 이 섬의

100만 인구가 500명으로 줄었다고 말했다. 그는 〈신도 그런 못 생기고 타락하고 죄 많은 인간을 만든 것을 후회하셨을 것이다. 그리고 그들이 죽은 것은 신의 뜻이다〉라고 결론을 내렸다. 1568년 코르테스가 멕시코에 도착한 지 50년이 못 되어, 원래는 2,500–3,000만 명을 헤아렸을 인구가 300만 명으로 줄었다. 어떤 추정에 의하면 16세기에 멕시코에서는 두창 한 가지로만 1,800만 명이 죽었다고 한다. 페루에서의 에스파냐 인구 조사는 1553–1791년 사이에 잉카의 인구가 800만 명에서 100만 명으로 줄었음을 보여준다.

북아메리카에서도 원주민들은 유럽의 세균들에 의해 같은 몰살을 겪었다. 프랑스와 영국의 정착민들이 에스파냐인과 마찬가지로 인구 밀집성 질병을 옮겼다. 1616–1617년 사이에는 아마도 두창으로 생각되는 한 유행병이 노바스코샤에서 매사추세츠까지 퍼져, 102인의 청교도단 Pilgrim Fathers이 상륙하기 전에 원주민 인구를 감소시켰다. 1630년 인크리스 마더 Increase Mather[2]가 〈인디언들은 막 항의를 하려 했다. ……그러나 신이 사우가스트 인디언들 사이에 두창을 보내어 그 논쟁을 종식시켰다. 그들은 그전까지는 엄청나게 수가 많았다. 그러나 마을 전체가 폐허가 되었고 한 명도 이 파괴로부터 탈출하지 못했다〉고 기록했을 때, 백인들은 단 한 명도 병에 걸리지 않았다. 1634년 두창은 다시 뉴잉글랜드를 습격했고, 오대호 인근까지 퍼져 알곤퀸 마을 전체를 파괴하였다. 그 해에 플리머스 정착지의 주지사 윌리엄 브래드포드 William Bradford는 이 유행을 다음과 같이 묘사하였다.

올 봄에 또 무역관 부근에 사는 인디언들이 두창으로 쓰러져 아주 비참하게 죽었다. 그들은 더 무서운 병을 겪지 않았기 때문에 이것을 흑사병보다 더 두려워했다. 이 병에 걸린 이들은 대개 가난하여 침구와 속옷과 다른 도움이 부족했으므로, 딱딱한 매트 위에 누워 비참한 상태에 있었다. 두창에 걸린 이들은 고름을 흘리고, 이 고름은 여기저기 흘러다녔으며, 피부는 그들이 누운 매트 위로 떨어지곤 했다. 몸을 돌리면 옆구리 전체가 떨어져나가…… 그들은 쳐다보기에도 너무 무서운 핏덩이가 되었다. 그들은 너무나 아파서 구운 양처럼 죽어나갔다. ……그들은 마침내 서로서로를 도울 수 없게 되었다. 불을 피워줄 사람도, 마실 물을 떠다줄 사람도, 죽은 이를 묻어줄 사람도 없었다. ……추장인 사쳄 그가 죽었고 그의 모든 친구와 친척들도 죽었다. 그러나 신의 놀라운 은총과 자비 덕분에 영국인들은 한 명도 그렇게 아프지 않았고 심지어 병에 걸리지도 않았다.

그래서 매사추세츠 베이 정착지의 초대 주지사 존 윈스럽John Winthrop은 〈신이 우리가 가질 수 있도록 땅을 청소해 주셨다〉고 했다.

라틴아메리카에서 두창과 홍역의 유행은 19세기까지 되풀이되었고 2, 30년 이상 쉴 때가 없었다. 아메리카 인디언들은 부락읍, 부족 단위로 멸망하였다. 유행병은 미시시피 계곡 하류의 인디언 부락의 수를 1550-1600년 사이에 80% 가까이 감소시켰다. 그리고 마운드빌더의 문명은 종식을 고했다. 1645년 두창은 휴런 인디언의 절반을 죽였고 생존자들은 호전적인 이로쿼이족으로부터 달아나야 했는데, 이로쿼이족 역시 1684년에 이 병으로 절반이 줄었다. 1738년 두창은 찰스턴 지역의 체로키 인디언들의 절반을 죽였다. 19세기 초에는 이 병이 오마하 인디언의 3분의 2, 1837-1838년 사이에는 만단 인디언의 거의 전부를 죽였다. 라틴아메리카에서처럼 이 병은 종종 백인 탐험가들보다 먼저 도착했다. 조지 밴쿠버 George Vancouver가 1792년 퓨젓사운드로 들어갔을 때, 그는 곰보 자국이 있는 인디언들을 만났고 해변에 널려 있는 인간의 팔다리뼈와 두개골을 발견하였다.

대몰살에 관한 역사가들의 추정은 종종 유럽인들을 야만스러운 강탈자로 보는 정도와 직접적으로 비례한다. 사실 몇몇 백인들만이 원주민들의 고통을 애도했던 반면 다른 이들은 그것을 즐겼으며, 그리고 의도와 무관하게 그들 아무도 이 유행을 멈출 수 없었다는 것이다. 그들은 친절한 카리브인, 호전적인 마야인들과 마찬가지로 전염과 면역을 이해하지 못했다. 고립되었던 인구 집단끼리의 접촉이 아메리카 인디언들의 무시무시한 운명의 주범이었다. 구세계의 병원균과 매개체들이 범대륙적 규모로 전파되면서 1억 명으로 추정되던 신세계의 인구는 90% 가량 감소하였다. 이것은 흑사병보다 더 큰 재앙이었으며 4세기가 넘도록 지속되었다. 불과 100여 년 전에서야 원주민 인구는 바닥에 도달해서 겨우 회복되기 시작하였다.

이 죽음은 유럽인들이 그들의 언어, 종교, 정치 권력을 이식하기 위한 길을 닦아주었다. 이로 인해 그들은 숲을 베어내고 닭, 말, 제비, 검은왕쥐, 설탕, 밀, 민들레, 회전초, 켄터키의 푸른 잔디 같은 구세계의 식물과 동물들을 도입하여 환경을 유럽화할 수 있었다. 이런 풍성하고 급속하게 변화하는 풍광 속에서 그들에게 부족했던 것은 오직 풍부한 노동력이었다.

여러 세기 동안 이 유럽 식민지들은 농장, 플랜테이션, 광산 등지에서 일할 손이 부족했다. 처음에 이베리아인들은 노예화한 원주민들에 의존하였다. 북쪽의 영국인과 프랑스인들은 유럽인 비국교도(非國敎徒), 죄수, 계약 노동자를 이용하려 하였다. 그러나 두 시책 모두 실패하였다. 원주민들은 유행병과 과로로 죽었다. 백인 노동자들의 유입은 너무 규모가 작았고 도착한 이들도 영양 결핍과 전염병으로 죽었다. 신세계 대부분의 지역에서 등장한 해결책은 아프리카로부터 노예를 수입하는 것이었다. 이것은 또다른 새로운 질병의 물결을 아메리카에 들여와 원주민과 백인 모두를 괴롭혔다.

유럽인들은 이미 서아프리카에서 플랜테이션을 시도해 보았다. 그러나 그곳의 질병은 아메리카 인디언들에 대한 두창만큼이나 백인들에게 치명적이었다. 군인과 이주민과 선교사 모두는 계속해서 죽어갔고, 그래서 그곳은 〈백인의 묘지 the white man's grave〉라 알려지게 되었다. 20세기 초에 이르러서야 많은 유럽인들이 열대 아프리카에서 생존할 수 있었다. 그때까지 그들은 항구와 교역소로 만족해야 했는데, 그곳으로부터 온화한 기후를 가진 식민지를 건설중이던 신유럽인, 즉 아프리카의 노예 노동자들이 아메리카로 수입되었다.

수입된 노예들은 두창으로 인한 몰살로부터 벗어났다. 이 질병의 고대 유행 중심지는 아프리카에 있었으며, 그래서 많은 흑인 성인들은 면역이 되어 있었던 것이다. 그러나 노예선의 혼잡 속에서 그들은 괴혈병, 이질, 장티푸스, 발진티푸스로 죽어갔다. 많은 이들은 이미 말라리아, 뎅기열, 수면병, 그리고 각종 열대 기생충성 질환을 앓고 있었다. 도착한 이후 그들은 유럽인이나 원주민들과의 접촉을 통해 호흡기 및 장 질환이라는 또다른 질병의 먹이가 되었다. 노예선은 또한 신세계의 〈질병 풀〉을 바꿔놓을 황열병과 악성 삼일열 말라리아라는 두 치명적인 전염병을 실어날랐다.

황열병은 1648년 쿠바와 유카탄 반도에서 발생하였다. 황열병 바이러스를 옮기는 구세계의 모기인 열대숲모기(*Aedes aegypti*)는 인간이 만든 물통 같은 용기에서 번성하였으며, 그래서 병원균과 그 매개체는 대서양을 횡단하면서도 쉽게 살아남았다. 이 바이러스는 신세계의 원숭이들에서 서식지를 발견하였다. 황열병은 매개체가 있는 곳마다 그리고 온도가 22도 이상 되는 곳마다 번성하였다. 이 병은 또한 여름철 동안 온대 지역의 항구에서 잠깐이지만 치명적인 습격을 하기도 했다.

황열병이 풍토병으로 되어 있는 아프리카의 일부 지역에서는 대부분의 사람들이 어린 시절에 증상이 가볍거나 거의 없이 감염되어 평생 면역을 획득하게 된다. 신세계에서 이 바이러스가 백인과 아메리카 인디언 그리고 미국에서 태어난 흑인들을 공격하였을 때, 많은 사람들이 앓아누웠고 〈노란 깃발 yellow jack(이 말은 배에 열병 환자가 있다는 표시로 올린 노란색의 깃발에서 유래하였다)〉로 죽었다. 코튼 마더 Cotton Mather[3]는 1693년 보스턴의 열병 유행이 바베이도스로부터 도착한 배에서 촉발되었다고 기술하였다. 그것은 〈가장 악성의 열병으로…… 일주일이 안 되어 내 이웃들을 황달, 구토, 출혈 등의 무서운 증상과 함께 데려갔다〉. 한 세기 뒤에도 필라델피아에서만 5,000명 이상의 사람이 황열병으로 죽였으며, 벤저민 러시 Benjamin Rush[4]는 그것이 만들어낸 공포를 다음과 같이 묘사하였다. 〈악수를 하는 오랜 풍습이 사라졌고 많은 이들은 손만 내밀어도 모욕을 당했다고 생각한다.〉 이 유행은 뉴욕과 찰스턴을 마비 상태로 만들었다.

말라리아는 신세계의 건강과 발전에 더 큰 영향을 미쳤다. 1600년대 초에 영국 청교도단이 말라리아와 같은 열대병 때문에 남아메리카의 기아나에 정착하려던 원래의 계획을 취소한 일은 아이러니컬하다. 그때 사일열 말라리아는 유럽에서 절정에 달해 있었고 유럽인 정착자들은 그것을 배에 싣고 미국으로 들여왔다. 여기다가 아프리카의 노예선은 치명적인 삼일열 말라리아를 열대 아메리카에 추가하였다. 쌀 경작과 같은 〈수경〉 농업과 화전은 이 질병에 이상적인 환경을 만들어주었다. 1750년에는 이 두 질병이 모두 흔해졌다. 말라리아는 라틴아메리카로부터 미시시피 계곡을 거쳐 뉴잉글랜드까지 퍼졌다. 많은 노예들은 어린 시절부터 이 말라리아 원충에 노출되어 생긴 겸상적혈구 형질로 보호를 받았다. 그러나 그들의 아메리카 후손들은 그렇지 못했다. 많은 흑인이 백인이나 원주민들과 마찬가지로 사일열 말라리아와 황열병으로 고생하였다.

강제 이주가 이루어진 거의 4세기 동안 수천만 명의 아프리카인들이 학대와 질병으로 죽었다. 1,500만 명은 노예로 살아남았다. 이 과정에서 그들은 야만적인 생물학적 선별 과정을 통하여 질병에 저항력과 내성을 지니게 되었다. 이 선별 과정은 그들의 상업적인 가치를 더욱 높였다. 식민지 지주의 회계 장부에 흑인 아프리카인은 유럽인 노동자보다 세 배의 가치가 있었고, 원주민 인디언들보다는 가치가 더욱 컸다. 이것이 질병에 대해 더 강한 저항력을 가지고 살아남은 이들에 대한 보상이었다.

원주민과 흑인들의 이런 재앙은 종종 대부분의 백인들 또한 현대의 기준으로 볼 때 매우 힘들고 어려운 삶을 살았다는 사실을 가려버린다. 제임스타운의 첫번째 겨울나기에서 정착자들의 절반은 영양 결핍과 질병으로 죽었다. 이런 가혹함은 예상보다 훨씬 더했다. 17세기에 버지니아 주에 도착한 백인들의 20%가 도착한 첫 해에 이질, 장티푸스, 말라리아, 영양 부족으로 죽었다. 살아남아서 신세계의 점점 더 달라지는 병원균들에 면역이 생긴 이들은 〈노련한 일손 seasoned hands〉으로 알려지게 되었다.

백인의 부가 늘어날수록 유럽의 인구 밀집성 질병으로부터의 고립은 불이익이 되었다. 어린 시절에 그들의 면역계는 구세계의 항구 도시들에서 당연하게 여겨지는 감염병들과 유리된 채로 남아 있었다. 대부분의 미국인들은 농장과 촌락에서 살았다. 18세기에 들어서도 여러 인구 밀집성 질병을 유지할 만큼 충분히 큰 도시는 별로 없었다. 그래서 이 감염병은 미국에서 반복적으로 유행하였고 청소년과 성인들을 괴롭혔다. 미국의 새로운 환경에 영구적으로 정착한 세균들은 유럽이나 아프리카의 조상들과는 특성이 다른 균주들을 발달시켰다.

그 결과 교육을 받으러 옥스퍼드나 케임브리지로 간 부유한 미국인 청년들은 두창으로 인한 죽음이나 곰보의 추한 몰골을 감수해야 했다. 사실 두창에 대한 두려움은 미국에 대학을 설립하는 원동력으로 작용했다. 영국 유학에서 살아 돌아온 학생들은 또다른 도전에 직면해야 했다. 그들은 고향에서 신세계의 미생물군에 수년간 다시 적응해야 한다는 사실을 알게 되었다.

19세기 초에 아프리카로 돌아간 해방된 노예들도 비슷한 문제에 봉착하였다. 조상들의 고향에서 그들은 차례로 낯선 감염병의 공격을 받았다. 그들의 아프리카 유전자는 말라리아에 대해 제한된 저항력만 있었는데, 아프리카에서의 어린 시절에 얻어야 할 항체가 결여되어 있었기 때문이다. 그래서 그들은 쉽게 황열병, 열대 기생충증, 수면병 등에 걸려 유럽인들만큼이나 쉽게 죽어갔다.

1500년부터 1800년까지 신세계의 원주민, 백인, 흑인 모두는 서로의 질병으로 고생하였다. 공통된 〈질병 풀〉과 어느 정도 공통적인 면역력이 서서히 발달하였으나 값비싼 대가를 치루어야 했다. 두창과 홍역은 반복해서 일어났고 그 합병증으로 어린이들은 장님이 되거나 뇌 손상을 입었다. 〈인후 홍역〉, 즉 성홍열과 디프테리아도 많은 어린이들과 때때로 어른들도 죽였다. 백일해, 장티푸스, 발진티푸스, 인플루엔자의 주기적인 유행도 있었다. 보급을 위해 서인도 제도에 정박한, 유럽으로부터 온 배들은 거기서 황열병을 얻어 북쪽의 항구로 항해하여 그곳에 병을 풀어 놓았다. 20세기 초까지 뉴올리언스, 멤피스, 그리고 남쪽의 여러 미국 항구들은 이따금 대규모의 황열병 유행을 겪어야 했다.

유행병이든 풍토병이든 말라리아는 세기가 바뀔 무렵까지 미국의 심각한 문제로 남아 있었다. 이 병은 워싱턴부터 링컨에 이르는 대통령들을 괴롭혔음은 물론, 남북전쟁 당시 수천 명의 군인들을 병들게 했고, 1849년 캘리포니아의 골드러시 이주민들과 함께 서부의 수많은 인디언들도 죽였다. 남북전쟁 후 수십 년 동안 남부 시골 지방에서는 건강과 경제력의 악명 높은 소모가 있었다. 오늘날까지 황열병과 마찬가지로 말라리아는 열대 아메리카 지역에서 풍토병으로 남아 있다.

19세기가 되어서야 모든 인구 밀집성 질병을 풍토병으로 유지시킬 수 있을 만큼 도시 인구가 성장하여 감염성 질병의 유린이 줄어들었다. 그리고 물론 그것들은 덜 치명적인, 주로 어린 시절의 질병이 되었다. 여기에는 몇 가지 부가적인 불행도 따랐다. 두창은 17세기 초에 더욱 악성으로 되어 200년 동안 유지되었다. 이 병은 점점 더 성인들을 공격하여 무려 환자의 40%를 죽였다. 어떤 이론은 이 바이러스가 유럽, 아메리카, 아프리카를 오가면서 더 치명적인 변이를 일으켰다고 주장한다. 또다른 가능한 설명은 이 바이러스가 각각 가벼운, 중등도의, 그리고 치명적인 증상을 일으키는 세 가지의 변종으로 나누어져 있다는 것이다. 이유가 무엇이든 1500년에 두창은 상대적으로 〈문명화된〉질병으로 가는 도상에 있었으며, 또다시 서유럽 사회의 초기 단계에서 많은 생명을 앗아갔다. 이 병은 1562년 젊은 엘리자베스 1세 여왕을 거의 죽일 뻔했다. 영국의 메리 2세, 러시아의 표트르 2세, 프랑스의 루이 15세는 정말로 죽었다. 에스파냐에서 유래한 이 병은 잉카의 마지막 지배자를 죽인 뒤 두 세기가 흐른 1742년에 에스파냐의 젊은 왕 루이스 1세에게 같은 만행을 저질렀다.

신세계가 새로운 환경과 미생물의 균형에 도달할 무렵, 유럽인들은 지구의 나머지 지역을 탐험하느라 바빴다. 그들은 성스러운 것에서부터 야만적인 것까지 복합적인 동기로 그렇게 했는데, 과거의 탐험도 그러한 이유로 가속화되었었다. 즉 영혼의 구원, 약탈, 정착, 노예화, 치유, 횡재, 유럽의 범죄자들을 부릴 땅의 확보 등이었다. 유럽의 항구 도시에 널리 퍼져 있던 결핵과 매독을 포함한 감염성 질병들은 배의 선원 및 이주민들과 함께 여행하였다. 미국에 유행했던 재앙은 시베리아와 오세아니아에서도 반복되었다.

16세기 후반에 유럽인들은 우랄 해를 가로질러 시베리아로 향했다. 1700년 그들은 그곳의 대부분을 차지했다. 그들은 두창과 인플루엔자 같은 병을 가지고 갔다. 그들이 원주민 여성들에게 건네준 매독은 많은 이들을 죽이거나 불임으로 만들었다. 200년 동안 유럽인들의 자발적인 이주에 계속 가속도가 붙었다. 20세기에는 정치범들뿐 아니라 소수 민족 전체가 러시아에 의해 시베리아에 강제로 정착하게 되었다. 아메리카에서와 마찬가지로 원주민, 문화, 언어는 주로 질병에 의해 사라지거나 쇠퇴하였다.

같은 과정이 태평양의 섬들에서도 일어났다. 18세기에 제임스 쿡James Cook 선장과 그의 부하들이 폴리네시아에 결핵을 옮겼는데, 여기서 이 병은 원주민들에게 치명적으로 퍼져나갔다. 성적인 환대를 베푸는 폴리네시아의 풍습 덕분에 매독과 다른 성병들도 그랬다. 1853년 홍역은 하와이 원주민들의 20% 이상을 죽였다. 그리고 1874년에는 같은 비율로 피지 원주민들을 죽였다. 19세기 중반에 뉴질랜드 마오리족은 두창, 홍역, 백일해, 감기 등을 앓게 되었다. 많은 생존자들은 영양 결핍, 알코올 중독, 자살로 인해 죽었다. 1840년에서 1860년까지 20년 동안 마오리족의 수는 10만 명에서 4만 명으로 줄어들었다.

백인들이 오스트레일리아에 도착했을 때 〈아보리진 aborigine〉이라 불리는 사람들은 4,000년 이상을 거기에서 살아왔다. 다른 세계와는 격리되어 그들은 인구 밀집성 질병을 모르고 살았다. 그들 대부분은 만성적인 풍토성 감염병을 가지고 있었다. 18세기 후반 유럽인의 정착이 시작된 이후, 아보리진은 50년간 두창, 콜레라, 장티푸스, 인플루엔자로 엉망이 되었다. 그리고 결핵과 나병이 도착해서 그들의 생명을 앗아갔다. 주로 농업에 의존한 이 대륙에서는 1930년대까지도 그 병들을 풍토병으로 만들만큼 큰 도시가 발전하지 않았다.

1500년 이후 탐험과 과학기술 및 질병 덕분에 유럽은 세계 대부분을 지배하게 되었다. 1700년 무렵 유럽의 질병 대부분은 풍토병으로 길들여졌다. 그리고 낯선 병원균들은 대개 구세계에서 신세계로 일방적으로 이동하였다. 가장 중요한 것은 인간과 병원균 사이의 생태학적 균형이 전지구적인 규모로 변화하였다는 사실이다. 흑사병에서 시작한 범유행은 이제 인간 삶의 일상적인 부분이 되었다. 그리고 숙주와 병원균의 전지구적인 이동은 계속해서 증가했다.

# 8장
# 발진티푸스와 매독의 승리

나폴레옹은 왜 러시아 정벌에 실패하였는가?

유럽은 기왕의 감염병들을 다른 지역에 선사하면서 새로운 감염병들을 얻어 모든 곳으로 전파하였다. 발진티푸스와 매독은 1490년대에 유럽에 등장하여 순식간에 전세계적인 살인자가 되었다. 나중에는 콜레라가 인도의 원래 고향을 탈출하여 급사(急死)와 동의어가 되었다. 그런 질병들은 전쟁, 경제 생활, 위생, 성 생활, 의복 등 사람들의 문화가 바뀜에 따라 나타나고 번성하였다.

아마 독자들은 대부분 의복을 환경이라고 생각하지 않겠지만, 병원균에게는 그러하다. 세균에게는 체액 한 방울이 바다와 같고, 머리카락 한 올이나 손톱 한 조각은 대륙과 같으며, 천 한 조각은 우주와도 같다. 장신구들도 체외 기생충, 즉 몸속에 살지 않고 체표에 사는 병원체들에게는 하늘과 마찬가지다. 옷이 최소한만 가리는 열대 지역의 형태에서 일년 내내 온몸을 덮는 것으로 바뀌게 되자, 작은 생명체들의 새로운 서식지가 생겼다.

「창세기」에 따르면 최초의 옷은 아담과 이브가 알몸을 가리려 꿰매 입은 나뭇잎이다. 실제로 처음 옷을 입은 사람은 부끄러움이 아니라 환희를 느꼈을 것이다. 그들의 독창성 덕분에 인간은 최초로 진화했던 따뜻한 환경을 벗어나서도 생존할 수 있게 되었다. 옷과 불 덕택에 인류는 전세계, 심지어 사막과 극지에서도 사는 유일한 영장류가 되었다. 그 대가의 일부는 벼룩, 이, 빈대였다.

이 체외 기생충들은 어느 정도는 인간의 행동에 의해 형성된 자신만의 역사를 가지고 있다. 각각은 사람들이 그들을 위한 〈니치〉를 만들어줌에 따라 각기 다른 시대에 각기 다른 방식으로 사람들에 붙어 살게 되었다. 그들의 먼 조상은 동물의 소굴이나 새의 둥지 둘레에서 유기물 찌꺼기를 먹고살았다. 어떤 기생충들은 털에 달라붙어 피를 빨 수 있게끔 발과 주둥이를 변형시켰다. 벼룩은 아마도 다른 포유류로부터 사람에게 1만 년쯤 전에 옮겨왔을 것이다. 그것들은 숙주를 찾기 전에는 유기물 찌꺼기에서 살아야 했으므로, 영장류나 맹수처럼 소굴을 만들지 않는 큰 동물들은 별로 감염시키지 않았다. 벼룩은 개나 돼지에서 살았는데, 이 동물들은 최초의 정착 인류들과 친밀하게 되었다. 사실 원시적인 거주지란 돼지우리와 다를 바 없었다. 벼룩은 신석기 시대의 촌락에서 그런 원래의 서식지로부터 사람들에게 옮겨졌음이 틀림없다. 다행히도 인간의 벼룩은 질병을 거의 옮기지 않는다. 즉 그것들은 위협적이라기보다는 짜증나는 존재일 뿐이다.

빈대는 대략 3만 5,000년 전부터 사람들과 함께 살게 되었다. 그것들의 조상은 초식성이었다가 동굴 박쥐에 기생하게 되었다. 아마 그것들은 중동의 동굴 속에서 후기 네안데르탈인이나 초기 호모 사피엔스에게 적응하기 시작했을 것이다. 이 관계는 사람들

172

이 영구적인 거처를 만들면서 더욱 굳어졌는데, 이 집들이 빈대에게는 친숙한 동굴과도 같았기 때문이다. 고대 그리스인과 로마인이 이미 언급하기는 했지만, 빈대는 비교적 근래에 전세계에 퍼졌다. 그것들은 독일에서는 11세기, 영국에서는 16세기에 처음으로 언급되었다. 빈대의 열대 사촌인 콘노즈conenose(미국 남서부에 서식하는 흡혈 곤충의 일종)는 겨우 수천 년 전에 사람들의 집으로 들어왔을 것이다. 이 곤충은 남아메리카 지역에 아직도 만연한 샤가스병을 옮기지만, 빈대 족속들은 단지 우연한 기회에만 사람들에게 병을 옮긴다.

이 lice는 빈대와 전적으로 다르다. 이것들은 우리 조상 영장류로부터 물려받은 계대성 기생충이다. 그렇게 생각하는 이유는 이가 매우 특별한 적응을 했고, 거기에는 오랜 세월이 걸렸을 터이기 때문이다. 이는 아주 까다로운 식성을 가져서, 많은 종들이 낯선 숙주의 피를 빨기보다는 굶어죽는 편을 택한다. 그렇게 특화되었으므로 인체의 피부 대부분에서 털이 사라지자 그것들은 머리카락과 음모에 최후의 요새를 구축하였다. 어떤 종류의 이는 머리카락을 붙들 수 있는 치밀하고 가느다란 발을 진화시켰다. 또 어떤 종류는 거칠고 드문드문 분포된 음모에서 살게 되었다 (이 종류는 눈썹에서도 산다). 세번째 유형인 몸니body lice는 몸 전체를 덮는 의복의 발명 이후 머릿니head lice로부터 갈라져 나왔다. 이름은 그렇지만 그것들은 체표가 아닌 모피, 울, 면의 두터운 섬유에서 살며 알을 낳는다.

머릿니, 사면발이pubic lice, 몸니는 온대 기후의 모든 지역에서 산다. 서유럽에서는 안락과 청결함을 경멸하는 초기 기독교도들이 그것들에게 도움을 주었다. 즉 한 종의 금욕주의가 다른 종의 낙원을 창조했던 것이다. 목욕이 방종이나 질병을 불러오거나 심지어 죄악이라는 지속적인 믿음 덕택에, 이는 중세와 그 다음 시대에도 살아남았다. 옷감(특히 소빙하기 시대의 모직물)의 이용 증가와 다양화는 인구 밀도의 증가나 혼잡한 생활과 마찬가지로 이를 증식시켰다. 17세기 후반에 이르러서야 유럽 귀족은 에티켓으로 언제 어떻게 이를 잡아야 하는지를 가르쳤다. 왕족들도 기생충 투성이었는데, 하물며 목욕과 세탁을 자주 할 수 없었던 시민들이야 말할 필요도 없을 것이다. 세탁이 더욱 쉽고 효율적이 되면서 이는 18세기부터 드물어졌다. 그러나 여전히 미국의 학교와 보육원에서는 어린이들이 머릿니와 서캐에 감염되며, 가난한 나라들에서는 몸니가 매일 옷을 갈아입지 않는 사람들에게서 번식한다.

체외 기생충은 그것들의 몸속에 사는 세균 같은 친구들을 옮길 때면 단순한 가려움 이상의 해악을 미친다. 그것들은 세균을 숙주의 몸에 주입하거나 피부 위에 올려놓아, 가려움 때문에 긁어서 생기는 작은 상처를 통해 들어가도록 한다. 많은 종류의 벼룩과 이와 진드기는 리케차를 옮기는데, 이 균은 바이러스처럼 너무나 작아서 숙주의 세포 속이라기보다는 세포 사이에 산다. 리케차는 벼룩과 이라는 조상 전래의 고향으로부터 설치류나 그 밖의 다른 작은 포유류에 옮겨서 적응하였다. 리케차가 인간에게 치명적인 경로를 획득한 것은 설치류의 벼룩으로부터였다.

쥐벼룩에 사는 리케차인 *Rickttsia typhi*는 하도 오래전부터 쥐에서 살아 아무런 해도 입히지 않는다. 쥐벼룩은 우연히 사람을 만나 피를 빨면서 이 균을 전해준다. 이 균은 풍토성의 발진티푸스를 일으키는데, 이 병은 치료하기가 힘들기는 하지만 별로 치명적이지는 않다. 이 병은 촌락과 도시 생활을 통해 사람들이 스캐빈저인 설치류와 자주 접촉함에 따라 더욱 확산되었다. 이 균이 사람이나 사람의 이를 통해 전파되지는 않으므로 풍토성 발진티푸스는 사소하고 일회적인 문제로 남아 있다. 많은 사람들이 밀집해 있고 잘 먹지 못할 때만 *Rickettsia typhi*는 새로운 종인 *Rickettsia prowazeki*로 진화한다. 이 진화된 균은 사람과 사람의 이에 감염되며, 사람에서 사람으로 전파될 수 있다. 그 결과는 치명적인 새로운 질병, 즉 유행성 발진티푸스이다. 이 균의 독성은 그 이름에 잘 남아 있다. 20세기 초 하워드 리케츠Howard Ricketts와 스타니슬라우스 폰 프로바젝Stanislaus von Prowazek은 유행성 발진티푸스의 원인을 연구하다가 둘 다 발진티푸스로 죽었다.

*Rickettsia prowazeki*는 머릿니와 사면발이도 감염시킬 수 있지만, 대개는 몸니를 통해 전파된다. 이 병은 영양 결핍, 불결, 혼잡, 굶주림을 통해 득세하므로 감옥열, 막사열, 선박열, 기근열이라고도 불려왔다. 종종 이 병은 이질, 장티푸스, 재귀열, 두창, 괴혈병을 동반하며, 19세기 중엽까지는 이 모든 병들과 구별되지 않았다. 20세기에 들어와서야 발진티푸스의 원인과 전파 양식이 이해되었다. 그때까지 이 병은 전세계의 군사, 정치, 사회 등의 역사에 깊은 영향을 주었다.

어떤 역사가들은 발진티푸스가 그리스-로마 시대의 기록에 남아 있는 다양한 유행병의 근원이라고 생각하지만, 아마도 대규모 군대가 유럽과 중동 지방을 가로질렀던 1,000년쯤 전에 진화하였을 것이다. 요새화된 성채의 건설로 인해 공성전(功城戰)은 규모가 커지고 기간도 길어지고 군비도 늘어났으며, 급기야 군대는 더럽고 쥐가 득실거리는 막사와 요새에서 더 오랜 시간을 보내게 되었다. 이런 상황은 혼잡, 불결, 영양 결핍, 쥐 등과 같은 발진티푸스의 모든 선행 인자를 불러들였다. 논쟁의 여지가 없는 발진티푸스의 최초 발발은 15세기 에스파냐 군대가 무어인의 그라나다를 공략했을 때 일어났다.

1489년에 이르러서 에스파냐는 동방에서 투르크인과 싸운 키프러스의 용병을 수입하였다. 그들이 도착한 직후 에스파냐 군인들은 앓아 누웠고, 아무도 전에 본 적이 없는 병으로 죽기 시작했다. 이 병은 두통, 고열, 전신 발적으로 시작하였다. 얼굴이 검게 부어오르고 나면 헛소리를 시작하면서 혼수 상태에 빠졌는데, 그래서 이 병은 〈티푸스 typhus〉라는 이름을 얻게 되었다. 티포스(typhos)는 그리스어로 〈연기〉 또는 〈희미함〉을 뜻한다. 이 검은 발적은 농창으로 진행될 수 있었으며 때로는 손가락과 발가락을 떨어져 나가게 만드는 괴저가 되기도 했다. 희생자들은 말 그대로 산 채로 구워져서 끔찍한 악취를 풍겼다. 항생제의 시대 이전까지는 감염된 많은 사람들이 죽었다. 그라나다에서의 유행은 끔찍하면서도 파괴적으로 사람들을 죽였다. 몇 달 뒤 에스파냐는 2만 명의 군인을 잃었는데, 3,000명은 전투로 그리고 1만 7,000명은 발진티푸스로 사망하였다.

발진티푸스에 관한 최초의 자세한 기록은 베로나의 의사 지롤라모 프라카스토로 Girolamo Fracastoro[1]가 남겼다. 1546년에 출간된 그의 책 『전염병에 대하여 On Contagion』는 감염성 질병에 관한 고전이다. 프라카스토로는 이 새로운 질병이 동방으로부터 유럽에 들어왔다고 말했는데, 그것은 거의 옳았다. 발진티푸스는 사람과 사람의 이에 대해 새로운 감염병들의 전형적인 병독성을 보였다. 이 병은 분명 십자군 시대에 중동에서 진화하여 기독교와 이슬람의 군대가 만난 두 차례의 기회를 통해 유럽에 들어왔다. 그곳은 1490년대의 에스파냐와 16세기의 발칸 반도였다.

발진티푸스는 그라나다로부터 에스파냐, 프랑스, 그리고 그 밖의 지역에까지 퍼져나갔다. 1528년 프랑스와 에스파냐가 유럽의 지배권을 놓고 싸울 때, 발진티푸스는 나폴리를 공략중이던 프랑스 군대를 휩쓸었다. 2만 8,000명의 프랑스 병사 가운데 절반이 한 달 안에 죽었고 포위망은 무너졌다. 그 결과 에스파냐의 카를로스 1세 Carlos I가 이탈리아 지배권과 클레망 7세의 교황권을 장악했다. 나중에 카를로스 왕의 분노를 살까 두려워한 클레망 교황은 영국 왕 헨리 8세의 이혼 요구를 거부하였다. 그렇게 발진티푸스는 간접적으로 영국의 종교 개혁과, 그 뒤를 따른 청교도 혁명을 촉발하는 데 기여했던 것이다.

독일과 이탈리아의 군대가 헝가리와 발칸 반도에서 투르크인과 싸웠을 때, 발진티푸스는 또 한 번 제국을 형성하는 데 이바지했으며, 이 제국은 유럽을 향한 또 하나의 포구를 열었다. 1542년 이 병은 3만 명의 기독교인 병사들을 헝가리에서 죽였다. 또한 4년 뒤 이 병은 투르크인을 공격하여 베오그라드의 포위를 풀도록 만들었다. 1566년 신성로마 제국 황제 막시밀리안 2세 Maximilian II는 헝가리에서 발진티푸스로 너무 많은 병사를 잃어 투르크인과 평화 교섭을 해야만 했다. 흩어진 그의 부대는 이 병을 서유럽으로 되가져갔다. 그곳에서 이 병은 신세계로 반복해서 들어갔는데, 거기서는 두창 및 홍역과 합세하여 특히 멕시코와 페루에서 원주민들을 쓸어버렸다. 발진티푸스의 횡포는 1618-1648년 사이의 삼십년전쟁 동안 지속되었고, 1640년대에는 내전중인 영국의 양 진영을 모두 휩쓸었다.

영국은 이미 〈검은 심판the Black Assize〉이라 알려진 일련의 재판을 통해 발진티푸스가 흑사병만큼이나 무섭다는 것을 알고 있었다. 이 표현은 법정에 선 이투성이의 죄수들에 의해 시작된 유행병의 이름에서 왔다. 1577년 옥스퍼드의 한 죄수는 510명의 사람들에게 죽음의 천사가 되었다. 죽은 이들 중에는 두 명의 판사, 군수와 부군수 각각 한 명, 여섯 명의 치안관, 대부분의 배심원들, 그리고 수백 명의 대학생들이 포함되어 있었다. 〈감옥열 jail fever〉의 원인이라고 생각된, 썩은 내 나는 장기(瘴氣)를 막기 위하여 판사가 코가리개를 쓰는 습관은 여기서 시작되었다. 1750년 런던의 올드베일리에서 한 피고인과 더불어 시작된 또다른 유행은 다른 사람들과 더불어 시장을 죽였다. 이 사건은 뉴게이트 감옥의 악취를 덜어줄 환기 풍차의 건설을 촉발하였다. 그러나 이 작업을 한 열한 명 가운데 일곱 명이 역시 발진티푸스로 쓰러졌다.

발진티푸스는 칠년전쟁과 프랑스 혁명 도중에 더욱 많은 사망자를 낳았다. 그 주요한 유행 가운데 하나가 세계 역사상 가장 큰 제국을 건설하려던 나폴레옹의 야망을 꺾었다. 많은 작가와 화가들은 모스크바로부터 후퇴하면서 추위와 굶주림에 와해되는 나폴레옹 대군의 모습을 반복하여 묘사하였다. 실제로 러시아 침공 작전은 군대가 모스크바에 도착하기도 전에 거의 발진티푸스 때문에 실패하였다.

1812년 여름 나폴레옹은 50만 명이 넘는 대군을 거느리고 러시아로 향했다. 기후는 이상하게 덥고 건조했다. 따라서 물이 귀했다. 곧 군대는 식량을 소진하고 겨우 찾아낸 소량의 오염된 물로 식수와 세탁을 해결해야 했다. 행군중의 위생 조치는 원시적이거나 전혀 없었다. 사람과 동물의 물결이 폴란드를 가로지를 때, 이질과 발진티푸스가 발생했다. 곧 5분의 1 가량의 군인들이 죽거나 병에 걸려 임무를 수행할 수 없게 되었다. 부대는 동진을 계속하면서 전투가 아닌 질병 때문에 쓰러졌다. 9월 초 나폴레옹이 러시아로 들어갔을 때, 그에게는 겨우 13만 명의 부하

밖에 남지 않았다. 그리고 보로디노 전투를 거치면서 다시 발진티푸스 희생자가 생겨 9만 명만이 모스크바로 진격할 수 있었다. 마침내 그들은 도시의 불타는 폐허 속에서 한 달에 걸쳐 굶주림과 질병으로 무너져 버렸다.

10월 19일에 후퇴를 시작한 군대는 한 패거리에 불과한 병들고 굶주린 폭도였다. 게다가 11월 초에 내린 눈으로 동상과 폐렴에 이은 죽음이 엄습하였다. 군인들은 가죽을 씹거나 인육을 먹으면서 자신의 배설물 속에서 얼어죽었다. 12월 말까지 겨우 3만 5,000명이 독일로 돌아왔는데, 대부분은 병들고 죽어가는 상태였다. 나폴레옹 군대의 네이 Ney 장군은 〈러시아군의 총알보다는 기근장군 General Famine과 동장군 General Winter이 이 대군을 정복하였다〉고 썼다. 물론 같은 만큼의 몫이 발진티푸스 장군 General Typhus에게도 돌아갔어야 했다.

1813년 나폴레옹이 제국을 다시 세우려고 몸부림치며 끌어모은 또다른 50만 명의 군대에게도 같은 운명이 기다리고 있었다. 그 가을에 발진티푸스는 또다시 중부 및 동부 유럽을 손아귀에 넣었다. 이 병은 다시 프랑스 군대의 절반을 죽였으며 세계 정복이라는 나폴레옹의 꿈을 끝장내 버렸다.

1850년대의 크리미아 전쟁 때도 발진티푸스는 전투보다 더 무서운 살육자였다. 19세기에는 또 런던과 필라델피아 등 인구가 많은 도시에서 민간 유행도 볼 수 있었다. 그러다가 19세기 중반에 위생의 개선 덕분인지 발진티푸스는 북아메리카와 유럽에서는 쇠퇴하기 시작했다. 이 병은 남북전쟁과 1870년의 보불전쟁동안에는 상대적으로 적은 수의 사람들을 죽였다. 그러나 이 병은 세계의 다른 지역에서는 흔하게 남아, 가장 최악의 무서운 학살을 수행할 준비를 하고 있었다.

제1차 세계대전이 터질 당시 발진티푸스는 동부 전선에서 발발하였다. 어떤 곳에서는 감염자의 70%가 죽었다. 이 병은 세르비아에서 15만 명의 병사를 쓸어버리면서 이 지역을 전투 지도에서 삭제하였다. 서부 전선에서는 참호의 불결함에도 불구하고 발진티푸스가 거의 나타나지 않았다. 대신에 100만 명 이상의 병사가 〈참호열 trench fever〉로 고생했는데, 이것은 오늘날에 거의 사라진 가벼운 리케차 질환이었다. 그것의 출현이 발진티푸스의 전파를 억제하였는지 여부는 여전히 수수께끼다. 그러나 발진티푸스는 러시아의 사회 질서 붕괴와 함께 동부 유럽 전체로 가속도 있게 퍼져나갔다. 1917-1921년 사이에 이 병은 2,000만 명의 러시아인을 감염시켰고 300만 명을 죽였다. 이 유행의 절정기에 레닌은 〈사회주의가 '이'를 물리치거나, '이'가 사회주의를 좌절시키거나, 둘 중 하나다〉라고 선언하였다. 발진티푸스의 유행은 사그라들었고 이도 없어졌지만, 그것은 여전히 가까이 남아 있었다.

제2차 세계대전이 발발한 무렵에 비누와 살충제로 발진티푸스를 막을 수 있음이 알려졌다. 그리고 곧 이 병을 예방하는 백신과 치료용 항생제가 등장하였다. 1943년 나폴리에서의 유행은 점령군이 이를 없애기 위해 DDT를 사용하자 멈추었다. 발진티푸스는 나치의 수용소에서 많은 사람들을 죽였고, 이 병과 가까운 쓰쓰가무시〔恙虫〕병도 태평양 전쟁에서 많은 사상의 원인이 되었다. 그래서 400년 만에 처음으로 발진티푸스가 주요한 위험이 되지 않은 대규모의 전쟁이 치러졌다. 그러나 1490-1920년 사이에 벌어진 수많은 전쟁에서 이 질병에 의한 사망은 전투에 의한 사망을 훨씬 능가하였다. 세균학자 한스 진서 Hans Zinsser는 다음과 같이 썼다.

병사들은 전쟁에서 이긴 적이 별로 없다. 그들은 종종 유행병이 휩쓴 뒤에 폭도로 돌변했다. 그리고 발진티푸스는 그 형제자매들인 흑사병, 콜레라, 장티푸스, 이질과 함께 카이사르나 한니발 또는 나폴레옹보다 더 위대하게 전투의 승부를 결정지었고 역사의 검찰관 노릇도 하였다. 패배는 이 유행병들의 탓으로 돌려졌고, 승리는 장군들의 것이 되었다.

이 4세기 동안 기근은 전쟁만큼이나 일반적인 발진티푸스의 원천이었다. 사실 사상 최악의 발진티푸스 폭발은 다른 곳에서는 〈감자 기근 the Potato Famine〉이라 알려진 〈아일랜드 대기근 Ireland's Great Hunger〉의 일부였다. 1840년대에 이 기근과 그에 수반된 유행병은 죽음과 그것을 피한 이민을 통해, 아일랜드에서 300만 명의 인구를 감소시켰다. 이것은 아일랜드에서 전환기적 사건이었으며, 다른 여러 나라에게도 매우 중요했다. 아일랜드의 경우는 생태계의 변화와 인간 행동과 전염성 질병 사이의 상호작용에 관한 고전적인 예이다. 이 대기근은 감자 기근과 함께 시작하여 인간의 역병으로 끝을 맺었다.

두려움은 차치하고, 농민들을 제외하고는 작물의 질병에 주목하는 사람이 별로 없다. 그러나 일반적인 세균이 동물을 병들게 하고 죽이는 것과 마찬가지로, 작물의 병원체는 양배추에서 느릅나무까지 식물을 공격해서 파괴한다. 확인된 최초의 바이러스는 담배모자이크 바이러스 tabacco mosaic virus인데, 이것은 담뱃잎을 망쳐놓는다. 동물과 마찬가지로 식물은 인간의 면역계만큼이나 기생생물을 공격하는 화학적 방어 체계를 가지고 있다. 이것이 바로 병충해에 강한 작물을 교배하여 만들 수 있는 바탕이다. 그러나 병충해에 강한 인공 작물은 최근의 기술적 산물이다. 그리고 단일 작물 경작에서처럼 한 종이 생태계를 지배하게 되면, 감염병은 손쉽게 모든 먹이사슬을 따라 생명을 훼손하고 많은 종에게 기근과 질병과 죽음을 불러온다.

감자 기근의 원인은 감자의 원산지 페루가 고향인 *Phytophthora infestans*라는 진균이었다. 감자 재배는 북아메리카로 전파되었고 1590년대에는 유럽 대부분의 지역에 도입되었다. 나중에 이 진균도 따라 들어왔다. 감자를 망치는 병해는 1840년대 초에 북아메리카의 북동해안을 따라 퍼져나갔다. 이 병은 이미 배를 통해 유럽에 들어왔을 것이다. 이 흐름을 타고 전파되는 진균은 덥고 축축한 기후에서 매우 빨리 자라 감자밭 한 뙈기를 하룻밤새에 악취가 풍기는 시커먼 흙덩어리로 만들 수 있었다. 부드럽고 따뜻한 바람이 부는 아일랜드는 특히 1840년대 후반의 유난히 습한 시기에 이 진균에게 이상적인 제2의 고향을 제공하였다.

아일랜드에게 이 타이밍은 끔찍했다. 식품의 보존과 저장법의 발전으로 한 세기 가량 유럽의 기근은 줄어들었다. 그러나 〈배고픈 1840년대〉는 유럽 대부분의 지역에 흉작과 경제의 위기를 가져왔다. 아일랜드는 대부분의 국가들보다 이 압력에 맞서는 데 더 무능했다. 7세기 동안이나 영국에 병탄된 상태였던 아일랜드는 지주의 부재, 절망에 빠진 소작농과 소지주, 식민 지배, 폭동으로 말미암아 가난해졌다. 그래도 일부나마 두창 예방 접종 덕분에 인구가 900만 명으로 증가했는데, 이것은 모든 유럽 국가들 중 가장 높은 인구 밀도였다. 다른 지역에서는 〈산업 혁명 덕분에 가능해진 화폐 경제〉와 일자리가 없었던 아일랜드인들은 간신히 살아가고 있었다.

아일랜드의 인구가 폭발적으로 늘자 땅은 점점 더 작은 구획으로 나뉘어졌다. 많은 사람들이 돼지 및 쓰레기와 함께 창문도 없는 진흙 오두막에서 살았다. 사람들의 절반은 주로 감자를 먹으며 우유나 생선 등에서 소량의 단백질을 섭취했다. 그들은 세금을 낼 현금을 마련하기 위해, 생산한 대부분의 곡물과 가축을 팔아야 했다. 감자 농사를 망치면 농민들은 굶주렸다. 감자 사료를 먹는 대부분의 가축도 마찬가지였다. 18, 19세기의 감자 농사의 실패는 종종 잎마름병 등의 식물 질병 때문에 일어났다. 그리고 필연적으로 기근이 뒤따랐다. 그리하여 발진티푸스, 재귀열, 이질, 괴혈병의 혼합 형태인 기근열이 일어났던 것이다.

병충해가 1845년 유럽을 덮쳤다. 그러나 어디서도 이 병이 아일랜드만큼이나 오래고 가혹하지 않았으며, 어디서도 사람들이 그토록 감자만 먹고 살지는 않았다. 1846년 봄, 굶주림이 널리 퍼졌다. 세금을 내기 위해 곡물을 팔아야 했던 농민들은 식품을 사기 위해 옷과 침구를 팔았다. 더 이상 세금을 내지 못하는 사람들은 쫓겨났다. 그들이 저항하면 군인들이 와서 집을 〈때려 부수어〉 폐허로 만들었다. 사람들은 땅에 판 토굴이나 무너진 집의 돌더미 가운데서 살아야 했다. 굶주린 그들은 누더기를 걸치거나 벌거벗은 채 오두막이나 토막에서 나와 음식을 찾아 떠돌아다녔다. 사람들은 들판의 풀을 날로 뜯어먹었다. 방랑자들은 사방에 발진티푸스를 옮겼다. 피 묻은 배설물은 어느 오두막에 적리(赤痢, bloody flux) 또는 이질의 희생자들이 사는지를 알려주었다. 괴혈병에 걸린 사람들은 이가 빠지고 다리는 검게 부어올랐다.

이것은 단지 서곡에 불과했다. 1846년 8월, 안개와 폭풍우로 병충해는 지난해보다 더 심해졌다. 유지들은 병원과 구호소와 노동자 수용소를 세웠고 시민들은 자선 기금을 모았다. 그러나 수천수백만 명에 이르게 된 기근의 희생자들은 구호 노력을 허사로 만들었다. 재정난에 빠진 영국 정부는 너무나 늦게 너무나 적은 것을 줄 뿐이었다. 흉작은 영국에서도 마찬가지여서 빈민들을 먹이기 위해 미국에서 옥수수를 수입하였다. 아일랜드인에게는 동정도 원조도 덜 갔다.

그리고 유럽인의 기억에 있어 최악인 1846년의 겨울이 닥쳤다. 사람들은 기근열만큼이나 추위 때문에 죽었다. 음식이나 연료가 없을 뿐더러 식수나 생활용수를 뜰 힘도 없었던 환자들은 오두막이나 토굴에서 추위와 싸워야 했다. 그들의 이는 발진티푸스와 더불어, 평소에는 그보다 덜 치명적이지만 잦은 재발을 일으키는 재귀열도 옮겼다. 어떤 집에서는 시체를 뜯어먹는 개와 고양이가 살아 있는 유일한 생명체였다.

이어서 식량 도둑, 폭동, 정치적 독립 시도가 일어났다. 이민은 겁에 질린 도주였다. 폭풍우 치는 겨울인데도 처음으로 미국을 향한 여행, 아니 탈출이 줄을 이었다. 사람들은 항해중에도 수천 명씩 죽어서 배가 장례선이 되기도 했다. 이 여행에서 살아남은 사람들 중 다수가 병에 걸린 상태였고, 그들은 리버풀, 글래스고, 북아메리카의 항구 등지에 내버려졌다. 그들은 유행병을 전파시켰다. 엄격한 검역만이 뉴욕과 보스턴에서 대량 전염을 막았다. 1850년대까지도 해마다 수십만 명이 이민길을 떠났다. 그들은 옛 고향과, 특히 미국이라는 새 나라에서 중요한 역할을 수행하게 될 해외의 아일랜드 공동체를 만들었다. 어떤 나라도 19세기에 그렇게 큰 비율의 인구를 이민을 통해 잃지는 않았다.

1847년 봄에는 부유한 농민들도 망했다. 극빈, 굶주림, 질병이 더블린의 노동자와 점원들을 덮쳤다. 무역은 중단되었고 종말의 분위기가 팽배했다. 시골과 마찬가지로 도시에서도 눈이 움푹 들어가고 뼈만 앙상한 사람들이 너무 허약해 울지도 못하는 어린이들과 함께 떠돌아다녔다. 정치적이고 경제적인 이유로 영국 정부는 이 재앙이 끝났다고 선포했지만, 그것은 전혀 꺾이지 않았다. 1848년 또다른 병충해가 들이닥쳤다. 그 해에 수포로 돌아간 아일랜드의 봉기가 영국의 대중 여론을 동정에서 공포와 적대감으로 돌려놓았다. 그리고 개인적인 자선 기금조차 말라버렸다.

1849년 1월에는 에든버러에서 벨파스트로 온 배에 의해 옮겨진 콜레라가 등장하였다. 이 병은 노동자 수용소, 병원, 감옥을 비롯한 아일랜드 전체로 퍼졌다. 병원에서 사람들은 한 침대에 둘씩 누워야 했고 바닥에서도 죽어갔다. 영국의 기금은 기근의 구호를 의미했으므로 콜레라 환자들에게 돌리기에는 처음부터 부족했다. 수십만 명이 또 이 병으로 죽었다. 사람들은 굶주림과 질병으로 고국에서 죽느니 차라리 죄수로 오스트레일리아로 가기를 바랐다.

병충해, 기근, 유행병이 수십 년 동안 분출과 퇴조를 거듭했지만 그토록 잔혹한 적은 없었다. 1845년부터 1851년까지 아일랜드 인구는 900만 명에서 650만 명으로 줄었다. 대략 줄어든 수만큼의 사람들이 이민을 갔거나 죽었을 것이다. 실제 사망자 수는 더욱 컸을 것이다. 왜냐하면 파악되지 않은 많은 사람들이 토굴, 구렁, 유랑선, 그리고 그들이 도망간 나라에서 죽었기 때문이다. 사람들은 이 비극을 정치와 경제와 자연의 탓으로 돌렸다. 이것은 국가적 재앙으로 아일랜드의 역사 속에 살아 있다. 생물학자와 인구학자들은 아일랜드의 인구 과잉이 자연의 가장 잔혹한 치료법인 치명적 전염병에 의한 대량 사망으로 해결되었다고 말할지도 모른다.

〈아일랜드 감자 기근Irish Potato Famine〉은 여러 면에서 잘못된 명칭이다. 그 병충해는 다른 나라들도 공격하였다. 그래서 영국인, 스코틀랜드인, 벨기에인, 네덜란드인, 독일인 또한 굶주리고 죽고 이민을 떠났다. 이 재앙은 기근과 함께 시작되었지만 열 배가 넘는 사람들이 발진티푸스, 콜레라, 이질로 죽었다. 기근은 대개 가난한 사람들을 휩쓸었지만 부유한 사람들을 괴롭힌 유행병도 일으켰다. 사실 질병으로 인한 사망률은 부유한 사람들에서 더 높았는데, 그들은 어린 시절에 가난한 사람들보다도 면역력을 덜 얻었기 때문이었다. 흔히 기근은 자연의 재앙으로 생각되지만, 대부분의 20세기 기근과 마찬가지로 이 〈대기근〉은 빈곤, 허술한 식량 분배, 실제의 식량 부족만큼이나 빈약한 정부 계획 등을 반영하였다. 물론 1847년에 옥수수와 그 밖의 식량이 아일랜드의 시장에도 있었지만, 그것을 살 수 있는 사람은 거의 없었다.

어떤 역사가들은 굶주림과 질병이 계획적인 수수방관의 탓이라고 주장한다. 기근이 폭도와 같은 아일랜드의 저항 세력을 나가떨어지게 하는 것을 보고 만족해 한 영국 관리들도 있었겠지만, 정책과 관련된 영향은 그리 분명하지 않다. 현대의 기준으로 19세기 정부는 식민지인들은 말할 것도 없고 자국의 환자나 기민(饑民)들도 거의 도와주지 못했다. 맨주먹의 자유방임적 자본주의는 재앙의 시기에도 복지 제도를 구호 활동이라기보다는 해로운 사회적·도덕적 오염이라고 보았다. 원조는 마지못해, 그것도 비효율적으로 제공되었다. 오늘날 이 대기근에 대한 영국의 반응은 분명하지 않을 뿐더러 냉담하게 보인다. 당시에도 많은 사람이 그것을 지독하다고 생각했다. 그러나 아일랜드의 이 굶주림과 질병이 누군가의 주장처럼 영국 정부의 대량 학살 정책으로 더 심화되었다고 보기는 어렵다.

실제 일어난 것은 범상치 않은 재앙이었다. 병충해로 인해 더욱 악화된 수년 동안의 연속적인 흉년, 한 가지 곡물에 대한 지나친 의존, 낡아빠진 토지 체계, 정치적 불신과 분노, 행정적 무능력 등이 한데 엮였다. 이 대기근은 사회·정치·경제적 힘들이 어떻게 생물학적인 힘들과 엮여 최악의 유행병을 유발할 수 있는지에 대한 고전적인 예로 남아 있다.

발진티푸스가 생물학적인 힘과 문화적인 힘으로부터 함께 유래한 유일한 역병은 아니다. 발진티푸스와 같은 시기에 최초로 유럽을 강타한 매독 또한 인구의 증가와, 인간과 세균의 전지구적인 여행에서 기인하였다. 이 질병은 또 기후, 의복, 생활 습관의 변화에 따라 존재 양식이 바뀌었다. 사실 이것은 세균의 진화를 일으키는 인간 행동의 가장 순수한 예이다.

매독은 흔히 성 매개 질병(STD)이라고 불리지만 〈생식 관련 질병 reproductive disease〉이라는 표현이 더 적절할 것이다. 생식은 유전자의 전이를 요구하지만 이것이 꼭 섹스를 의미하지는 않는다. 섹스 없이도 그것은 감염을 전파할 수 있다. 어떤 무척추동물은 난소 세포의 복제 cloning와 비슷한 방법으로 생식을 한다. 어떤 미생물은 그것에 적응하여 숙주의 난소 내에서 세대를 이어 옮겨진다. 그런 미생물 가운데 하나로 라크로스 뇌염을 일으키는 LAC 바이러스가 있는데, 이것은 모기의 난소 전이를 통해 퍼진다. *Rickettsia typhi*가 같은 식으로 쥐벼룩을 감염시킨다는 최근의 증거도 있다.

고등 동물에서 교미는 피부나 점막의 접촉 또는 체액이나 호흡 등을 통해 여러 방식으로 세균을 옮긴다. 거북이는 교미를 통해 생식기의 진드기를 옮기고, 인간의 수면병 원인체와 흡사한 어느 원충은 말(馬)의 성병 두린 dourine을 매개한다. 인간은 그런 세균에게 특별히 풍요로운 토양인데, 왜냐하면 우리의 성애는 자연계에서 그 유례를 찾을 수 없기 때문이다. 대부분의 포유류는 번식기에 잠깐 동안 성행위를 한다. 아마 돌고래만이 사람처럼 평생 성적으로, 흥분하고 활동적일 것이다. 다른 어떤 포유류 커플도 그렇게 많은 비생식적인 형태의 성행위를, 즉 구강애, 항문애, 동성애, 임신 또는 수유기의 섹스, 때로는 생식 가능 연령 이전 또 이후의 섹스 등을 하지 않는다. 인간 삶의 이 탐욕스런 성애화는 자연에서 가장 오래 가장 무력한 어린 시절을 거쳐야 하는 자식들을 공동으로 키워야 하는 커플 사이에 즐거운 유대감을 형성하였다. 그러한 유대 형성의 한 가지 결과는 STD의 다양함과 발병 빈도의 폭발적인 증가였다.

결핵, 단핵구증[2], 일반 호흡기 질병 등도 때로는 연인들 간에 옮는다. 물론 다른 세균들이 이 성애의 기회주의자들보다 더 잘 옮는다. 이 기회주의자들은 성적 전염으로 특화한 것이다. 어떤 것은 인간의 오랜 친구였다. 단순포진은 아마 영장류 조상으로부터 구순염 oral herpes의 형태로 물려받은 계대성 감염병일 것이다. 임질은 인간에게 특별한 적응을 했다. 이 병은 동물 숙주가 없고 대부분의 세균에게 적대적인 조직(소변과 요도는 평상시에 무균 상태이다)에서 간신히 생존한다. 이 질병은 신석기 시대의 촌락이나 초기 도시에서 생겨났을 것이다. 임질을 시사하는 증상은 수천 년 전의 유럽과 아시아에서도 묘사되었지만, 오늘날에는 그것이 임질이나 매독 또는 다른 STD였는지를 구별할 수 없다. 1827년에 비로소 임질과 매독이 같은 병의 다른 단계가 아닌, 서로 다른 질병들임이 증명되었다.

치료하지 않으면 임질은 불임을 포함한 많은 위험한 합병증을 초래할 수 있다. 수렵채집인 무리나 작은 마을에서 이것은 출생률에 심각한 영향을 주었을 것이다. 그러나 먼 과거에는 작은 공

188

동체 내에서 개인당 접촉 가능한 성적 파트너의 수가 적었으므로 그 전파가 억제되었을 것이다. 도시와 매춘의 성장은 사람들의 잠재적인 성적 파트너의 수를 엄청나게 증가시켰으며, 그래서 성병의 위험도 높아졌다. 위안부가 따라다니는 대규모 군대의 이동은 STD의 감염 기회를 더욱 증폭시켰다. 한 세균이 이 기회를 특별히 이용했다. 그것은 바로 매독을 일으키는 균이었다.

매독은 발진티푸스처럼 전쟁 시절에 유럽에 등장하였다. 1495년 초 프랑스의 샤를 8세는 5만 명의 용병으로 나폴리를 포위하였다. 플랑드르인, 가스코뉴인, 스위스인, 이탈리아인, 에스파냐인으로 이루어진 이 5만 대군에는 800명의 위안부가 딸려 있었다. 2월 말 나폴리가 함락되었을 때, 정복자들은 오랜 약탈과 방탕 생활에 몰두하였다. 그리고 군인들과 창녀들은 온 유럽으로 퍼져나갔다. 몇 달 뒤 포르노보 전투의 연대기 작가들은 새로운 종류의 성병을 기술하였다.

이 병은 생식기 종창으로 시작하여 전신의 피부 발진에 이은 전신의 농양과 딱지로 진행되었다. 종창은 뼈를 파고들어가 코, 입술, 눈, 목구멍, 성기를 파괴하는 궤양이 되었다. 근육과 사지의 뼈가 몹시 아팠다. 이 병은 수년 또는 수개월 안에 치명적일 수도 있었다. 1495년 8월의 포고령에서 신성로마 제국의 황제 막시밀리안 1세는 이런 것은 전에 본 적이 없으며 불경함에 대한 처벌이라고 주장하였다. 거의 모든 사람이 이것이 새로운 병이라는 데 동의하였다. 대부분은 이것이 전파가 가능하며 섹스와 관련이 있다고 생각했다.

그 해 말 매독은 프랑스, 스위스, 독일에서 커다란 공포를 불러일으켰다. 1500년에는 이 병이 덴마크, 스웨덴, 네덜란드, 영국, 스코틀랜드, 헝가리, 그리스, 폴란드, 러시아로 전파되었다. 괴혈병처럼 STD는 사실 선원과 군인의 직업병이었다. 그들은 탐험의 시대에 곳곳으로 매독을 싣고 갔다. 바스코 다가마는 1498년 캘커타에 닿았다. 1520년에는 이 병이 아프리카의 북쪽과 남쪽, 중동, 그리고 중국의 해안 지방에 도착하였다. 곧 이병은 일본을 급습하였고 신세계에서 엄청나게 유행하였으며, 탐험가와 정착자들은 이 병을 시베리아, 오스트레일리아, 오세아니아로 가지고 갔다. 훗날 의학은 이 병이 자궁 속의 태아에게도 옮을 수 있으며 불임뿐 아니라 마비와 정신병을 일으킬 수도 있음을 알게 되었다. 모든 곳에서 매독은 사망률을 증가시켰고 건강한 신생아의 수를 감소시켰으며, 이미 여러 전염병으로 고생하고 있던 식민지 사람들을 더욱 약화시켰다.

그 고통스럽고 혐오스런 증상 때문에 이 질병은 죄악과 오염의 징표로서 나병을 대치하였다. 전세계 사람들은 이 병에 그것을 옮겼다고 생각한 나라의 이름을 붙였다. 즉 프랑스에서는 이탈리아 병이었고, 이탈리아와 독일과 영국에서는 프랑스 병이었다. 네덜란드에서는 에스파냐 병이었으며, 포르투갈에서는 카스티유 병이었다. 러시아에서는 폴란드 병, 투르크에서는 기독교 병, 페르시아에서는 터키 병, 일본에서는 포르투갈 병이거나 중국 병이었다.[3] 이것은 역사상 가장 남에게 미루고 싶은 감염병이 되었다. 여러 세기 동안 가장 공통적인 이름은 〈대발진 great pox〉이었는데, 그 이유는 초기 단계에서 나타나는 발진 때문이었다.

19세기까지 일반적으로 쓰이지 않던 〈매독 syphilis〉이라는 단어는 발진티푸스를 최초로 기술한 프라카스토로에서 기원하였다. 그는 위대한 의사였을 뿐 아니라 재기 있는 시인이었다. 전염에 관한 의학서를 출간하기 16년 전인 1530년, 그는 라틴어로

된 『대발진 아니면 프랑스병 *Syphilis sive morbus gallicus*』이라는 장시를 펴냈다. 이것은 불경죄로 아폴로 신을 노하게 해서 혐오스럽고 고통스런 새 병에 걸린 한 양치기의 이야기이다. 이 섬뜩한 전원시는 16세기에 100판이 넘게 발행되었다.

1546년의 책에서 프라카스토로는 매독을 상세히 기술하여 그 기원에 관한 여러 세기에 걸친 논쟁의 장을 마련하였다. 그는 과거 20년 동안 매독의 증상은 비교적 단조롭고 완화되었으며 보기 흉한 농양과 통증도 덜해졌다고 썼다. 다른 사람들도 이제 그것이 이전보다 뼈의 손상이나 사망을 덜 일으킨다는 데 동의했다. 아시아의 연대기 작가들도 이 감염병의 최초 분노가 금방 가라앉았다고 말했다. 이 묘사들은 기생생물과 숙주가 서로에 대한 내성을 발전시킴에 따라 곧 나타날, 병독성이 감소한 새로운 질병을 시사했다.

그것이 사실이었을 테지만 어떤 이들은 그것에 의심을 품었다. 아마 프라카스토로가 실수를 했을 것이고 이 질병은 단지 증상이 덜해진 것처럼 보였을 뿐이라고 그들은 말했다. 그리고 1495년은 매독이 최초로 등장한 해가 아니라 〈악성 매독〉이라 불리는 드문 형태의 매독이 점화한 해라는 것이다. 다시 말해 1490년대 이전에도 매독은 유럽에 존재했을 것이며, 다른 감염병과 혼동되었을 것이라는 주장이다. 매독의 기원과 특성을 둘러싼 논쟁은 의학 역사상 가장 격렬한 것 가운데 하나가 되었다.

실제로 초기 발생에 대해 언급한 모든 목격자들은 매독이 새로운 질병이거나, 최소한 유럽에는 새로웠다고 주장했다. 그러면 이것은 어디서 왔을까? 여러 세기 동안 사람들은 프라카스토로의 대답을 되풀이하여 에스파냐인들이 아메리카 인디언들로부터 가져왔다고 했다. 아마 콜럼버스의 선원 가운데 일부가 1493

년 귀환한 이후 나폴리에서 샤를 8세의 편에서 싸운 용병대에 합류했을 것이며, 여기서 이 질병이 처음으로 퍼졌을 것이라는 주장이다. 이것이 사실이라면 매독은 지리상 발견의 시대에 신세계에서 구세계로 들어온 유일한 주요 질병일 것이다. 역방향으로의 엄청난 질병 수송량을 고려한다면 매독은 구세계인들에게 충분하지 못한 정의의 심판인 셈이다.

증거는 결코 완벽하지 않다. 그러한 주장은 의아스런 지연기 뒤에 등장하였다. 즉 그 주장은 매독이 발생한 지 20년 이상이 지난 1518년 처음으로 발표되었다. 이것은 나중에 전(前)총독부 관리 발데스 Gonzalo Ferdinandez de Oviedo y Valdes의 지지를 받았는데, 그는 자신이 신세계 원주민들에서 매독을 보았다고 말했다. 그리고 콜럼버스의 승무원을 치료했다고 주장한 바르셀로나의 의사 디아스 데 이슬라 Diaz de Isla도 마찬가지 증언을 하였다. 프라카스토로는 반세기쯤 지나 이 오랜 주장을 되풀이한 것이다. 그 동안 제기된 의문을 여기서 다 묘사하기는 불가능하다. 세균학자 테오도어 로즈베리 Theodor Rosebury는 〈신세계 유래 이론〉을 변호하는 것은 거의 〈고함 소리를 들어서 완전히 귀머거리가 되려는 시도〉라고 적절하게 설명했다.

많은 역사학자들은 매독이 아메리카로부터 왔다는 사실을 부인한다. 오히려 그들은 그것이 콜럼버스 이전에도 오래전부터 가벼운 형태로 유럽에 있었다고 한다. 이것은 〈나병〉이라는 이름 아래 외모를 흉하게 만드는 다른 병들과 혼동되었다가, 나병이 수그러든 흑사병 시대 이후 뚜렷하게 가시적이 되었다는 것이다. 또는 돌연변이로 인해 새로운 균주가 생겨 병독성이 더 커졌을 것이라고도 한다. 이 질병이 아프리카에서 기원하였다는 또다른 이론도 있다.

사람들은 이 문제가 〈콜럼버스 이전 시대의 신세계나 구세계에서 매독에 걸린 흔적이 있는 뼈〉라는 증거로 해결되리라 기대할 것이다. 환자들에게는 물론 아니지만, 학자들에게는 불행히도 매독 환자들 중 극히 적은 수만이 영구적인 뼈의 손상을 입으며 또한 그것이 다른 질병의 흔적과 항상 구별되지는 않는다. 매독에 걸린 흔적이 있는 뼈가 신세계에서 발견되었다는 주장은 별로 없다. 유럽에서의 비슷한 발견 역시 거의 없다. 즉 시대와 진단 모두가 논쟁거리이다. 이탈리아와 영국에서 최근의 두 가지 발견은 현재 조사 및 논쟁중에 있다. 그 동안 적대적인 학자들은 서로에게 대립하는 이론과 자료들을 휘둘렀지만 자기편을 늘리지는 못했다.

그런데 최근 매독을 더욱 넓은 생태학적이고 진화론적인 관점에서 본 한 쌍의 이론이 등장하였다. 그 이론들은 세부적으로는 다르지만, 매독 및 그와 비슷한 다른 세 질환, 즉 열대백반성 피부병 pinta, 인도마마 yaws, 지방성 매독 bejel이 변화하는 인간의 문화에 대한 세균의 적응을 반영한다고 주장한다. 이 네 가지 질병들은 나선형으로 생긴 미묘한 균인 파상균 spirochete 또는 트레포네마 treponema에 의해 발생한다. 1905년 매독균이 분리·동정되었을 때, *Treponema pallidum* 즉 〈창백한 실〉이라는 이름이 붙었는데, 그 이유는 암시야현미경에서 하얗게 보였기 때문이다. 매독균은 어떤 검사로도 열대백반성 피부병, 인도마마, 지방성 매독을 일으키는 균과 구별되지 않았다. 네 가지가 서로 긴밀하게 연결된 종인지, 한 종의 네 균주인지, 아니면 한 균이 기후와 전파 수단 등에 따라 모습을 달리하는 것인지의 문제는 여전히 미해결로 남아 있다. 해케트 C. J. Hackett는 이 네 가지 병이 환경의 변화에 반응한 트레포네마의 변이에서 나타났다고 믿는다. 엘리스 허드슨Ellis Hudson은 네 병이 사실은 하나 인데 전파 수단과 생활 방식의 변화에 따라 다른 형태를 띤다고 생각한다. 그리고 비록 허드슨의 생각에 약간 더 기울긴 했어도 그들의 이론을 조합한 주장도 뒤따랐다.

트레포네마의 공통 조상은 아마 썩은 물질을 먹고 살다가 아 프리카 영장류의 비성병성 기생생물이 되었을 것이다. 그리고 2만 년 전에 이것은 인수공통감염병이 되어 인간에게 옮겨졌다. 이것이 열대백반성 피부병이다. 이 병은 어린이와 청소년이 걸리 는, 가볍긴 하지만 흉한 피부병이다. 열대백반성 피부병은 구세 계 대부분의 지역에 퍼졌으며, 고대의 이주민을 따라 베링 해를 건너 오늘날에는 라틴아메리카의 열대 시골에만 남아 있다. 이런 기후에서 어린이들의 땀에 젖은 알몸은 일상적인 신체 접촉을 통 해 파상균을 옮긴다. 1만 년 전에 이 균의 한 가지 변이가 아프 리카에서 인도마마가 되었다. 열대백반성 피부병과 마찬가지로 인도마마는 대개 젊은이들의 피부를 침범한다. 그러나 이것은 열 대백반성 피부병보다 심각해서 뼈를 침식할 수도 있다. 인도마마 는 오늘날 열대 아프리카와 라틴아메리카에 남아 있다.

매독균은 수천 년 전에 건조하고 차가운 기후의 신석기 촌락 으로 퍼졌는데, 여기서는 사람들이 전신에 옷을 입었다. 의복은 이 균이 새로운 숙주에 들어가는 것을 방해했으므로, 이 균은 따 뜻하고 축축한 입과 성기로 후퇴하였다. 주로 주방용기와 키스에 의해 옮겨진 이 균은 지방성 매독, 풍토성 매독, 또는 비성병성 매독이라 다양하게 불리는 병을 낳았다. 지방성 매독은 열대백반 성 피부병이나 인도마마보다 더욱 심각하게 뼈와 심장을 손상시 킬 수 있었다. 이 병은 한때 러시아로부터 스코틀랜드(여기서는 이 병이 〈시벤스〉로 알려졌다)에 이르는 유럽의 슬럼가에서 번성하였다가 위생이 개선됨에 따라 사라졌다. 지방성 매독은 아프리카의 반건조 지대나 건조 지대에서 여전히 흔하다.

성병성 매독은 중동에서 6,000년쯤 전에 출현하였는데, 그때는 지방성 매독이 그곳의 도시 생활에 적응한 뒤였다. 모든 사람에게 성적 파트너가 더 많아지고, 성교는 전염의 통상적인 방법이 되었다. 성병성 매독은 기후 조건에 제한받지 않고 전세계로 퍼졌다. 전염의 기회는 열대백반성 피부병, 인도마마, 지방성 매독보다 적었다. 그래서 이 균은 오랫동안 체내에 남아 있으면서 심장과 신경계 및 다른 기관에 서서히 파괴를 일으켰던 것이다. 그렇게 트레포네마 질환은 시골 어린이들의 가벼운 질병에서 도시 성인의 심각한 문제로 전환되었다.

이 이론이 맞는다면 트레포네마 감염은 대부분의 인수공통감염병과 다른 경로를 밟았다. 인수공통감염병들은 대개 성인의 급성 질병에서 어린이의 가벼운 질환이 된다. 그러나 트레포네마는 친숙하지 않은 신체 조직에 거주하게 되면 심각한 증상을 종종 유발하였다. 허드슨－해케트의 관점에는 많은 증거들이 있다. 한 지역에는 한 종류의 트레포네마 감염만이 흔하다. 그리고 각각은 서로에 대한 면역력을 갖는다. 이것은 이 균들이 동일하지 않다면 매우 가까운 관계임을 보여준다. 더욱이 한 트레포네마 질병은 조건이 바뀌면 다른 것을 대치한다. 사람들이 시골에서 도시로 이주함에 따라 매독은 베네수엘라, 뉴기니아, 아프리카 일부 지역에서 인도마마를 몰아냈다. 사람들은 열대 저지대에서 냉랭한 고산 지대로 옮겼을 때 인도마마를 떨쳐내고 지방성 매독을 발달시켰다. 지방성 매독과 성병성 매독은 서로 바뀔 수 있다고 보고되었다. 그런 전환은 과거에 여러 차례 일어났을 것이고 오늘날에도 여전히 일어나고 있다.

전염성, 증상, 병독성에 있어서 이 균의 변화 경향은 이 질병 양상의 복잡성에 대한 수수께끼를 덜어준다. 이것은 또한 1495년 유럽에서의 발발에 대한 다른 설명을 시사하기도 한다. 매독이 처음으로 이곳을 덮쳤을 때, 그 현란한 증상은 매독만큼이나 급성인 인도마마를 닮았다. 아마 15세기 말의 탐험가와 무역 상인들에 의해 열대 아프리카로부터 인도마마가 유럽에 들어왔을 것이다. 이것은 돌연변이를 통해 온대 기후와 도시 환경에 적응하여 새로운 병독성을 가짐으로써 우리가 알고 있는 성병성 매독의 조상이 되었을 것이다. 인도마마를 수입한 경로가 하나 이상이었을 수도 있다. 노예 무역이 매독을 아이티에 옮겼고, 여기서 유럽으로 들어왔을 수도 있다. 그래서 유럽의 매독은 다양한 원천으로부터 열대성 인도마마가 도입된 데에서 기인하였을 수도 있다.

매독에 관한 논쟁은 단순화되기보다는 영역이 더 넓어져 왔다. 즉 아직도 미해결인 상태이다. 어떤 이들은 열대백반성 피부병이 원시 트레포네마 감염병이라고 한다. 다른 이들은 그것이 인도마마라고 한다. 매독은 프라카스토로의 주장대로 열대백반성 피부병이나 인도마마로부터 진화하여, 신세계에서 등장하여 콜럼버스의 시대에 배를 통해 유럽에 왔을 수도 있다. 해케트는 매독이나 그 선행 감염병이 로마 시대에 아프리카로부터 지중해 유럽에 도착하였다고 생각한다. 허드슨은 트레포네마 감염이 1000년경에 대부분 가볍고 만성적인 형태로 전지구적인 것이 되었다고 믿는다. 해케트와 허드슨은 그것이 1495년에 유럽에서 새롭고 더 파괴적인 형태로 변이를 일으켰다는 데 동의한다. 어떤 이론이 더 지지를 받는지와는 무관하게, 이 논쟁은 세균의 진화를 유발하는 문화의 힘에 초점을 맞추고 있다. 이것은 생활 양

196

식의 변화가 에이즈의 전파 경로를 형성하고 또 재형성하는 시대에 여전히 중요한 주제이다.

매독과 발진티푸스는 지리상의 발견과 정복의 시대 초기에 전형적이면서도 새로운 역병이었다. 이것들은 새로운 전쟁 무기와 전술, 규모가 크고 밀집된 인구 집단의 굶주림과 불결함, 의복과 성 풍습의 변화, 농경의 변화, 군인과 상인 및 뿌리 뽑힌 농민의 이동으로부터 왔다. 산업 혁명의 초기에 비슷한 힘이 또다른 주요 범유행, 즉 콜레라를 일으켰다. 이것은 한 시대의 마지막 새 질병이자 또다른 시대의 전조였음이 곧 드러났다. 우선 그것은 세계적인 공포를 확산시켰다. 그리고 인간이 이해하고 정복할 수 있다고 느낀 최초의 새로운 질병이 되었다.

# 9장

# 콜레라와 인플루엔자의 대학살

## 세균 사냥꾼 파스퇴르와 코흐의 등장

생명은 물에서 태어나 물에 기대어 살아간다. 사람들은 언제나 해변이나 강가에 정착하였다. 그들은 물을 마시고, 물로 빨래와 요리를 하고, 물에서 식량을 얻고 또한 물을 공업과 산업에 이용하거나 곡물과 가축에게 주었으며, 물에서 놀면서 몸을 식혔다. 그러나 인구가 늘어나면서 사람들은 생존이 달려 있는 물을 오염시켰다. 특히 하수의 오염은 두창이나 선페스트보다 더 많은 사람들을 죽인 새로운 병을 불러들였다. 모든 수인성 전염병 가운데 가장 무서운 콜레라는, 유럽이 전에 없었던 부와 권력을 쟁취했던 바로 그 시점에 처음으로 나타났다. 이 병의 전파는 전세계적인 공포를 유발하였으며, 거기에 대한 반응은 인간의 수명과 삶의 질을 변화시키는 것으로 끝났다. 그리고 나서 새로운 질병이 거의 없었던 한 세기가 뒤따랐다. 그것은 모든 감염병이 정복되었다는 잘못된 희망을 낳았다.

산업 혁명이 시작된 18세기 말, 도시 거주 인구는 고통을 겪었다. 인류의 모든 역사를 영화에 담아 돌린다면, 이 시기에는 빠른 속도로 움직이는 광란한 군중의 모습이 비칠 것이다. 사회 변화가 그런 속도로 진행된 적은 이전에 한번도 없었다. 유목 생활에서 농경 생활로의 전이는 수천 년이 걸렸다. 산업화와 거대 도시의 출현은 단지 몇 세기밖에 걸리지 않았다. 신석기 시대의 여명에서 1820년까지 세계 인구는 500만 명에서 10억 명으로 늘었다. 인구 증가의 대부분은 그 기간의 끝 무렵에 이루어졌다. 로마 시대와 중세 후기의 인구 폭발 뒤에는 기근과 역병이 잇달아 대부분의 증가 이득을 없애버렸다. 그래도 17세기와 18세기에 시작된 이 성장에는 독특한 면이 있는데, 그것은 이 성장이 매우 빠른 속도로 지속되었고 오늘날까지 통제 불가능한 상태로 치달리고 있다는 사실이다. 이 인구 증가와 새로운 기술 시대의 도래를 알린 새로운 질병은 콜레라였다.

도시의 성장은 여전히 농촌으로부터의 인구 유입에 의존했다. 대다수의 이주자들은 끔찍한 농촌의 보건 상태에 쫓겨왔다. 제대로 먹지 못하고 과로한 그들은 오물과 쓰레기로 뒤덮인 오두막에서 가축들과 함께 살았던 것이다. 그러나 도시의 상황은 때로 더 심각했다. 도시 생활은 분명히 달랐다. 인구 밀집성 질병은 신참자들의 덜 길들여진 면역 체계를 공격하여 곧바로 결과를 얻었다. 전염병들은 더 조밀해진 인구 집단에서 성행하였다. 19세기 초 도시에는 공장과 빈민가 그리고 대규모의 쓰레기 더미가 있었다. 공기와 물은 오염되었다. 철도와 배를 통해 도시의 수채 구멍들은 더욱 빨리 빈번하게 연결되었다. 무역 상인과 이민자와 군대는 한 지역의 질병을 대륙을 건너 옮겼다. 뉴욕과 캘커타처럼 서로 멀리 떨어진 지역을 세균이 옮겨갈 상황이 무르익은 것이다. 처음 콜레라가 발생한 곳은 캘커타가 자리잡은 갠지스 강 삼각주였다.

1830년 이전에는 알려지지 않았던 질병이 인도에서 퍼지고 있다는 소문이 유럽에 도착했다. 이 병이 서진할 것이라는 생각에도 불구하고 경보는 침묵하였다. 영국은 거의 두 세기 전에 흑사병이 마지막 방문을 한 이후로 어떤 치명적인 유행병도 없던 상태였다. 프랑스는 100년 동안 발진티푸스를 제외하고는 어떤 치명적인 역병도 보지 못했다. 유럽인들은 삼일열 말라리아와 황열병이 오더라도 온대 기후에서는 그리 힘을 쓰지 못함을 알았다. 그래서 〈아시아 콜레라〉가 대영 제국의 먼 변방에서 출현하였을 때 불쾌한 수군거림은 있었지만 공황은 없었다. 어떤 사람들은 콜레라가 새로운 병이라는 데 의심을 품었다. 그들은 그것이 다른 친숙한 병들보다 더 나쁘지 않을 것이라 생각했다.

학자들은 콜레라가 과연, 엄격히 말해 새로운 병인지에 관해 논쟁했다. 우리는 한 종류의 세균이 그것이 자리잡은 환경이나 다른 숙주로부터 인간에게 적응하였을 때 새로운 질병이 일어남을 보았다. 콜레라균인 아시아 콜레라균(*Vibrio cholera*)의 경우에는 그것이 불분명하다. 왜냐하면 이 균은 오직 인간에서 자신을 확립시켰기 때문이다. 인도에서 콜레라를 최초로 연구한 역학자 아이단 콕번Aidan Cockburn은 이 병이 벵갈 시골의 물탱크와 연못에 아시아 콜레라균이 적응한 결과로 생긴, 전적으로 새로운 병이라는 결론을 내렸다.

어떤 이들은 콜레라가 더 오래되었지만 지역적인 문제에 불과했다고 말한다. 즉 이 병은 대개 갠지스 강 삼각주 유역에 머물러 있었다는 것이다. 아마 이 병은 종교 순례자들에 의해 이따금 벵갈 지역으로 들어왔을 것이며, 때로는 배로 중국 해안까지도 찾아갔을 것이다.

콜레라가 오래된 병임을 주장하는 이들은 거의 2,500년 전에 이 병과 비슷한 증상을 기술한 산스크리트 문헌들이 있었음을 지적한다. 그 증상이란 심한 구토, 설사, 창백한 얼굴, 푸른 입술, 근육의 경련 등이다. 설령 콜레라가 1800년 이전에 존재했다 해도 그것은 벵갈에 국한되어 있었다. 중국의 일부 해안 지대를 제외한 모든 곳의 사람들은 이것이 새로운 병이라고 생각했다.

아시아 콜레라균은 쉼표(,) 형태의 간균으로, 그 이름은 진동하는 모습에서 왔다. 아시아 콜레라균은 사람만 감염시키지만, 그 친척들은 많은 수중 동물들을 감염시킨다. 아마도 이것은 갠지스 강의 독립생활 콜레라균으로부터 진화하여 인간의 장(창자)에 적응하였을 것이다. 아니면 감염된 물고기나 가축 분뇨로 오염된 물에 의해 사람에게 도달하였을 것이다. 그런 뒤 대부분의 설사 질환과 마찬가지로 콜레라는 인간의 감염과 수질 오염을 통해 존속했을 것이다. 사람들은 대개 오염된 물을 마시거나 사용함으로써 콜레라에 걸리지만 감염된 물고기, 오염된 물로 씻은 야채, 오염된 손이나 천과의 접촉, 또는 콜레라균이 몸에 묻은 파리 등에 의해 감염될 수도 있다.

콜레라균은 사람이 일단 삼키면 장에서 증식하면서 강한 독소를 분비한다. 주 증상은 구토와 설사인데, 이것은 매우 격렬해서 신체의 수분량이 곧 치명적인 수준으로 떨어진다. 탈수는 근육 경련, 쇼크, 순환계 허탈 등에 이어 죽음을 일으킨다. 치료하지 않으면 콜레라는 대개 하루 또는 몇 시간 만에 환자의 20-50%를 사망하게 만든다. 앓고 있는 환자와 회복기 환자는 엄청난 양의 세균을 내보내는데, 이것은 결국 그 지역의 수원지로 되돌아간다. 증상을 보이지 않는 감염자들도 여행을 하면서 세균을 퍼뜨린다. 외견상 건강해 보이는 손님, 배에 실려온 한 모금의 물, 오염된 생선이나 야채 한 입 등이 유행을 촉발하며, 그 지역의 수원에 콜레라균의 영구적인 새 터전을 만든다.

1817년 최초의 콜레라 범유행이 시작되었을 때, 그 전파는 식민지 지배에 의해 생겨난 변화로 더욱 촉진되었다. 영국은 17세기에 캘커타를 행정 중심지로 만들었다. 이 도시는 예상보다 훨씬 더 성장해서 사람들이 우글거리는 더러운 소굴이 되었다. 인도에는 처음으로 새로운 도로와 철도 그리고 혼잡한 항구가 들어서게 되었다. 그곳을 상인, 행정가, 군대, 순례자 등이 끊임없이 왕래하였다. 수인성 세균이 꿈을 꿀 수 있다면, 이것이야말로 바로 그들이 꿈꿀 만한 일이었다. 의심의 여지없이 콜레라는 풍토병으로 감염된 마을에서 온 여행자들에 의해 촉발되었고, 곧이어 벵갈의 도시들로 질주하기 시작했다.

캘커타와 제소르에서는 1주 만에 5,000명의 영국 군인들이 콜레라로 죽었다. 군대는 이 병을 전 인도 대륙에 이어 네팔과 아프가니스탄에까지 옮겼다. 당시 캘커타는 세계 항해의 중심이었다. 그래서 콜레라는 배를 통해 이곳으로부터 중국, 일본, 동남아로 퍼졌다. 또한 노예 상인들은 이 병을 아라비아와 동아프리카로 가져갔다. 메카에서는 순례자들이 이 병을 전 아랍 세계에 퍼뜨렸다. 모든 곳에서 이 병은 신속한 잔인함으로 처녀인구집단을 강타하였다. 최초의 범유행은 6년을 끌었고 콜레라는 흑사병만큼이나 두려움의 대상이 되었다. 19세기 말까지 콜레라는 벵갈을 벗어나 전세계를 여섯 차례나 돌았다. 20세기 중반에 일곱번째의 범유행이 뒤를 이었고, 여덟번째는 1993년경에 시작되었다.

1823년 최초의 범유행이 끝났을 때, 그것은 유럽까지는 이르지 않았다. 1826년 두번째 범유행이 시작되었을 때, 이 병은 아프가니스탄, 페르시아, 남러시아로 상인과 군대의 이동 경로를 따라갔다. 1830년에는 모스크바가 콜레라로 고생한 최초의 유럽 도시가 되었는데, 이때의 사망률은 50%를 상회하였다. 공포에 질린 모스크바 시민들은 상트페테르부르크와 스몰렌스크로 가는 도로를 가득 메웠고, 이 병을 사방으로 퍼뜨렸다. 이 병은 폴란드와 독일로 건너가서 배를 통해 영국으로 들어갔다. 대개 이 병은 처음에 항구 도시를 공격한 후 강과 운하를 따라 전파되었으며, 상인과 노동자와 피란민들을 따라 육로로 여행하였다.[1]

〈콜레라 cholera〉라는 단어는 전세계의 언어와 민담 속으로 들어갔다. 내 조부모님이 알았던 가장 심한 저주는 〈콜레라에나 걸려라! May you have cholera!〉였다. 19세기 말에 러시아에서 성장한 당신들은 마을 사람 중의 누가 순식간에 추악하게 죽어나가고, 누가 살아남는지를 무기력하게 바라보며 그저 기다릴 수밖에 없었다. 이 병은 그런 식으로 온 유럽을 휩쓸었다. 1830년대에 인도의 야만적인 유행병이 러시아에 도착했다는 소식이 런던에 전해졌을 때, 의사들과 보건 관리들은 이것이 새로운 질병인지 심지어 뚜렷이 구별되는 진짜 질병인지에 대해 논쟁을 벌였다. 콜레라는 출혈성 이질과 다른 병인가? 그것은 썩은 공기나 흙에서 발생하는가? 가장 중요한 문제는 그것이 과연 전염되는지였다. 의사들은 대체로 이 병이 전염되지 않는다고 주장하였다. 작은 생명체가 병을 일으킨다는 생각은 데모크리토스의 시대 이후에 산발적으로 나타나거나, 18세기 후반에 약간 유행했을 뿐이다. 그러나 당시에는 그런 생각이 부분적으로 프랑스의 황열병 피해 사례 때문에 더욱 줄어들었다.

19세기 초에 프랑스는 아이티의 독립 영웅 투생 루베르튀르 Toussaint L'Ouverture가 이끈 반란을 진압하기 위해 3만 3,000명의 군대를 산토도밍고에 파견하였다. 몇 달 안에 프랑스 군대의 약 90%가 황열병으로 죽었다. 이 손실로 인해 나폴레옹은 신세계에 대한 야심을 접고 광대한 루이지애나를 미국에 팔아넘겨야 했다. 이때 일부 학자들이 황열병이 전염병이라고 주장하였다. 그럴 가능성이 낮기는 했지만 그 주장은 군대의 정책 결정에 있어서는 불길한 그림자를 드리웠다. 1822년 황열병이 바르셀로나를 강타하였을 때 프랑스 의사들은 그 유행병을 조사하여 문제를 해결하기로 결정하였다. 하지만 결국 그들은 당대의 지배적인 이론을 인정하는 결론을 내렸다. 즉 썩어가는 유기물에서 발생하는 장기(瘴氣)가 황열병을 일으켜 전파시킨다는 것이었다. 그들은 눈에 보이지 않는 생명체가 군대를 살육할 수 있다는 주장을 조롱하였는데, 이것은 벼룩이 코끼리를 죽인다는 것과 마찬가지라는 생각에서였다. 보잘것없는 모기가 치명적인 질병을 옮긴다는 것처럼 우스꽝스러운 주장은 아무도 하지 않았다. 유럽 전체 의료계의 견해는 이 점에서 일치하였다. 10년 뒤 콜레라가 도착하였을 때, 세균 이론을 믿는 이들은 사기꾼으로 간주되었고 전염 이론은 무지한 시대의 유산으로 보였다.

권위 있게 거들먹거리는 태도에도 불구하고 의사들에 대한 일반의 평판은 낮았다. 과학과 기술은 놀라운 승리를 거듭하며 찬미자와 심지어 숭배자까지 만들고 있었다. 반면 의학은 중세 이래 거의 발전이 없었다. 의학은 여전히 장기 이론에 의존하였고 치료법으로 하제와 사혈을 이용하였다. 병원은 사람들이 나으러 가는 곳이 아니라 죽으러 가는 장소였다. 오히려 당대 의학 지식의 세례를 받지 않은 일반인들이 콜레라가 오히려 전염된다는 사실을 믿었다. 그들은 이 범유행이 유럽을 침범했을 때, 검역과 차단 구역 설치를 요구하였다. 의사들은 자신들이 더 잘 안다고 생각했지만 막상 할 수 있는 일이란 별로 없었다. 더욱이 대중의 우려가 공황으로 기울었을 때는 아무일도 할 수 없었다. 의료인과 보건 관리들은 미심쩍어 하면서도 마지막 흑사병 유행 때의 검역 수단들을 부활시켰다.

그런 수단들의 강화는 처음부터 문제를 안고 있었다. 어떠한 나라도 아직 공중보건 체계를 완성하지 못하고 있었다. 공중보건에 있어서 대부분의 국가들보다 앞섰던 영국조차도 단지 초보적인 예방 접종과 정신감정위원회 그리고 발진티푸스 환자들을 위한 열병원(熱病院, fever hospital)만을 가지고 있을 따름이었다. 보건은 사적인 문제로 여겨졌다. 기초적인 위생 수단조차도 개인의 자유에 대한 침해로 보였다. 영국과 유럽 대륙 전체에서 군인과 경찰 그리고 특별히 임명된 위생경찰들은 검역을 강화해야 했다. 그들은 콜레라가 특히 가혹했던 빈민들에게 무분별하게 권위를 휘둘렀다.

예상할 수 있는 바와 같이 콜레라는 계급을 구별했지만, 그것은 설교단이나 신문 사설에서 되풀이되는 도덕적인 이유에서가 아니었다. 부자들은 상대적으로 깨끗한 집에 자신을 안주시킬 수 있었고, 심지어 고립된 시골 별장에서 생활할 수도 있었다. 그들은 가난한 이들보다는 더 깨끗한 물과 음식을 얻을 수 있었고, 콜레라균에 노출될 만한 일을 거의 또는 전혀 하지 않았다. 콜레라는 선원, 세탁부, 가정부, 그리고 일상적으로 콜레라균을 함유한 물과 접촉하는 일을 해야 하는 부류의 사람들에게서 특히 번성하였다. 설령 콜레라가 부유한 가정의 구성원 누군가를 강타하더라도 더 나은 개인 위생 덕분에 다른 이들에게는 비교적 덜 전염되었다. 가난한 이들 사이에서는 오물과 혼잡이 2차 감염을 더욱 부채질했다. 콜레라균은 또한 잘 못 먹어서 모든 종류의 감염병에 대해 취약해진 이들에게 더욱 잔인했다.

유행이 유럽 전체로 퍼져나가자 빈민들의 정서는 더욱 악화되었다. 그들이 한때 요구했던 검역은 여행과 교역을 통제하였다. 그 결과 식료품 가격이 치솟았다. 저항과 폭동이 뒤를 이었다. 부자들의 더 높은 질병 저항력은 처음에는 불공평, 그 다음에는 박해, 마지막으로는 음모의 증거로 보였다. 콜레라가 질병이 아니라 부자들이 퍼뜨린 독이며, 그들은 문제가 있는 빈민들을 제거하고 싶어한다는 유언비어가 확산되었다. 그런 강박증은 이 범유행에만 독특한 것은 아니었다. 중세 흑사병의 치발은 유대인들의 학살을 유발했는데, 그들은 우물을 오염시켜 병을 전파시킨 혐의를 받았던 것이다. 에이즈의 시대에는, 더 많은 비율로 감염되어 겁에 질리고 분개한 미국 흑인들이 의사들과 정부가 인종적인 세균 전쟁의 도구로 에이즈 바이러스(HIV)를 만들어냈다고 주장하였다.

콜레라 앞에서의 무력감은 비슷한 분노와 환상을 풀어놓았다. 러시아에서는 검역 차단선이 무질서에 이어 폭동을 유발하였다. 즉 농민들이 보건 칙령을 강제로 집행하려 한 관리와 의사들을 학살한 것이다. 1831년 여름 콜레라가 10만 명 이상을 죽인 헝가리에서는 자신들이 독에 당했다고 생각한 농민들이 성을 포위하고 의사와 장교와 귀족들을 죽였다. 프러시아에서는 의사들이 콜레라 사망자 1명당 3탈러thaler를 왕에게서 받기로 했다는 소문이 퍼졌다. 그래서 폭도들은 의사와 관리들을 구타하고 살해하였다. 파리에서도 그런 폭동과 의사들에 대한 위협을 볼 수 있었다. 어떤 곳에서는 콜레라가, 반항적인 인도 신민들을 독살한 사실을 감추기 위해 영국이 만들어낸 허구라고 여겨지기도 했다. 영국에서는 폭도들이 다른 논리에 근거하여 의사들에게 대들었다. 즉 시체들을 해부학 강습소에 팔아넘기는 것으로 만족하지 못한 윌리엄 버크William Burke와 윌리엄 헤어William Hare가 무시무시한 연쇄 살인을 범했다는 것이었다. 콜레라 공황의 와중에서 의사들은, 해부용 시체들을 얻기 위해 환자를 살해하는 수단으로 이 병을 이용했다는 혐의를 받았다.

콜레라는 검역을 쉽게 넘어갔으므로 검역은 곧 중단되었다. 그러나 그 자리를 메울 어떤 예방 수단도 없었다. 처음에 콜레라를 도시의 쓰레기와 환경 오염에 결부시킨 사람은 별로 없었고 세균과 결부시킨 사람은 더더욱 없었다. 많은 유럽 수도의 상태는 오늘날 제3세계 국가들의 도시와 마찬가지였다. 런던 인구는 1820년대에만 20%나 증가했다. 사람들은 비좁은 방, 물이 새는 지하실, 공기가 부족한 다락방에 빽빽하게 몰려 살았다. 석탄 연기 때문에 대기는 컴컴해졌고 환기 불량 및 가정과 일터의 혼잡이 공기로 전염되는 질병의 전파를 도왔다. 쓰레기와 배설물은 부정기적으로 치워지거나 아니면 전혀 치워지지 않았다. 런던은 악취를 풍겼다. 동물의 배설물은 거리를 가득 메웠다. 돼지나 닭을 기르는 많은 집도 마찬가지였다. 각 가정은 대개 거리나 도랑으로 바로 연결된 오물 구덩이에서 하수를 처리하였다. 가난한 이들은 거름으로 팔기 위해 분변을 방에 모아두었다. 런던의 일곱 개 하수도는 서로 연결되지 않았고 파이프가 훼손되어 있었다. 이 하수도에는 인간과 동물이 배출한 수 톤의 분변, 도살장의 폐기물, 병원과 가죽 공장의 악취나는 오물, 때로는 시체, 그리고 묘지의 오염된 지하수 등이 쏟아져 들어갔다.

런던에서 생겨나는 모든 오물의 종착지는 템스 강이었다. 이 강은 런던 대부분 지역의 상수원 구실을 하였다. 콜레라가 도착했을 때는 여덟 개의 용수 회사들이 있었지만, 한 곳만 실험적인 정수 시스템을 갖추고 있었다. 템스 강에서 오는 것 이외의 물은 우물로부터 나왔는데, 이것도 강만큼이나 심하게 오염되어 있었다. 이 도시는 자신의 오물 속에서 마시고 요리하고 세탁하였다. 혼잡과 더러움으로 인해 일단 한 가지 수인성 질병이 들어오면 사람에서 사람으로 퍼지는 것은 거의 확실했다.

더욱 혼잡하고 더러운 유럽의 수도들도 있었다. 런던은 외곽으로 퍼져나갔지만 파리는 안팎으로 성장하였다. 그 결과 더욱 인구 밀도가 조밀해졌다. 결함투성이의 상하수도 시스템으로 인해 파리는 런던보다 더 많은 사람을 콜레라로 잃었다. 글자 그대로 강가 저지대의 푸석푸석한 대지 위에 세워진 스톡홀름 Stockholm 은 더욱 큰 고통을 겪었다.

두번째 범유행(영국 최초의 대유행)은 1838년에 찾아들었다. 아무도 콜레라가 다시 돌아올지, 그렇다면 위력이 얼마나 강할지 알지 못했다. 이 병은 10년 뒤 세번째 범유행으로 돌아왔고 이때의 사망률은 더욱 높았다. 콜레라가 없는 동안 런던의 인구 밀도는 1에이커(≒4,000m²)당 35명에서 50명으로 치솟았다. 그래서 콜레라로 인한 사망률도 올라갔다. 1832년 콜레라가 가장 유행했던 달에 2,600명이 죽었는데 비해, 1848년의 같은 시기에는 1만 1,000명이 죽었다. 희망을 준 단 하나의 새로운 대안은 초창기의 위생 개혁 운동이었지만, 도시를 정화하려는 그 시도는 실패로 끝났다. 위생법이 쓸모없고 값비싼 사생활 침해라고 반대한 사람들은 그 운동의 지도자 에드윈 채드윅 Edwin Chadwick[2]을 비웃었다.

채드윅은 야심이 많고 오만했지만, 당대의 복음 정신을 구현하였다. 이 병이 더러움에서 기인한다고 확신한 그는 빈민들을 〈세탁〉하기로 결심하고 그들의 집과 거리를 닦아냈다. 1842년 빈곤과 건강에 관한 어느 논문에서, 그는 불결함과 질병에 대한 비교통계학을 가지고 자신의 주장을 입증하였다. 그 자료들은 의사이자 통계학자인 윌리엄 파William Farr가 만든 것이었다. 채드윅처럼 윌리엄 파도 위생의 중요성을 설파하는 데 있어 결코 뒤지지 않았다. 그는 치명적인 〈장기〉가 미친개마냥 도시의 시궁창과 하수도에서 흘러나온다고 했다. 그가 완전히 틀리지는 않았다.

처음에 더 나은 상수도와 하수 처리 시설 및 환기 시설에 대한 요구는 지지뿐만 아니라 많은 저항도 낳았다. 그리고 첫번째보다 더욱 심한 두번째 콜레라의 유행은 공황을 부활시켰다. 콜레라는 발진티푸스보다는 사람을 덜 죽였지만 그 과정은 더욱 무섭고 빨랐으며, 어떤 지방에서는 사망률이 50% 이상이었다. 초기의 실패에도 불구하고 위생 개혁가들은 콜레라에 대한 두번째 기회를 잡았다. 1848년에서 1854년까지 채드윅은 신설된 보건위원회의 위원장으로 재직하였다. 그는 새로 제정된 법률에 따라 정부가 시행할 오물 수거, 하수도 건설, 대기와 수질 보전, 빈민가 철거 등에 대한 책임을 지게 되었다. 그래서 콜레라는 〈개혁가의 동지〉로 불렸다.

이런 수단들이 런던의 두번째 대유행을 막지는 못했는데, 그 이유는 불결함이 아니라 콜레라균이 콜레라를 일으켰고 생활용수는 여전히 이 균으로 가득했기 때문이었다. 실제로 어떤 개혁은 상황을 더 악화시켰다. 즉 예전보다 효율이 나아진 새로 건설된 하수도는 콜레라균을 템스 강으로 씻어내렸다. 그러나 런던은 콜레라의 귀환으로 겁에 질린 데다가 악취에도 지긋지긋해졌으므로, 초기의 실패와 대중의 저항에도 불구하고 채드윅의 운동이 지속되었다. 이로 인해 정부는 전문가 위원회, 보건 법규, 예방의

학 등을 강화했다. 무엇보다 이것은 사람들에게 개인 건강과 환경이 공공의 문제임을 받아들이도록 각인시켰다.

상하수도 시스템의 개선은 1868년 콜레라가 세번째로 영국을 덮쳤을 때 보상을 받았다. 이때는 환자와 사망자 수가 모두 더 적었다. 이론과 실행에 있어 부분적으로 오류를 저지르긴 했지만 채드윅은 콜레라는 물론 이질, 장티푸스, 설사 같은 다른 수인성 전염병의 발생도 감소시켰다. 그러나 사생활 침해 및 재원 마련을 위한 세금 인상에 반대하는 사람들은 정부의 그러한 양공 작전에 대항하였다.

영국의 성공은 모든 나라의 정부에 깊은 인상을 주었다. 콜레라가 세 번 창궐한 뉴욕 시는 영국의 모델을 따라 1866년에 보건국을 설치하였으며, 연방 정부도 그 뒤를 따랐다. 상하수도 시스템의 지속적인 개선은 도시의 성장에도 불구하고 설사 질환을 감소시켰다. 1890년대에 콜레라가 다시 많은 나라를 덮쳤을 때, 유럽과 미국은 거의 영향을 받지 않았다. 서유럽에서는 상수도 염소 소독과 콜레라 예방 접종 그리고 다른 새로운 예방 기술 등이 거의 한 세기에 걸쳐 이 병을 제거하였다.

이 새로운 방법들은 콜레라균이 발견된 이후에야 등장하였다. 콜레라와 물과의 상관 관계는 훨씬 전에 발견되었으나 거의 무시되거나 반박을 받았다. 그후 존 스노 John Snow[3]라는 런던의 의사가 1854년에 의학사상 기념비적인 발견 중 하나가 될 보고를 통해 수십 년에 걸친 이 논쟁을 종식시켰다. 스노는 한 지역에서 치명적인 질병이 무리지어 나타나는 사실에 주목하였다. 환자들과 사망자들은 한 가지 사실을 공유하고 있었다. 즉 그들은 소호 부근 브로드 가의 한 우물에서 물을 길어왔었다. 스노는 지역 당국에 물펌프의 손잡이를 교체하도록 요구했다. 이 일이 시행되자 콜레라는 그 지역에서 갑자기 사라졌다. 스노는 콜레라와 우물의 지도를 작성하고 다른 국소적인 발생을 템스 강과 오염된 우물에서까지 추적하였다. 그는 콜레라가 물속의 균 같은 어떤 것에 의해 유발되며 사람에서 사람으로 전염된다는 결론을 내렸다.

존 스노와 브로드 가의 물펌프는 뉴턴의 사과 또는 와트의 물주전자만큼이나 과학사의 전설이 되었다. 그의 콜레라 연구와 윌리엄 파의 통계학적 접근은 질병 전파의 이해를 위해 지금도 쓰이는 모델을 만들어냈다. 그러나 장기 및 위생 이론이 유행하는 한 스노의 아이디어는 세균 이론과 마찬가지로 촌스러운 것이었다.

세균 이론과 세포생물학은 1860년대와 1870년대의 비판적인 연구를 거쳐 마침내 시대를 장악하였다. 1880년대 초에 루이 파스퇴르 Louis Pasteur[4]와 로베르트 코흐 Robert Koch[5]는 특정 세균이 특정 질환을 일으킨다는 사실을 증명하였다. 파리에서 파스퇴르는 탄저균을 발견하고 광견병 〈항독소 혈청 antitoxin〉을 만들어냈으며, 세균에 의한 전염의 원리를 전세계에 확신시켰다. 1882년 베를린에서 코흐는 결핵균을 분리하고, 미생물이 특정 질병을 일으킨다는 사실을 증명하기 위한 네 가지 전제 Koch's postulates[6]를 설정하였다. 다음해에 카이로에서 콜레라 유행을 연구하다가 코흐는 환자와 음료수와 음식에서 콜레라균을 발견하였다. 이것은 의학과 공중보건의 새로운 장을 열었다.

이제 의학은 놀랄 만한 발견과 발명의 분출을 통해 다른 과학 분야들을 따라잡았다. 300만 년 동안 인간의 평균 수명은 수십 년 미만이었다. 모든 연령에서 급사는 흔한 일이었다. 신석기 시대까지는 부상과 사고가 가장 흔한 사망 원인이었다. 정착 생활이 시작되면서 오히려 영양 상태가 나빠지고 수명도 줄어들었다.

그리고 기근과 감염병이 주된 사망 원인이 되었다. 그후 1만 년 동안 세균들은 갓난아기로부터 노인에 이르는 모든 연령의 사람들을 가리지 않고 쓰러뜨렸다. 그러다 갑자기 19세기 말과 20세기 초에 감염병의 원인, 전파 방식, 예방, 치료 등에 관한 주요 발견들이 거의 해마다 쏟아져 나왔던 것이다.

연구자들은 대부분의 인구 밀집성 질병, 말라리아와 나병, 산욕열과 창상 감염의 원인 등에 대해 알게 되었다. 백신으로 몇 가지 질병을 예방할 수 있었고, 항독소 혈청으로는 치료도 가능하였다. 어린이들은 더 이상 디프테리아로 인한 질식이나 설사로 인한 탈수와 쇼크의 위험을 겪지 않게 되었다. 동물에 물리거나 찔린 상처 때문에 감염된 이들은 광견병과 파상풍 예방접종 덕분에 죽지 않게 되었다. 살균법에 대한 관심 덕분에 병원과 수술실은 더 이상 영안실이 아니었다. 20세기 초 패트릭 맨슨Patrick Manson[7]과 월터 리드Walter Reed[8] 등은 곤충과 그 밖의 다른 절지동물들이 말라리아와 황열병과 발진티푸스를 옮긴다는 사실을 보여주었다. 그래서 이 병들의 통제와 치료가 가능해졌다. 파울 에를리히 Paul Ehrlich[9]는 매독을 치료하는 살바르산 Salvarsan, 일명 〈마법의 탄환 magic bullet〉을 개발했다. 이것은 특정 세균과 싸우는 최초의 화학 약제였다. 에를리히의 희망대로 그의 연구는 술폰아미드 sulfonamide(세균의 발육 촉진 인자인 엽산의 형성을 막는 화학 요법제——편집자)와 항생제의 개발을 향한 길을 열어주었다.

많은 미생물학의 개척자들은 총명하고 용감했다. 그러나 적지 않은 수가 자신이 연구한 세균에 의해 목숨을 잃었다. 파스퇴르, 코흐, 리드, 에를리히 등은 베스트셀러 책과 할리우드 영화의 주인공이 되었다. 의학 드라마의 주인공으로 축소되었다고는 하지만, 그들은 여전히 찬란하게 빛난다. 여러 세대에 걸쳐 젊은이들은 폴 드 크라이프Paul de Kruif의 『세균 사냥꾼 *Microbe Hunters*』이나, 폴 뮤니 Paul Muni가 파스퇴르 역을 한 영화 또는 에드워드 로빈슨Edward G. Robinson이 코흐 역을 한 영화 등에 고무를 받아 의학에 뛰어들 결심을 하였다. (언제나 단추를 꼭 채우고 다닌 코흐를 낭만적으로 묘사하는 데는 할리우드의 재주꾼들도 꽤 애를 먹었다.) 감염병과의 전장에는 영웅, 순교자, 구조된 환자, 그리고 천재적인 발견자 등이 매우 많았다.

얼마간은 모든 미생물 범인들이 나타난 것처럼 보였다. 예상대로였지만 물론 잘못된 범인 체포도 있었다. 수십 년 동안 한 가지 세균이 인플루엔자를 일으킨다고 생각되었고(사실은 바이러스에 의해 일어난다), 또 어떤 세균은 말라리아의 주범이라 불렸다(진짜 범인은 원충이었다). 연구자들이 모든 감염병을 종식시킬 보편적 살균제를 꿈꾸었을 때는 본의 아닌 코메디도 있었다. 조지프 리스터Joseph Lister[10] 경은 수술실과 그 안의 모든 것을 석탄산carbolic acid으로 칠해 수술후 감염을 예방하고자 했다. 어떤 약한 산이, 삼키든 주사를 하든 체내에서 같은 일을 할 수 있다면 어떨까? 물론 세균을 죽이는 대부분의 물질은 또한 대부분의 체세포도 죽였다. 그러나 야심에 찬 화학자들은 체내 항균제라는 성배를 찾았다. 스위스의 바이엘 연구소에서 한 화합물이 결핵 환자의 통증과 발열을 덜어주었을 때 연구자들은 환호성을 질렀다. 그러나 그것이 치료가 아니라 일시적인 증상의 경감임을 알았을 때, 그들은 실망에 차서 내팽개쳤다. 나중에 이 화합물 아세틸살리실산acetylsalicylate은 재발견되어 아스피린aspirin이라는 이름이 붙었다.

대부분의 실수는 이제 잊혀지거나 또는 승리의 연대기에서 작

214

은 각주로 남아 있다. 사람들의 평균 수명은 19세기 이래 거의 두 배가 되었으며, 예전에 많은 의사가 환자들을 겁에 질리게 만들었던 유행성 질병들은 평생 한 번도 보지 못하게 되었다. 영아 사망은 흔한 일이 아닌 예외적인 경우가 되었다. 의학은 이런 진보의 최대 공로자로 여겨졌으나, 실제로는 제한적인 역할을 수행했을 뿐이다. 건강과 수명은 파스퇴르와 코흐 이전부터, 심지어 콜레라의 도래 이전부터 개선되어 왔다. 콜레라를 불러들인 바로 그 원인인 인구 폭발은 개선된 보건 환경의 결과였다.

인구는 18세기부터 주로 경작과 식품 저장 및 수송 수단의 개선 덕분에 폭증하기 시작했다. 사람들이 집약 농업에 의존하는 한 겪어야 했던 재앙인 기근도 드물어졌다. 하지만 19세기 아일랜드의 대기근은 기근이 상존했던 고약한 옛 시절로 회귀하는 징조로 보였기 때문에 더욱 충격적이었다. 인구학자 토머스 맥퀸 Thomas McKeown은 1650-1750년 사이의 농업 발전이 유럽과 중국에서 사망률을 감소시켰음을 분명하게 보여주었다. 육류와 낙농 제품의 풍부한 단백질은 기근 해방 이상의 역할을 했다. 그것은 어린이 감염병과 영아 사망률을 줄였던 것이다. 오늘날 제3세계 국가들에서 볼 수 있는 것처럼 약간의 식사 개선만으로도, 설사로부터 흔한 바이러스 감염에 이르는 어린이 감염병을 줄일 수 있었다. 그러한 개선의 효과는 늘 인구의 폭증을 가져왔던 것이다.

역사가 윌리엄 맥닐은 19세기 내내 발병 조건과 인간의 기술 사이에 경쟁이 있었다고 말한다. 발병 조건이란 더 크고 조밀한 인구 집단과 산업화 그리고 그것들이 초래한 해로운 상태들이고, 기술이란 더 나은 경작술과 위생과 발전된 의학을 뜻한다. 새로운 경작법과 위생은 의학이 공헌하기 이전에 이미 승리를 거두었다. 콜레라와 발진티푸스에도 불구하고 항독소 혈청이나 백신이 없이도, 건강과 수명은 개선되었고 사망률(특히 영아와 어린이 사망률)도 떨어졌다.

처음으로 사망 원인이 정기적으로 기록되기 시작한 19세기 초, 치명적인 감염병은 이미 분명히 줄어들고 있는 것 같았다. 결핵 발생은 코흐가 결핵균을 발견하기 전부터 감소하고 있었다. 1947년에 스트렙토마이신 streptomycin이 등장하기 전에는 어떠한 효율적인 결핵 치료약도 없었고, 1950년대까지는 널리 쓰일 만한 백신도 없었다. 그때 서구에서는 이미 결핵이 크게 감소하여[11] 대체로 영양 상태가 나쁘거나 다른 선행 조건이 있는 사람들만 걸릴 뿐이었다. 19세기 말에 항독소 혈청이 개발되기 전까지 디프테리아는 무서운 어린이 살해자였다. 그러나 그때는 이미 디프테리아의 독성이 약해지던 중이었다. 성홍열은 1930년대에 술폰아미드가 나올 때까지 어린이들을 죽이거나 불구로 만들었다. 그러나 그것도 반세기 혹은 그 이전부터 빈도와 강도가 줄어들어 왔다.

맥퀸도 인정했듯이 영양만으로 이 모든 변화를 설명할 수는 없다. 몇몇 학자의 주장대로 몇 가지 주요 병원균들은 독성이 약한 형태로 변이를 일으켰을 것이다. 1700년 이전까지 서구에서는 세균과 인간이 서로에게 더 나은 내성을 갖는 형태로 길들여져 온 것처럼 보인다. 몇 가지 치명적인 유행병들은 가벼운 풍토병이 되었다. 어떤 면에서 그것은 모든 인구 밀집성 질병들을 유발할 만큼 큰 도시에 더 많은 사람들이 살 수 있도록 했다. 도시인들은 셋집과 공장과 학교에서 더욱 좋아진 건강과 영양 상태로 일찍부터 많은 세균에 노출되었다. 그래서 많은 사람들이 심하게 앓지 않고도 면역력을 발달시켰다.

예방 접종은 전염성 질병에 대한 또 하나의 방책이었다. 여러 세기 동안 아시아와 인도 및 아랍 세계의 사람들은 두창 고름을 비감염자의 피부에 문지르는 방식으로 인두 접종을 해왔다. 이것은 대개 다음번 노출에 대한 면역력을 생성하는 가벼운 증상을 일으켰다. 인두 접종은 이따금 병과 죽음을 초래하기도 했지만 두창이 널리 퍼지고 있을 때는 그 이득이 더 컸다. 인두 접종은 18세기 초에 영국에 도입되어 유럽 세계로 퍼져나갔다. 이것을 의무화한 것은 민간 정부가 아닌 군대였다. 워싱턴은 1776년 자신의 군대에게 접종시켰으며, 20여 년 뒤에는 나폴레옹도 군대에 접종시켰다.

18세기 말에 인두 접종은 우두 접종으로 대치되었다. 영국의 의사 에드워드 제너 Edward Jenner[12]는 우유를 짜는 부녀자들은 두창 반흔이 거의 없다는 사실에 주목하여, 그것이 두창의 가까운 사촌인 우두 때문임을 알아냈다. 우두의 고름을 피부에 긁어 주입하는 우두 접종은 두창의 인두 접종보다 더 안전하고 믿을 만했다. 제너는 1798년에 우두 접종에 관한 책을 펴냈으며, 10년도 지나지 않아 이 시술법은 세계 대부분의 지역으로 퍼져나갔다.[13]

우두 접종법은 인간의 수명과 인구 성장에 대한 의학사상 최초의 주된 공헌이었다. 그러나 세균 이론으로 그것이 어떻게 작용하는지를 설명하기 전까지는 다른 감염병에 대한 예방법의 모델이 되지는 못했다. 그때까지 유럽인들의 생활 수준과 수명과 인구는 한 세기 이상이나 적절하게 진보하여 왔다. 이때부터 의학과 영양과 위생은 상보 효과를 보이며 함께 기능했다. 20세기 초에는 개선된 폐기물 처리, 수돗물 염소화, 저온 살균법, 식품 보관을 위한 냉장고의 사용, 역병 통제 덕분에 감염병은 더욱 감소하였다. 거기에는 콜레라에 대한 승리로 정부와 사회가 시민들의 건강을 책임지게 된 것도 부분적으로 작용하였다.

1900년 무렵에 처음으로 도시는 시골로부터의 꾸준한 전입 없이도 인구를 유지할 수 있게 되었다. 대부분의 서유럽 국가들은 도시화되었으며, 출생률은 빠르게 떨어졌다. 주된 이유는 값싸고 효율적인 피임 기구들이 널리 보급되었기 때문이다. 그래도 인구는 꾸준히 증가했다. 식구 수가 많은 가족이라 하더라도 다섯이나 열이 아니라 겨우 두셋의 자녀를 두었지만, 그들 대부분은 성년기까지 살아남았다. 건강 상태의 개선과 그 결과에 기여한 모든 것들 중에서 의학은 가장 극적이고도 놀랍게 보였다. 병원균의 규명은 하수를 정화하는 것이나 우유의 날짜를 점검하는 것보다 훨씬 더 각광을 받았다. 아마 그 극적인 측면과 타이밍은 의학이 왜 서구의 인구 증가와 건강 및 수명 증진에 실제로 기여한 바 이상으로 칭송을 받았는지를 설명할 수 있을 것이다.

제1차 세계대전 무렵에는 아직 정복되지 않은 질병들의 극복도 단지 시간 문제라는 생각이 만연해 있었다. 그러나 두 가지 무서운 범유행병, 즉 발진티푸스와 인플루엔자가 5년 이내에 수천만 명을 죽이고 의학이 그것에 대해 어떤 치료나 예방도 하지 못할 운명이 기다리고 있었다. 한 세대 후에 발진티푸스는 항생제로 치료하게 되었지만, 인플루엔자에 대해서는 여전히 어떠한 효과적인 치료법도 없었으며, 이것은 인간의 건강과 생명에 대한 가장 무서운 위협 중의 하나로 남아 있다. 1918년 이른바 〈스페인 독감 spanish flu〉이 급습하였을 때, 아무도 그것이 전지구적인 재앙이 되리라 예상하지 못했다.

〈인플루엔자 influenza〉라는 단어는 1743년 이탈리아어로부터 영어에 들어왔다. 이것은 장기(瘴氣) 또는 별[星]의 〈영향〉을 뜻한다. 개별적인 범유행은 그 원천이라 생각된 지역에 따라 이름이 붙여졌는데, 맞기도 하고(아시아 독감) 틀리기도 했다(스페인 독감). 이 감염병의 궁극적인 원천은 농장의 동물들이었다. 사람들은 여러 세기 동안 인간의 독감 발발이 돼지, 오리, 말 등의 전염병과 종종 시기적으로 일치한다는 사실을 알고 있었다. 그렇다고 인간의 독감이 기원전 5000-2000년 사이인, 동물의 가축화 시점 이전으로까지 거슬러올라가지는 않는다. 인플루엔자는 그 원천과의 연결 고리를 결코 잃지 않았다. 이 바이러스의 생물학적인 성공 요인은 그것이 인간과 다양한 가축들 사이를 오갈 때 일어나는 피막의 돌연변이에 있었다.

독감은 고대와 중세에도 존재했지만, 논란의 여지없는 최초의 발생은 1387년 중세 후기의 유럽에서 있었다. 1492년까지 잠재적인 범유행은 분명히 처음 발생한 대륙에서 사그라들었다. 최초의 진정한 범유행은 16세기에 일어났다. 18세기와 19세기에는 다섯 번 내지 열 번의 범유행이 있었다. 이들 대부분은 러시아와 중앙아시아에서 시작하여 육로와 해로로 태평양의 섬까지 여행하였다. 1833년의 범유행은 특히 심했다. 이것은 몇몇 유럽 도시의 주민들 중 절반을 드러눕게 만들었고 수만 명의 목숨을 앗아갔다. 아마도 죽은 이들 대부분이 노인이거나 이미 병자였기 때문에 대중적인 공포가 없었을 것이다.

인플루엔자는 대개 이렇게 활동한다. 그것은 세상에서 가장 고약하지만 가장 두려움을 덜 일으키는 살해자 중 하나이다. 그것은 잠깐 동안의 발열과 두통과 발한을 일으키고, 그 뒤에는 노곤함과 우울함이 특징인 긴 회복기를 수반한다. 사망률은 대개 0.01% 미만이며, 사망은 주로 폐렴 합병증에 기인한다. 그러나 낮은 사망률에도 불구하고 너무나 많은 사람들이 독감에 걸리기 때문에, 목숨을 잃은 사람의 수는 종종 엄청났다. 사망의 직접적인 원인은 합병증이지만 이 병의 실질적인 영향은 추가 사망률, 즉 유행전 평상시의 사망자 수를 초과하는 숫자를 통해 측정할 수 있다. 비교적 가볍게 지나가는 해라도 미국에서 독감이 유발하는 추가 사망자 수는 수만 명에 이른다. 인플루엔자는 현재 사망 원인 10위 안에 드는 유일한 감염성 질병이다.

인플루엔자 바이러스는 종종 막단백질에 미미한 유전학적 변화를 나타낸다. 그 변화는 빈도는 낮지만 의미심장한 전환이다. 어떤 연구자들은 이것이 60년 주기로 일어난다고 주장하나, 대부분은 불규칙하다고 생각한다. 그러한 변화를 통해 바이러스는 인간에게 면역학적으로 낯선 존재가 되어 결과적으로 처녀인구 집단을 공격하게 된다. 이것은 새로운 균주의 독감이 러시아 또는 아시아로부터 전파된 1833년과 1889년에 분명해졌다. 처음으로 기차와 기선의 속도로 전파된 1889년의 범유행은 유럽에서만 25만 명을 죽였다. 그 무서운 병독성에도 불구하고 이 병은 1918년에는 거의 잊혀졌는데, 이때 이른바 스페인 독감이 (다시 동방으로부터) 등장했다. 이 범유행은 역사에 기록된 최악의 재앙 가운데 하나였으며, 오늘날의 바이러스학자와 역사가들에게도 수수께끼로 남아 있다. 그들의 의문은 학문적인 것을 넘어섰다. 또다른 그러한 바이러스가 등장하게 되더라도(많은 연구자가 그러하리라 생각하고 있다) 우리는 1918년의 사람들과 마찬가지로 별로 맞설 무기가 없을 것이다.

그 해 봄의 첫번째 범유행 물결 때부터 스페인 독감은 이전 것과는 달랐다. 노인과 병자들을 죽이는 대신 이 병은 건강한 젊은이와 임산부의 목숨부터 빼앗았다. 인구 밀도가 높은 군대 안에서 병사들은 열성 혼수를 일으키다가 많은 수가 폐렴으로 죽어갔다. 어떤 의사들은 이것이 새로운 역병이라 생각했고, 독일이 세균전을 한다는 소문도 퍼졌다. 그러나 이것은 어쨌든 인플루엔자였는데, 그 전후의 어느때보다 더 맹렬했으며 2차 감염도 자주 유발하였다. 8월에 두번째 물결이 몰아닥쳤을 때는 군대와 화물선이 이 바이러스를 전세계로 퍼뜨렸다. 그리하여 인플루엔자가 열대에서 툰드라 지역에 이르는 모든 나라의 군대와 모든 지역의 민간인들을 덮쳤다.

인플루엔자는 남아프리카, 시베리아, 사모아에서 맹위를 떨쳤다. 미국의 여러 도시에서 절반의 인구가 이 병을 앓았다. 경찰서와 소방서는 거의 기능을 할 수 없었다. 극장, 학교, 도서관, 교회, 수영장이 문을 닫았다. 필라델피아는 가장 심하게 당한 도시 중 하나였다. 그곳에서는 감기와 폐렴이 10월의 둘째 주에만 2,600명, 그 다음 주에는 4,500명을 죽였다. 뉴욕 시에서는 한 주 동안 9,000명이 죽었다. 의사와 간호사들도 이 범유행의 와중에서 용감하게 싸웠지만, 그들 또한 엄청나게 죽어갔다. 이민단의 상륙은 연기되었고, 배들은 그저 바다에 떠 있어야 했다. 중세의 흑사병 때와 흡사한 장면들이 잇달았는데, 즉 엉망진창이 된 병원, 만원이 된 시체 공시소(公示所), 공동 묘지, 환자와 죽어가는 이들 옆에 널린 시체들 등의 광경이 펼쳐졌다.

모든 예방 시도는 실패로 돌아갔다. 사람들은 마스크를 쓰고 서로 쳐다보았고, 많은 도시에서는 이것이 법률로 강제되기도 하였다. 사람들은 토치램프torch lamp로 매시간 연못을 정화하고, 알코올로 전화기를 닦아내고, 악수를 피하였다. 돌팔이와 민간요법에 의지하여 나무 연기를 들이마시거나, 이불에 황을 불어넣거나, 이를 뽑거나 편도선을 제거하기도 하였다. 의사들도 더 나은 방법을 알지 못했다. 많은 이들은 이 유행성 독감이 여전히 *Haemophilus influenzae*라는 세균에 의해 일어난다고 잘

못 생각하였다. 필라델피아와 보스턴에서는 독감 백신이 배포되었다. 의사와 보건 관리들은 그것이 쓸모없음을 알았지만, 그래도 그것이 사기를 진작시키고 공포를 줄이는 데 도움이 될 것이라 느꼈다. 이 백신은 도움이 되는 것처럼 보이기도 했는데, 왜냐하면 독감이 올 때처럼 갈 때도 신속하게 사라졌기 때문이었다.

인플루엔자로 인한 사망자 수는 미국에서만 55만 명에 달했는데, 이것은 제1차 세계대전에서의 사망자 수의 10배이다. 물론 확인되지 않은 사망자들도 많았다. 아마 실제 사망자 수는 65만 명에 이르렀을 것이다. 인도처럼 참혹하게 황폐화된 나라들에서 얼마나 많은 사람들이 죽었는지는 그저 추정만 할 수 있을 따름이다. 인플루엔자로 인한 당시의 전세계 사망자 수는 대개 2,000만 명으로 추산됐지만, 실제로는 3,000만 명 내지 심지어 4,000만 명에 달했을 것이다. 제1차 세계대전 4년 동안의 사망자 수는 1,500만 명이었다. 하지만 인플루엔자는 불과 6개월 만에 그 수의 2배에 달하는 사람들을 죽였다. 흑사병조차도 그렇게 많은 사람들을 그렇게 신속하게 죽이지는 않았다.

우리가 이 엄청난 독감 재앙의 이야기를 듣고 자라지 않은 것이 오히려 놀라운 일이다. 대중의 공포가 그토록 적었고, 그 감염 경험이 역사에 아주 가벼운 흔적만을 남겨놓았다는 사실도 마찬가지로 놀랍다. 『미국의 잊혀진 범유행병 *America's Forgotten Pandemic*』이라는 앨프레드 크로스비의 저서 제목은 매우 적절하다. 캐서린 앤 포터 Katherine Anne Porter의 「창백한 말, 창백한 기수 Pale Horse, Pale Rider」만이 이 범유행의 사회적·개인적 경험을 생생하고 자세하게 기술하였다. 오늘날 많은 미국인들은 할아버지 시대에 있었던 최악의 대몰살보다 중세의 흑사병에 대해 더 많이 알고 있다.

크로스비는 왜 이 범유행이 세상의 기억에 깊은 흔적이 아닌 가벼운 자국만을 남겨놓았는지에 대해 몇 가지 설명을 제시한다. 그의 말로는 당시 사상 최악이었던 전쟁의 잔인함과 광기가 이 범유행을 가려버렸다고 한다. 이것이 진실이라 해도 그런 재앙에 대한 기억상실증에 가까운 망각을 다 설명하지는 못한다. 나는 당시의 독감 희생자들 또는 그들을 돌보다 죽은 의사나 간호사들을 기리는 단 하나의 공공 기념물도 보지 못했다. 그래도 규모가 훨씬 작은 당대의 의학적 위기에 대한 기념물이 하나 있는데, 그 존재는 자못 시사적이다.

뉴욕의 이스트 67번가 근처 맨해턴 중앙공원에는 발토 Balto라는 이름의 에스키모 개를 기리는 큰 청동상이 서 있다. 이것은 서구에서는 거의 사라진 한 감염병과의 투쟁을 기리는 국제적인 상징이 되었다. 2세기 로마의 아레타이우스 Aretaeus가 처음 기술한 디프테리아는 많은 어른들과 수많은 어린이들을 서서히 질식시켜 죽인, 흔하고도 무서운 전염병이었다. 유럽인들은 이 병을 신세계에 가져왔고, 이 〈악성 후두 홍역 malignant throat distemper〉의 유행은 뉴잉글랜드 식민지들을 20-40%에 달하는 사망률로 휩쓸었다. 한 세기 전까지 디프테리아는 미국 어린이들에게 가장 무서운 유행병 중 하나였다. 강력한 독소를 내뿜는 이 디프테리아균에 대해, 1891년에서야 비로소 최초의 항독소 혈청이 만들어져 사용되었다. 오늘날 DPT 접종으로 디프테리아를 예방하지만, 이 병은 제2차 세계대전까지도 적지 않았다.

1920년대에도 오지에서는 디프테리아의 유행이 있을 때 항독소 혈청을 구하기가 여전히 어려웠다. 소규모의 국지적 유행도 일단 언론에 공개되면 곧 어린이들이 고통스럽고 〈예방 가능한〉

죽음을 맞게 되리라는 대중적인 우려를 불러일으켰다. 알래스카의 놈Nome 지방에서 1925년 1월에 발생한 디프테리아가 바로 그런 경우였다. 놈은 겨우 2,000명이 사는 작은 마을이었고, 주민 대부분은 인구 밀집성 질병에 대한 예방 접종을 받지 못한 원주민들이었다. 25명의 어린이가 디프테리아에 걸려 죽어가고 있었다. 그 밖에도 수십 명이 이 병에 노출되어 위험에 처해 있었다. 가장 가까운 항독소 혈청은 앵커리지에 있었다. 놈은 폭풍이 험한 곳이었고 가장 가까운 철도도 1,000킬로미터나 떨어져 있었다. 전세계의 신문이 이 구조 작전을 뒤쫓았다.

개와 썰매와 항독소 혈청이 앵커리지 북부의 슈어드로부터, 놈에서 가장 가까운 철도역인 네나나로 보내졌다. 한겨울에 마지막 1,000킬로미터를 여행하는 방법은 우편로를 따라 개썰매로 크로스컨트리 릴레이를 하는 것이었다. 그 여행에는 통상 20일이 걸렸으며, 최단 기록은 9일이었다. 놈의 어린이들은 그렇게 기다릴 시간이 없었다. 개썰매는 영하 60도의 눈보라와 혹한 속에서 출발했고, 기적적으로 그들은 항독소 혈청을 가지고 5일 반 만에 놈에 도착하였다.

이 마지막 여정을 이끈 조지 카슨George Kasson은 세계적인 영웅이 되었다. 카슨은 진정한 영웅은 자신이 아니라 우두머리 개인 발토라고 말했다. 이 개는 종종 카슨의 눈을 뜨지 못하게 만들었던 눈보라를 뚫고 놈으로의 길을 헤쳐나갔다. 이 여정은 해마다 이 길을 달리는 개썰매 경주를 통해 기념되고 있다. 길 이름은 1920년 비슷한 방법으로 구원된 마을의 이름을 따 이디타로드Iditarod라 불린다. 발토는 다른 어디서보다 뉴욕에서 영웅이 되었는데, 여기서는 신문들이 이 이야기를 처음부터 머릿기사로 실었다. 공원의 책임자는 중앙공원에 이 개의 동상을 세울 기금을 모았다. 카슨과 발토가 이 봉정식을 위해 뉴욕으로 왔는데, 그 행사는 발토가 군중 속에 있던 어느 에스키모 암캐의 암내를 맡음으로써 엉망이 되고 말았다.

　1918년의 독감 범유행은 기억으로부터 멀어졌다. 에이즈 시대 이전의 마지막 범유행병인 독감과 발진티푸스로 5,000만 명이 사망했는데도, 의학은 이상하게도 그 재앙을 막지 못한 데 대한 비난을 받지 않았다. 오히려 의학과 발토는 영웅으로 남아 있다. 발토에 대한 기억은 여전히 선명하다. 사람들은 매일 그 청동상을 보기 위해 멈춰 서서 항독소 혈청을 싣고 달린 발토의 이야기를 기록한 명판을 읽는다. 발토의 등 가운데 부분은 70년 동안 어린이들을 태워서 반질반질해졌다. 1920년대에 미국은 그들의 현재와 미래가 발진티푸스와 독감이라는, 미처 해결되지 못한 치명적인 질병들보다는 감염병으로부터 어린이들을 구해낸 자신들의 능력에 달려 있다고 여겼던 것 같다. 그러나 그러한 내적인 믿음과 선택에 대한 낙관주의는 겨우 수십 년 동안 지속될 운명이었다.

10장

# 세균들의 정원

바이러스성 열병이 휩쓴 20세기

쉰 살이 넘은 독자라면 〈폴리오polio의 여름 공포〉를 기억할 것이다. 그보다 젊다면 그런 일은 전혀 모를 것이다. 해마다 최초의 폴리오(원어는 poliomyelitis; 〔급성〕회백수염——편집자) 증례가 신문과 라디오에서 울려퍼지면, 부모들은 자식들을 위해 여름 기도를 읊조렸다. 〈수영장이나 극장이나 그 밖의 어디든, 사람이 많은 곳에는 가지 않도록 해주십시오〉라고. 폴리오는 사악한 번개처럼 어디서든 누구든지 급습하지만, 대개 청소년들을 불구로 만들거나 죽였다. 폴리오의 대중적인 이름은 〈소아마비 infantile paralysis〉다. 폴리오에 대해서는 어떤 치료법이나, 심지어 진단 검사법도 없었다. 사람들은 한여름부터 가을까지 어린이가 발열과 인후통으로 쓰러지면 폴리오로 인한 경부 강직 stiff neck과 그에 따른 근육통을 보게 될 때까지 기다리는 수밖에 없었다. 그런 증세가 나타나면 그때부터 신경이 곤두섰다. 아이는 회복되든지 평생 불구가 되든지, 아니면 죽을 것이었다.

1930년대부터 폴리오에 대한 공포는 〈10센트 행진 운동 March of Dime〉에 의해 더욱 증폭되었다. 운동 단체의 기관지는 폴리오 연구 기금을 모으기 위해, 목발을 짚고 앙상한 팔다리는 보장구에 끼운 꼬마의, 가슴을 저리게 하는 그림을 기관지에 실어 전국민을 움직였다. 뉴스 영화는 생존자들조차 철폐(鐵肺, iron lung)라고 하는 커다란 인큐베이터 속에서 평생을 보내야 할 것임을 국민들에게 일깨웠다. 폴리오에 대한 유일한 승리의 이미지는 대통령 프랭클린 루즈벨트였다. 어른이 되어 이 병에 걸린 루즈벨트는 다리에 4.5킬로그램의 지지대를 받치고서야 일어설 수 있었다.

20세기에 들어설 무렵까지도 폴리오는 드물었다. 전세계적으로 새로운 환자 수는 1년에 수백 내지 수천 명에 불과했다. 그러나 이 숫자는 1950년대 초반까지 꾸준히 늘었다. 이 무렵 미국에서만 해마다 6만 명의 환자가 새로 발생했다. 대부분의 새로운 유행성 질병과는 달리, 폴리오는 약해지지 않고 더욱 강해져서 더 많은 환자를 불구나 사망에 이르게 했다. 어린이 질병들이 차례로 치료되거나 예방 가능하게 되는 동안에도 폴리오는 연구자들의 손을 벗어났다. 그들은 이것이 먼지와 오물이 아니라 청결과 풍요로부터 등장한 새로운 유형의 질병이라는 증거를 무시하였다.

어떤 역사가들은 폴리오의 기원이 고대 이집트 시대까지 거슬러올라간다고 주장하였다. 아마 그럴지도 모르지만 증거는 희박하다. 논란의 여지가 없는 최초의 증례는 18세기 후반의 것이며, 그 뒤로도 환자 발생이 매우 드물고 산발적이어서 폴리오가 전염된다고는 생각되지 않았다. 규모는 작지만 기록된 최초의 유행은 스웨덴의 시골에서 1887년에 일어났다. 다음 20년 동안 스웨덴과 미국 북동부 지방에서 수십 차례의 유행이 있었지만 겨우 수백 명의 희생자를 낳았을 뿐이다. 1907년 최초의 대규모 유행의 해에 폴리오는 프랑스로부터 오스트레일리아에 이르는 부유한 국가들에서 나타났다. 1916년 6월 미국에서 발생한 대유행으로 폴리오는 자녀가 있는 모든 가정의 걱정거리가 되었다. 처음의 몇몇 증례는 뉴욕 브루클린의 이민자 동네에 있는 진료소에서 나타났다. 7월과 8월에 걱정은 공포가 되었다. 폴리오는 뉴욕 시의 다른 지역에서도 나타났고 미국 동부와 중서부 지역으로까지 퍼져나갔다. 그 해 말까지 2만 7,000명의 환자가 발생해서, 그 가운데 6,000명이 죽었다. 뉴욕 시에서만 거의 9,000명의 환자와 2,500명의 사망자가 발생했다.

아이러니컬하게도 이 해 미국의 자연사박물관은 〈세균들의 정원 The Garden of Germs〉이라 이름한 미생물 700종의 도판을 전시하였다. 폴리오는 거기서 빠졌지만 전염병에 대한 승리의 시대였으므로 많은 이들은 폴리오의 원인균도 곧 밝혀질 것으로 확신하였다. 1909년 록펠러 재단의 사이먼 플렉스너 Simon Flexner는 폴리오가 실험실에서 원숭이들 간에 옮겨질 수 있음을 알아냈다. 원인체가 보이지는 않았지만 질병의 원인으로 새로 가정된 인자인 바이러스임에 틀림없었다. 1916년 플렉스너와 그의 동료 히데요 노구치 Hideyo Noguchi〔野口英也〕는 《뉴욕타임스》와의 회견에서 자신들이 암시야현미경으로 폴리오 바이러스를 보았다고 했다. 이것은 〈특정한 형태와 크기가 없이 수많은 밝은 점〉이라고 묘사되었다. 그들이 무엇을 보았는지는 하늘만이 알겠지만 아마도 오염물이나 먼지였을 것이다. 어떤 바이러스도 광학현미경으로는 볼 수 없다. 그러나 다음해에, 아마 플렉스너-노구치의

〈관찰〉에 기반을 두고 묘사했을 폴리오 바이러스의 그림이 〈세균들의 정원〉에 합류하였다.

어떤 축하도 아직 일렀다. 여전히 폴리오에 대한 검사법이나 예방 백신이나 치료법은 없었다. 그리고 아무도 바이러스가 어떻게 전파되는지를 알지 못했다. 폴리오가 종종 당혹스럽고 새로운 도전을 할 때마다 그 참혹한 유린에 대해, 보건 관리들은 최후의 싸움을 벌이는 중이라고 응답했다. 위생은 콜레라와 장티푸스를 정복하였다. 그래서 많은 이들은 그 방법이 폴리오도 묶어둘 수 있을 거라 믿었다. 문제는 무엇을 위생처리하느냐였다. 많은 의사들은 폴리오가 공기를 통해 전염된다고 생각하여 감기나 독감처럼 재채기나 기침을 통해 전파된다고 믿었다. 놀이터와 극장과 도서관은 어린이들의 출입 금지 장소가 되었다. 어떤 곳은 완전히 문을 닫기도 했다. 어쩌면 이 바이러스는 수인성일지도 몰랐다. 그래서 사람들은 연못과 수영장의 물을 마시지 말라는 충고도 들었다. 이 병의 전파를 저지하기 위해 각 도시는 어린이들을 시골로 피난시키려는 부모들의 노력을 막으려 했으나 헛수고였다. 뉴욕 시를 비롯한 여러 지방 정부들은 기차역에서 여행객들에게, 특히 어린이들을 동반한 여행객들에게 여행증명서를 요구하였다. 그러나 많은 시민들은 규제를 무시하고 자신들이 찾아낸 경로를 통해 도피하였다.

어떤 전문가들은 어쩌면 신체 접촉과 감염 매개체[1]가 폴리오를 옮길 거라고 말했다. 그들은 거리와 공원과 학교를 감시하고, 물과 우유와 음식을 조사했다. 어린이들은 장난감을 함께 가지고 놀지 말라는 충고를 들었다. 버스와 공중전화기는 날마다 소독되었다. 폴리오가 유행하는 지역을 방문한 사람들은 곧바로 몸을 씻고 옷을 빨고 머리를 감고 살균제로 양치를 하고 코에도 살충제를 뿌리라는 충고를 들었다.

어쩌면 다른 전문가들이 충고했듯이 가축이 폴리오를 옮길 수도 있었다. 사람들은 개와 고양이를 내다버리거나 죽였다. 좀더 대중적인 생각은 곤충이 쓰레기나, 거리에 흔한 말똥으로부터 사람들에게 폴리오를 옮긴다는 것이었다. 패트릭 맨슨은 모기가 말라리아를 옮긴다는 사실을 보여주었다. 월터 리드는 모기가 황열병을 옮긴다는 사실을 증명하여 국민적인 영웅이 되었을 뿐만 아니라 파나마 운하의 건설이 가능하도록 했다. 곤충 방제를 통한 이러한 공중보건상의 승리는, 파리가 비슷하게 장티푸스와 폴리오도 옮긴다는 생각을 고무시켰다. 보건 당국은 사람들에게 쓰레기를 묻고 창문에 망을 치라고 촉구했다. 포스터와 팸플릿에는 코뿔소만한 파리가 어린이들을 공격하는 모습이 실렸고, 도시마다 어린이들을 위한 파리잡기 경연 대회가 열렸다.

파리잡기와 청소와 양치질 같은 모든 활동의 이면에는 불결함, 즉 폴리오가 빈민과 이방인에 의해 전파된다는 믿음이 깔려 있었다. 학자들과 일반인들은, 더럽고 무지하며 위생이 엉망인 이민자의 무리가 청결한 사회를 감염시키는 것을 똑같이 두려워했다. 1906년 뉴욕 시에 사는 아일랜드 출신의 가난한 요리사 메리 맬런Mary Mallon은 〈장티푸스 메리〉라는 별명으로 악명이 높았다. 그녀는 일상 생활에서 질병과 죽음을 뿌리는 조용한 보균자로 여겨졌다. 이와 비슷하게 1916년에는 가장 최근의 이민자들인 이탈리아인과 슬라브인 및 유대인들이 폴리오를 퍼뜨린다고 여겨졌다. 보건 관리들은 청소와 방충망 치기와 보건 교육 등을, 브루클린과 맨해턴 남동쪽 지역 및 그런 인종들이 사는 필라델피아 남부의 게토에서 집중적으로 실시하였다.

1916년 최초의 폴리오 증례 몇 가지가 브루클린의 진료소에서 보고되었지만, 역학적 증거는 언제나 도시의 빈민들과 거리가 멀었다. 스웨덴과 미국의 초창기 발생은 시골과 교외에서 일어났다. 스테이튼 섬의 일부와 뉴욕 시의 교외는 인구 밀도가 에이커당 겨우 두 명이었다. 그런데 여기서는 에이커당 170명이 사는 맨해턴보다 훨씬 많은 폴리오가 발생했다.

다시 말해 원래부터 스테이튼 섬에 거주해 온 부유한 환자들이 더 많이 사지마비가 되거나 죽었다. 이런 양상은 다른 곳에서도 마찬가지였다. 필라델피아의 부유한 메인라인 지역에는 이민자들이 몰려 사는 게토보다 더 많은 폴리오 환자가 있었다. 모든 곳에서 폴리오는 가난한 흑인들에게 드물었다. 그러나 공식적인 시각은 백인 이외의 인종이 사는 슬럼가를 지목하고 있었다.

기금 조성을 위한 선전에 의해 고양된 또다른 신화는 폴리오가 어린이 질환이라는 것이었다. 1916년 이래 40여 년 동안 폴리오는 점점 더 높은 연령층의 사람들을 공격하였다. 20세기 중반에 폴리오는 어린이 질환이라기보다 소년과 청년층의 병이 되었다. 또 이것은 독성이 더욱 커져서 더 많은 환자를 불구로 만들거나 죽이는 것처럼 보였다. 폴리오가 퍼져 전세계의 처녀인구 집단을 공격했을 때, 가장 위험에 처한 연령층은 15세에서 25세까지였다. 외견상 폴리오는 서구의 어린이 질환으로 시작된 것처럼 보였다. 이미 많은 성인이 면역을 가지고 있었기 때문이다.

폴리오 연구는 1948년까지 거의 진전이 없었는데, 이때 존 엔더스John Enders가 살아 있는 원숭이가 아닌 시험관에서 이 바이러스를 배양하는 방법을 고안하여 노벨상을 받았다. 마침내 이 바이러스는 인공적으로 배양되어 새로 개발된 전자현미경을 통해 상세히 연구됨으로써 그 자연사가 분명해졌다.

폴리오 바이러스는 사람에서만 산다. 이것은 수백만 년도 더 이전에 아마 쥐로부터 옮겨와 사람의 소장에 적응하였을 것이다. 많은 장내 바이러스들처럼, 이것은 더운 기후에서 생존하면서 구강-항문 전파를 통해 퍼진다. 사람들은 이 바이러스를 더러운 손이나 매개체를 통해 다른 사람에게 전달한다. 이 바이러스가 입으로 들어가면, 목구멍에 이어 장에서도 증식한다. 일반적으로는 사소한 증상을 일으키거나 전혀 증상을 일으키지 않으며, 영구 면역을 촉발한다. 그러나 완전히 밝혀지지 않은 어떤 이유로 소수의 사람들에서 이 바이러스는 혈관을 타고 뇌와 척수로 들어간다. 이것이 유발한 염증은 일시적이거나 아니면 영구적인 마비를 일으킨다. 마비가 핵심 기관에 이르면 환자는 사망한다. 폴리오 바이러스를 나이가 들어서 만날수록 신경 손상이 더 많이 일어나며, 또한 그런 손상이 영구적으로 될 확률이 높아진다.

이것은 연구자들이 왜 그렇게 오랫동안 폴리오의 역학적 궤적을 따라가는 데 실패했는지를 설명해 준다. 이 감염은 어디에나 있지만 아주 예외적인 경우에만 마비를 일으킨다. 한때 어디에나 있었고 조용했던 이 바이러스는 빈곤과 더러움이 줄어든 선진국에서 문제가 되었다. 카이로나 봄베이같이 인구가 많고 더운 도시에서는 대부분의 어린이들이 폴리오 바이러스에 노출되어 대개 세 살까지는 면역을 획득한다. 그러므로 마비와 죽음은 드물다. 19세기 후반까지는 인구가 많고 비위생적인 미국과 유럽의 도시들에서도 그랬다. 그후 위생 환경이 개선되고 교외 거주가 확산되면서 인구 밀집도 감소하였다. 따라서 많은 아이들이 다섯 살쯤 되어 학교에 가기 전까지 서로 섞여 놀며 병원균을 교환할 기회가 줄어들었다. 그러자 영아기나 걸음마 시기보다 심각한 증상이 생기기 쉬워졌다. 전세계에서 경제적 부가 축적되고 청결 상태가 나아지면서 더 높은 연령층에서 더 심한 피해를 입히는 소아마비도 함께 증가하였다.

1950년대 중반에는 폴리오 유행이 점점 더 규모가 커지고 치명적으로 되었는데, 이때 소크salk 백신이 등장하였다. 그러고 나서 경구용 세이빈sabin 백신도 등장하였다. 이 백신들은 매우 효과적이었기 때문에 오늘날 대부분의 선진국 의사들은 폴리오를 볼 수 없다. 미국에서 마지막 유행은 1979년에 일어났다. 그후 3년 이상 동안 미국에서는 단 한 명의 환자도 발생하지 않았다. 폴리오 바이러스는 동물 숙주가 없기 때문에 전세계적인 박멸도 가능하다. 그래서 세계보건기구(WHO)는 1990년을 폴리오 바이러스의 박멸 시한으로 정했지만, 다시 2000년으로 수정되었다.

1990년대 초에도 여전히 해마다 10만 명 이상의 폴리오 환자가 발생했는데, 대부분 아프리카, 인도, 중국에서였다. 어떤 곳에서는 백신이 희귀했다. 또 어떤 곳에서는 냉장고가 없어서 백신이 곧 못쓰게 되었다. 또한 무덥고 축축한 기후에서는 백신이 이따금 완전한 효과를 내지 못했다. 아마 많은 장내 바이러스가 체내에서 백신의 효과를 무력화시켜서일 것이다. 기이하게도 오만이나 브라질 같은 곳에서는 폴리오가 백신을 맞은 사람들에게서도 발생한다. 더 많은 기금과 적극적인 예방 접종 대책 및 더 나은 백신까지 필요할 것이다. 그래도 머지않아 폴리오의 박멸이 가능할 것 같다.

폴리오의 역사는 에이즈의 역사와 궤를 같이한다. 환자의 수가 더 적고 덜 치명적이기는 하지만, 폴리오는 예전의 흑사병이나 오늘날의 에이즈가 유발한 것 같은 〈속수무책〉이라는 공포를 불러일으켰다(에이즈와 달리 이 병은 성행위 등의 개인 행동과는 무관하게 전체 인구 집단을 겨냥했다). 에이즈와 마찬가지로 한동안 어떤 폴리오 백신도 개발되지 않았으며, 환자들은 늘어만 갔다. 병원체가 아닌 사람들의 행동을 목표로 한 예방 수단은 한계가 있는 결과만을 낳았을 뿐이다. 감염 경로를 이해하려는 연구에도 잘못된 접근이 상당히 많았다. 수십 년 동안 폴리오는 오늘날 에이즈가 그런 것처럼 바이러스 연구의 추진력이 되었다. 사람들은 미래에도 이런 긍정적인 선례를 기대할 것이다. 오랜 동안의 집중적인 연구를 통해 마침내 폴리오 백신이 만들어졌고, 그 과정에서 많은 사실이 알려져 폴리오는 살아 있는 세포 밖의 실험실 환경에서, 단백질 구성 요소로부터 만들어낸 최초의 바이러스가 되었다. 오늘날의 에이즈 연구의 물결도 아마 이와 비슷한 직·간접적인 이득을 낳을 것이다.

폴리오의 박멸 방법은 과거 두창의 경험 덕분에 찾아낼 수 있었다. 두창 바이러스는 폴리오 바이러스처럼 돌연변이를 자주 일으키지 않고 동물 숙주가 없으며, 한 번 감염되면 영구 면역을 일으킨다. 1967년 세계보건기구는 두창을 박멸하기로 결정했다. 예방 접종을 통해 이미 북아메리카, 유럽, 중국, 일본, 오스트레일리아 등지에서는 두창이 퇴치되었다. 그러나 이 병은 31개 개발도상국에 여전히 남아 있었다. 인간에게 감염병을 일으키는 어떤 병원균도 완전히 소멸된 것은 없었기 때문에, 어떤 이들은 두창 박멸 운동이 무의미하고 안전하지 않다고 생각했다. 보건 요원들은 정글과 사막에서 이따금 적대적인 사람들과 싸우며 10년을 분투하였다. 그들은 예기치 못한 기술적이고 문화적인 장벽과 맞서 독창적인 해결책을 고안해내야 했다. 1977년 10월 소말리아에서 그들은 세계의 마지막 자연 감염(실험실 밖에서의 감염)인 두창의 증례를 보고하였다.

각 정부는 보관하고 있던 두창 바이러스와 백신들을 폐기하기 시작했다. 그러나 현실적이고 이론적인 감염 위험은 여전히 남아 있었다. 즉 빙산이나 고고학 발굴지의 인간 유해, 실험실 사고, 정부나 테러리스트의 세균전 등으로 인해 두창 바이러스가 다시 나타날 수 있었다. 그래서 현재까지도 세계 최후의 두창 바이러스 앰플은 모스크바와 애틀란타의, 경비가 삼엄한 연구소에 액체 질소로 냉동된 채 보관되어 있다. 러시아와 미국은 그것의 유전자 지도가 완성되면 남은 바이러스도 폐기하자는 데 동의하였다. 하지만 시한은 자꾸만 연기되었는데, 왜냐하면 바이러스 학자들이 그 바이러스를 여전히 연구하고 싶어했기 때문이다. 만약 그 바이러스를 폐기한다면, 그것은 최초로 한 생물 종이 인간에 의해 멸종된 경우가 될지 모른다.

제2차 세계대전 이후 수십 년 동안, 두창과 폴리오의 박멸 작전은 인간이 이 지구상의 유행병을 없앨 수 있음을 시사하였다. 제2차 세계대전은 한 건의 질병 범유행도 없이 치러졌다. 한때 치명적이라고 여겨졌던 감염병들은 항생제로 치료되었다. 예방 접종과 위생법은 영아 사망률을 급격히 떨어뜨렸다. 새로운 살충제가 곤충이 매개하는 질병들을 억제하였다. 비록 인구가 늘어났지만 그들을 먹여살리고 건강하게 유지할 만큼 충분한 식량이 있었다. 새로운 제초제와 비료는 또다른 농업 혁명에 필적할 만큼 경작지의 생산성을 높여주었다.

그러자 질병과 건강의 대차대조표에 대해 낙관적인 관점이 대두되었다. 대차대조표의 한쪽에는 세균과 바이러스가, 반대쪽에는 치료약과 백신이 있다. 곧 모든 질병에 대해 적절한 치료법이나 예방법이 생길 것이고, 그러면 병들은 없어질 것이다. 질병 목록은 점차 줄어들고 마침내 사라질 것이다. 그렇게 되면 의학의 대상은 암, 순환기 질환, 유전병, 노화, 수명 등이 될 것이다. 이것은 싸구려 신문의 공상이 아니라 많은 의사와 연구자들의 믿음이었다. 하지만 불행히도 그들의 교육 과정에는 역사학과 진화론과 생태학이 부족했다. 제대로 교육받았다면 그들은 인간의 삶이 세균들과 영영 이별할 수 있다는 사실에 의심을 품었을 것이다.

사실 병원균들은 인간을 단념하지 않았고, 또다른 공격을 시작하였다. 여러 전염병들이 치료되거나 억제될 수 있었지만, 대신 많은 질병들이 새로 등장하였다. 그것들은 1930년대부터 1950년대 초까지 폴리오의 전성기에는 잠잠했던 것 같다. 폴리오가 어느 정도 수그러들자 더욱더 많은 감염병들이 남아메리카, 아프리카, 아시아의 열대 우림과 사바나에서 터져나왔다. 이런 곳들은 엄청나게 다양한 그 안의 생물 종들과 함께 변화하던 중이었다. 약과 살충제로 나타난 인구 증가의 압력 때문에 사람들은 새로운 땅을 경작하고 철과 금속을 탐사하고 집과 도로와 댐을 만들어야 했다. 신석기 시대의 여명에서 우리 조상들은 생태학의 그물을 찢고 낯선 병원균의 영토로 뚫고 들어갔다. 이제 우리 동시대인들은 역사상 가장 큰 규모로 이 일을 벌이고 있다. 더욱이 새로운 전염병과 보균자들은 엄청난 속도로 전세계를 돌아다닐 수 있게 되었다.

우리는 지난 반세기 동안 새롭게 등장한 전염병들을 재검토해야 할 것이다. 그것들 가운데 일부는 공포스럽고 어떤 것들은 선진국과 온대 지방에 아직 낯선 종류이다. 그러므로 앞으로 가벼운 〈의대생증후군〉이 나타난다면, 이 새로운 〈세균들의 정원〉에 최소한 가벼운 산책 정도는 나설 것이다. 이 전염병들의 일부는 안전하게도 멀리 떨어져 있고 이국적이지만, 많은 것들이 이미 우리 문 앞에 와 있으며, 어떤 것들은 벌써 우리 가운데 있기도 하다. 그 기원에 대한 이해는 라임병, 에이즈, 한타바이러스 감염 등과 같은 유행병의 신비를 벗겨내는 데 일조할 것이며, 미래에 다가올 다른 병들에 대한 경고도 해줄 것이다.

이 질병들 가운데 많은 것은 아르보바이러스arbovirus들에 의해 일어나는데, 이것들은 곤충과 진드기 등의 절지동물들에 의해 옮겨진다. 이 바이러스들의 대부분은 고대로부터 절지동물과 증상이 없는 관계를 맺어왔으며 조류, 양서류, 유제류에게 옮겨진다. 많은 수의 2차 숙주들 또한 이 바이러스들에게 내성을 갖게 되어 증상이 거의 또는 전혀 없다. 이 2차 숙주들은 절지동물들을 재감염시키는 보균자가 된다. 그리하여 바이러스와 매개체와 보균자의 안정된 삼각형이 만들어진다. 각각의 삼각형은 매우 특화된 필요 조건을 가지고 있다. 예컨대 어떤 모기는 침샘에 사는 오직 한 종류의 바이러스만을 옮긴다. 그 바이러스는 모기가 피를 빠는 동안 다른 동물에게 전달된다. 새, 원숭이, 영양 등의 피를 빨기 위해서는 이 모기가 적절한 때에 적절한 곳에 있어야 한다. 그런 특화된 적응이 없다면 많은 바이러스들이 한 종에서 다른 종으로, 이곳에서 저곳으로 무서우리 만치 쉽게 뛰어다니면서 처녀숙주에게 피해를 입힐 것이다. 사람들이 생태학적 그물을 찢고 바이러스와 매개체와 보균자의 삼각형에 침입할 때, 그 최초의 결과는 병 아니면 죽음이다.

대다수의 아르보바이러스는 사람을 감염시키지 않는다. 1930년대 초에 겨우 한 줌의 바이러스들이 알려졌을 때는 오직 황열병 바이러스만이 사람에게 영향을 준다고 여겨졌다. 이제는 아르보바이러스만도 500종이 넘고, 그 수는 계속 늘어가고 있다. 그리고 그 가운데 100종이 사람에게 병을 일으킨다. 어떤 것은 오랜 동안 배회하다가 간헐적으로만 병을 일으켜 처음으로 유행병이 되었다. 다른 것들은 아주 최근에 진화하거나 사람에게 적응하였다.

많은 아르보바이러스가 뇌염이나 출혈열 또는 둘 다를 일으킨다. 바이러스성 뇌염은 가벼운 것에서 치명적인 것까지 다양하다. 미국에서는 환자가 벌목꾼이나 야영자 또는 숲 속에서 놀던 어린이인 경우가 많지만, 이 감염병은 누구라도 걸릴 수 있다. 환자의 수는 상대적으로 적지만 이 질병은 매우 치명적일 수 있어서, 아주 작은 유행도 커다란 공포를 일으킨다.

바이러스성 뇌염은 대개 발열, 두통, 경부 경직으로 시작한다. 그리고 뇌의 염증은 기민감(졸리고 늘어지는 느낌), 경련, 죽음을 일으킬 수 있다. 생존자들도 마비나 치매가 오거나, 장님 또는 귀머거리가 된다. 1930년대에 북아메리카에서 말과 사람들이 바이러스성 뇌염에 걸렸을 때, 이 병의 몇 가지 유형이 발견되었다. 그리고 뇌염이 사실은 서로 연관된 바이러스들에 의해 일어나는 질병군임이 곧 분명해졌다. 그 각각은 새나 설치류 같은 보유 숙주로부터 서로 다른 모기에 의해 전파된다.

세인트루이스 뇌염 St. Louis encephalitis(SLE)은 1932년에 나타났다. 동부 말 뇌염 eastern equine encephalitis(EEE)과 서부 말 뇌염 western equine encephalitis(WEE)은 1938년 최초로 사람에게서도 확인되었다. 미국에서 가장 흔한 유형인 라크로스 뇌염은 1960년대까지 발견되지 않았다. 이 가운데 EEE는 가장 드물지만 가장 위험하다. 이 병은 환자의 80%를 죽이며 생존자의 절반에 뇌 손상을 남긴다. WEE는 그렇게 치명적이지는 않지만 훨씬 흔하다. 이 병은 캐나다에서 아르헨티나까지 수천 명의 사람들을 공격하여 20%의 사망률을 보였다. SLE와 라크로스 뇌염도 비슷한 통계치를 보인다. 어떤 유형이든 한 명의 뇌염 환자만 생겨도 광범위한 지역에 대한 살충제 살포 등의 긴급 대응이 시급해진다.

유전학 연구는 많은 뇌염 바이러스들이 여러 포유류와 조류와 모기 등의 서식지 및 습관을 바꿔놓은 최근의 산림 벌채와 수목의 재성장기를 통해 진화하였음을 시사한다. 관개도 또한 상당한 역할을 하였다. 고여 있거나 느릿느릿 흐르는 관개 용수는 SLE를 옮기는 모기에게 좋은 산란 장소를 제공하였다.

전세계에서 이와 비슷한 환경의 변화가 일어났고 각기 다른 유형의 뇌염이 등장하였다. 베네수엘라의 말 뇌염은 1938년에 최초로 보고되었는데, 상대적으로 증상이 가벼웠다. 브라질에서 1975년에 나타난 로키오Rocio 바이러스는 그보다 위험했다. 치명적인 일본뇌염은 현재 일본에서는 예방 접종으로 통제가 되지만 아시아 대륙에서 번지고 있다. 유라시아와 아프리카의 나일 서부열 West Nile fever, 오스트레일리아와 뉴기니아의 머레이 계곡 뇌염 Murray Valey fever, 중부 유럽의 러시아 춘하(春夏) 뇌염과 같은 관련 바이러스성 질병들도 있다. 이들 대부분은 조류 숙주로부터 모기에 의해 옮겨지며, 몇몇은 원래의 고향을 넘어서 퍼질 수도 있다.

뇌염은 다른 새로운 주요 아르보바이러스 질환인 출혈열의 한 증상이 되기도 한다. 이것들은 가장 무서운 인간 감염병에 속하며 그 증상의 목록은 두렵기 짝이 없다. 처음에는 발열, 두통, 근육과 관절의 통증, 복통이 온다. 피하의 소규모 출혈로 인해 홍반이 나타날 수도 있는데, 그래서 이 병에는 출혈열이라는 이름이 붙었다. 환자의 혈액은 응고돼서 묽어져 혈관벽을 통해 새어나온다. 피가 내장 기관, 코, 입, 직장, 심지어는 눈에서도 흘러나온다. 콩팥이 망가져서 신부전에 빠진다. 그리고 뇌의 염증과 출혈이 둔마, 정신증, 경련, 졸증 등을 유발한다. 마침내 출혈과 쇼크로 죽음이 찾아온다. 일부 출혈열은 절지동물이 옮기지만, 다른 것들은 감염된 동물과의 접촉이나 그것의 분비물에 있는 바이러스를 흡입함으로써 옮게 된다. 이 바이러스들 중 일부는 인간의 정액에서 여러 주 동안 생존하여 성행위를 통해 옮겨질 수도 있다.

가장 잘 알려진 출혈열은 황열병과 뎅기열이다. 이 둘은 열대 서아프리카의 원래 고향으로부터 그 바이러스들을 재적응하도록 만든 인간의 활동을 통해 전파되었다. 이 점에서 그것들은 다른 출혈열을 이해하는 모델이 되었다.

황열병 바이러스의 자연적인 원천은 정글 꼭대기에 사는 원숭이이며, 열대숲모기(Aedes aegypti)는 나무 구멍에 알을 낳는다. 먼 옛날 언젠가 사람들은 원숭이로부터 이 바이러스를 얻었으며, 직접적인 인간-모기의 전파 사이클이 촌락에서 형성되었다. 유행 지역의 많은 사람들은 가벼운 소아기 감염을 통해 면역이 생겼지만, 신참자들에게 이 병은 치명적이었다. 그래서 서아프리카는 〈백인의 묘지〉라는 별명이 붙었다.

유럽 배들의 식수통에 담겨온 열대숲모기 유충은 황열병 바이러스를 전세계에 퍼뜨렸다. 무슨 이유에선가 이 바이러스는 아시아에서는 자리를 잡지 못했지만, 1650년에는 라틴아메리카로 들어갔다. 거기서 이 병은 번성했으며, 원숭이와 인간에게 종종 치명적이었다. 배는 이 병을 카리브 해의 항구로부터 북쪽의 보스턴까지 실어날랐다. 1878년 황열병은 100여 개의 미국 도시에서 2만 명 이상의 사람들을 죽였다. 나중에 월터 리드가 전염 경로를 발견한 뒤로는 모기 방제로 발병률이 감소하였다. 미국에서의 마지막 유행은 1905년 뉴올리언스에서 일어났다. 마침내 백신이 개발되어 황열병은 세계 대부분의 지역에서 특발성으로 발생하는 병이 되었다.

이 병을 박멸할 수 있다는 초기의 희망은 도시 지역의 수수께끼 같은 유행으로부터 도전을 받았는데, 그것을 통해 마침내 그 예기치 못한 근원을 찾을 수 있었다. 열대의 벌목꾼들이 나무를 실어오면서 한 무리의 모기도 따라왔던 것이다. 곤충에 물려 감염된 벌목꾼들은 이 바이러스를 마을로 가져왔고 여기서 그들은 버려진 타이어, 깡통, 병에서 번식하는 숲모기 Aedes 종에게 바이러스를 전달하였다. 숲모기의 산란 장소는 나무 꼭대기에서 현대의 촌락으로 대치되어 황열병의 새로운 고향이 되었다.

살충제의 살포는 제2차 세계대전 이후 얼마간 황열병에 대해 잘 들었지만, 1960년대에 들어 그 효과가 떨어졌다. 오늘날 이 병은 남아메리카에서 환자를 유발하며, 특히 아프리카에서는 전쟁이나 사회 불안으로 인해 모기 방제가 곤란해질 때마다 대규모 유행을 일으켜 한 번에 수만 명을 죽인다. 1992년 황열병은 처음으로 케냐를 비롯한 동아프리카에 나타났다. 방제 수단이 시들해질 때마다 황열병은 대부분의 열대 지역에서 다시 창궐할 것이다.

정글과 도시의 황열병은 임상적으로 동일하지만, 뎅기열의 정글형과 도시형은 원시 형태보다 더 위험한 새로운 병을 야기했다. 뎅기 바이러스는 황열병 바이러스에서 진화하였을 것이다. 일반적으로 두 가지의 감염 증상은 비슷하지만, 사실은 뎅기 바이러스의 병성이 덜 강하다. 전형적인 뎅기열은 대개 치명적이지는 않지만 증상이 몹시 심하다. 즉 발열, 오한, 두통, 설사, 코피, 관절 및 근육통 등이 나타난다. 이것은 뼈를 으스러지게 하는 열이라는 이름이 붙은 까닭을 설명해 준다. 뎅기열이 풍토병인 지역에서는, 이 병이 대개 어린이들을 공격하지만 처녀인구 집단에서는 성인들도 습격한다. 이 바이러스는 숲모기와 아프리카 포유류에서 시작하여 마을과 촌락에서 직접적인 인간-모기 사이클로 들어왔고 선박에 의해 전세계로 퍼져나갔다. 그리하여 아시아를 포함한 열대와 아열대의 모든 지역에 자리잡았다. 뎅기열은 1940년대에 미국의 남부 지방에도 널리 퍼졌다. 신대륙에서 전형적인 뎅기열의 마지막 주요 유행이 1954년에 서인도 제도의 트리니다드에서 일어났으나, 유독 라틴아메리카에서는 특발성으로 회귀하였다. 예컨대 코스타리카에서는 1993년, 푸에르토리코에서는 1994년에 이 병이 발생하여 아이티에 주둔한 미군을 공격하기도 하였다. 그렇지만 뎅기열은 아프리카, 중국, 동남아시아, 오스트레일리아에서 여전히 유행한다.

1950년대에 동남아시아와 필리핀에서는 새로운 악성 뎅기열이 폭발하였다. 뎅기출혈열dengue hemorrahgic fever(DHF)은 내출혈을 일으킬 수 있으며, 혼수와 죽음을 일으키는 뎅기쇼크증후군dengue shock syndrome(DSS)으로 진전될 수도 있다. 사망률은 때때로 15%까지 치솟는다. 1981년에 DHF/DSS는 아시아를 넘어 쿠바에까지 퍼졌는데, 여기서는 6개월 동안 거의 35만 명의 환자가 발생하였다. 1980년대 후반에 이것은 푸에르토리코와 남아메리카에서도 발생하였다. 이제 카리브 해 국가들에서는 해마다 유행이 일어난다. 미국에서는 질병통제센터(CDC)가 이 병이 더욱 악성의 새로운 형태로 돌아오지나 않을까 두려워하며 모든 뎅기열 의증(疑症)을 감시하고 있다.

뎅기열에는 네 가지 변종이 있으나, 한 종의 감염이 다른 종에 대한 면역을 일으키지 않기 때문에 그러한 치명적인 회귀가 가능하다. 그런 다중 감염은 면역계가 파괴적인 과잉 반응을 하도록 만드는 것 같다. 다중 감염은 아마 필리핀에서 시작하였을 것이다. 여기서는 제2차 세계대전으로 인한 신체 허약과 인구 이동 때문에 한때 고립되었던 이 바이러스의 특정 유형이 퍼져나갔고, 모기들도 증식하였다. 인간과 숲모기 집단이 폭발적으로 늘어남에 따라 이 병의 발생도 증가하였다. 모기들은 새로운 산란지역이 풍부한, 가난하고 지저분한 도시에서 생존할 수 있었다. 여행과 무역은 이 네 가지 균주들을 옛 경계를 넘어 전파시켰다. 그 결과 세계 대부분의 도시 빈민 지역들은 최소한 두 균주에 노출되었다. DHF/DSS는 100만 명의 어린이들을 감염시켰고 수만 명의 목숨을 앗아갔다. 그리고 새로 수입된 매개체인 아시아호랑이모기Asian tiger mosquito로 인해 북아메리카에서도 그것이 출현할 여건이 무르익었다.

흰줄숲모기(*Aedes albopictus*)는 몸에 줄무늬가 있기 때문에 아시아호랑이모기로 불리지만, 그럴 만한 다른 이유도 충분하다. 교외와 도시 지역에서 엄청나게 증식하는 이 모기는 공격적으로 대낮에 피를 빨며 거의 모든 온혈동물을 공격한다. 이 모기는 버려진 타이어, 양철 캔, 화분, 새장, 심지어 포테이토칩 봉지에서도 살 수 있다. 이 모기는 아시아와 하와이에서 오랫동안 뎅기열을 옮겼다. 이것은 재생을 하기 위해 일본에서 텍사스로 수입된 엄청난 양의 폐타이어를 통해 1985년에 미국으로 들어왔다. 이것이 도착했을 때, 생물학자들은 덜 공격적인 원주 모기들을 쉽게 압도하여 많은 질병을 퍼뜨릴까봐 걱정하였다. 그 우려는 곧 사실로 드러났다.

방제 수단에도 불구하고 아시아호랑이모기는 20개 주 이상에서 출현하였고, 북쪽으로 일리노이와 델라웨어까지 올라갔다. 실험실 연구는 이 모기들이 황열병과 여섯 종의 뇌염을 옮길 수 있음을 보여주었다. 1992년에는 치명적인 EEE 바이러스를 옮기는 모기가 플로리다에서 발견되었다. 이 종은 DHF/DSS, 뇌염, 심지어 이전에는 사람에게서 발견되지 않은 또다른 바이러스성 질병의 유행까지 일으킬지도 몰랐다. 이것은 우리에게 새로운 유행병의 발생이 단지 병원체뿐 아니라 그 매개체와 인간 행동이 환경에 미치는 영향과도 긴밀하다는 사실을 상기시킨다.

DHF/DSS는 제2차 세계대전 이후 등장한 많은 출혈열 가운데 하나일 뿐이다. 남아메리카에서도 네 종류가 등장하였는데, 모두 환경의 훼손과 관련이 있다. 제2차 세계대전 동안 주축국과 연합국 양쪽 모두는 곡물과 쇠고기를 얻기 위해 아르헨티나로 눈을 돌렸다. 이 요구를 충족시키기 위해 처녀지가 경작되었다. 전후에는 새로운 제초제가 곡물과 경쟁하는 잡초를 제거하기 위해 사용되었다. 옥수수밭과 농가의 새로운 환경은 후닌Junin 바이러스를 가진 들쥐 *Calomys musculinus*에게 광활한 거주지를 제공해 주었다. 후닌 바이러스는 평상시에는 쥐에게 아무 증상도 일으키지 않지만 쥐의 수가 지나치게 늘어나면 쥐를 쓰러뜨리기 시작한다. 건강하든 병들었든 이 쥐는 똥과 오줌으로 후닌 바이러스를 배출하며 사람들은 먼지와 함께 그것을 들이마신다. 〈아르헨티나 출혈열〉은 여전히 일어나고 있을 뿐만 아니라 그 영역도 점차 넓어지고 있다. 유행은 쥐 집단의 증감에 따라 매 3년에서 5년마다 일어난다.

아르헨티나 밖의 사람들은 후닌 바이러스를 거의 걱정하지 않았지만 연구자들은 경악하였다. 이 바이러스는 생물학적 안전성 4등급으로, 백신이나 치료법이 없는 치명적인 미생물 부류이다. 이것을 연구하는 사람들은 우주복과 호흡기를 착용한 채 이 바이러스가 달아나지 못하게 음압이 걸린, 안전도가 가장 높은 실험실에서 일한다. 세계적으로 그런 실험실은 10개가 못 되며, 미국에도 겨우 2개가 있을 뿐이다. 그러한 실험실은 더 많은 4등급

바이러스가, 생태계가 변화하던 중인 남아메리카에 등장하였을 때 필요해졌다.

동부 볼리비아의 건조한 평원에서는 한때 드문드문 산개된 인구 집단이 식육용 소를 키웠다. 1953년에 일어난 사회 혁명 덕분에 이 지역은 새로운 경작지로 각광받게 되었다. 즉 아르헨티나에서처럼 새로운 제초제와 살충제가 버려진 이 땅을 비옥하게 만들었다. 땅의 풍경은 변하였고 인구도 팽창하였다. 더불어 아르헨티나 출혈열을 옮기는 쥐의 친척인 *Calomys callosus*의 수도 늘어났다. 그러나 이 쥐가 너무 늘어나자, 쥐들이 가지고 있으면서 성행위로 옮기던 무증상의 바이러스 한 종이 이 쥐 집단을 붕괴시키는 원인이 되었다. 쥐의 분비물이 새로운 농장과 촌락 주위에 쌓였을 때는 인간의 수도 줄어들었다. 이러한 피해를 일으킨 바이러스에는 마추포Machupo 바이러스라는 이름이 붙었는데, 이것은 후닌 바이러스의 사촌 격이다.

〈볼리비아 출혈열〉은 1960년에 처음으로 나타났다. 이것은 아르헨티나 출혈열과 닮았지만 훨씬 치명적이었다. 1960년대 중반 유행이 절정에 달했을 때, 1년에 1,000명의 환자가 발생하여 수백 명이 죽었다. 한 마을에서는 이 질병의 생태학적 원인이 분명했다. 말라리아 예방을 위해 DDT를 살포해서 마을의 고양이가 사라지고 쥐들이 늘어나자, 인간의 병이 그 뒤를 따랐던 것이다. 쥐의 방제는 정확히 2주(이 바이러스의 잠복기) 만에 유행을 종식시켰다. 감시와 쥐덫으로 볼리비아 출혈열을 억제함으로써 지난 20년 동안 겨우 100건의 증례밖에 생기지 않았다. 그러나 무엇인가가 설치류 방제에 간섭한다면 이 열병은 다시 폭증할 것이다.

다음의 새로운 출혈열은 〈오로퓨스열Oropouch fever〉이라 불리는, 심각하지만 별로 치명적이지는 않은 감염병이다. 이번에는 바이러스가 병이 생기기 전에 발견되었다. 1951년 록펠러 재단의 바이러스 프로그램에서는 전세계의 아르보바이러스들을 조사하는 일에 착수하였다. 그리고 20년의 노력 끝에 아마존 일대에서만 50종의 새로운 바이러스를 발견했다. 이 프로그램은 모든 지역에서 병에 걸린 인간뿐만 아니라 건강한 동물과 곤충에서도 바이러스를 찾는 특수하고 미래 지향적인 접근을 시도하였다.

1960년에 록펠러 조사팀은 새로 건설된 벨렘-브라질리아 고속도로에서 죽은 나무늘보 한 마리를 발견하여 일상적인 바이러스 검사를 하였다. 그들은 인간의 질병과 아무런 관계도 알려지지 않은 새로운 바이러스 한 종을 발견하였다. 1년 뒤 벨렘에서 인플루엔자와 비슷한 증상으로 1만 1,000명 이상이 앓게 되었을 때, 이 바이러스가 다시 등장하였다. 그 매개체는 오로퓨스열이 아마존 일대의 20만 명을 덮친 1980년에 발견되었다. 범인은 평상시에 나무늘보와 원숭이에 붙어 사는 〈각다귀〉였다. 사람들이 거처와 환경을 바꾼 것이 새로운 인간 유행병의 방아쇠라는 사실이 또 한 번 입증되었다.

1950년대에 고속도로는 소농들에게 아마존 유역의 대부분을 열어주었다. 환금성 곡물이 필요했던 그들은 카카오를 심었다. 곧 카카오 콩깍지 더미가 마을 위로 솟아올랐다. 이 콩깍지에 고인 물은 각다귀가 산란하기에 매우 적당했다. 각다귀는 마을 주민들에게 오로퓨스열을 옮겼다. 마을의 모기도 사람들에게서 이 바이러스를 얻어 더 멀리 퍼뜨렸을 것이다. 오로퓨스열의 대유행은 아마존 유역 전체에 걸쳐 지속되었다. 브라질 이외에서의 최초 유행은 1989년 파나마에서 일어났다. 유행성 오로퓨스열에 관한 이야기는 지금도 계속되고 있다.

남아메리카의 네번째 출혈열은 1989년에 베네수엘라의 농장

노동자들 사이에서 일어났다. 처음에 그것은 DHF/DSS라 여겨졌지만, 대부분의 환자가 성인이었고 사망률도 25%로 너무 높았다. 1991년 초에 연구자들은 자신들이 후닌이나 마추포와 같은 설치류 매개 바이러스를 다루고 있다는 사실을 알아차렸다. 그들은 새로운 바이러스에 〈과나리토 바이러스Guanarito virus〉라는 이름을 붙였다. 〈베네수엘라 출혈열〉이 어떤 경로를 취할지, 더 많은 그런 질병이 라틴아메리카에서 등장할 날을 기다리고 있는지에 대해서는 여전히 주목해 볼 여지가 있다.

이러한 새 출혈열들의 등장뿐만 아니라, 세계 여러 곳의 환경 변화로 인해 사람들은 새로운 병원체에 노출되었다. 1955년 인도 남서부의 마이소르 지역 키아사누르 숲에서 사람들은 〈보닛원숭이〉가 죽어간다는 사실을 알게 되었다. 종종 그렇듯이 동물의 유행병은 사람의 유행병을 예고하였다. 다음해에 이 〈원숭이 병〉은 사람들을 공격하였다. 이 병은 열 명 가운데 한 명은 사망에 이르게 하는 출혈열이었다. 아마도 이 바이러스는 새로운 변종으로서 오랫동안 진드기와 설치류 사이를 순환하였을 것이다. 그리고 숲의 벌목이 새로운 목초지를 형성하였기 때문에, 결국 이 바이러스가 사람에게 이르렀을 것이다. 이 질병은 여전히 마이소르에서 유행하고 있으나 더 이상 퍼지지는 않았다. 그러나 DHF/DSS와 오로퓨스열이 보여주었듯이, 이 병이 그 지역에 언제까지나 국한되어 있으리라는 보장은 없다.

전후 최악의 새로운 질병이 아프리카에서 나타났다. 여기서도 역시 통상적인 원인은, 환경 훼손을 초래하고 인수공통감염병을 불러온 인구 증가였다. 리프트 계곡열 Rift Valley fever(RVF)은 1930년대 이후 동부와 남부 아프리카에서 알려졌지만, 주로 소와 양의 병이었다. 이 병은 아주 드물게만 가축을 다루는 사람에게 뇌염을 일으켜 사망이나 시력 상실을 일으켰다. 1977년에 RVF는 갑자기 이집트 나일 강 하류 계곡의 수십만 명을 공격했는데, 이것은 전례가 없는 일이었고 수천 명이 죽었다.

오늘날까지 어떻게 이 바이러스가 이집트에 도착하여 인간에게 유행병을 일으켰는지는 아무도 모른다. 아마 이 바이러스는 인간과 가축의 이동이 아프리카 전역에서 증가하면서 새로운 목초지를 찾아 이동하는 유목 무리에 의해 그곳에 닿았을 것이다. 또한 1970년 아스완 Aswan 고층댐의 완성이 RVF를 옮기는 숲모기에게 거대한 산란지를 제공하였을지 모른다. 세네갈 강을 따라 일어난 두번째의 유행은 거의 아스완 댐의 직접적인 결과이다. 1987년에는 디아마 Diama 댐이 완성된 지 1년 만에 RVF가 마우레타니아 Mauretania에서 발발하였고, 1,000여 명의 환자 가운데 20%가 죽었다. 이 바이러스는 동물 숙주에 잠복하고 있다가 새로운 거대 호수에 모기들이 번식하면서 증가하였을 것이다.

그 뒤로 유행은 더 이상 없었지만, RVF는 매우 치명적이어서 이것의 방역은 주요한 관심사였다. 방역은 쉬운 일이 아니었다. 왜냐하면 이 바이러스는 건조에 저항력이 있는 숲모기의 알 속에서 여러 해를 살 수 있기 때문이다. 마침내 비가 내리면 모기가 얕은 웅덩이나 늪지에 모여 알을 까서 이 바이러스를 퍼뜨린다. 그래서 방제 목적으로 살충제를 살포할 정확한 위치를 찾는 데에는 모기들이 좋아하는 습지를 감지하는 위성 사진이 이용되기도 하였다. 이 기술은 비싸고 효과가 증명되지는 않았지만, 황열병과 말라리아의 발발을 예측하고 예방하려는 희망에서 지금도 연구중이다. 아직까지 RVF는 아프리카 바깥에서 일어난 적이 없지만, 유럽과 북아메리카의 모기들도 이 병을 옮길 수 있다.

그 밖에도 세 가지의 치명적인 바이러스들이 아프리카에서 등장하여 전세계에 경계 경보를 울렸다. 그 최초인 마르부르크 바이러스는 실험 동물의 국제 무역을 통해 전파되었다. 바이러스 연구와 백신의 생산은 원숭이에 대한 엄청난 수요를 창출하였다. 1967년에 유럽의 폴리오 백신 공장에서 이용하기 위해 우간다에서 선적된 사바나원숭이 green monkey가 병이 들어 죽어가기 시작했다. 이어서 독일 마르부르크의 동물 사육사들과 실험실 연구원들이 출혈열로 자리에 눕게 되었다. 어떤 이들은 그들을 돌보는 의사와 친지들에게 이 감염병을 옮겼다. 어떤 치료도 소용이 없었으며, 30명의 환자 중 7명이 비극적으로 사망하였다.

대륙간의 모든 감염병 이동이 보건 관리들을 긴장하게는 하지만, 이것은 그야말로 살인적이었다. 미국과 그 밖의 몇몇 다른 국가는 수입 원숭이에 대해 길고 엄격한 검역을 실시하였다. 이 유행병이 종식되었을 때까지도 많은 의문이 미해결인 채 남았다. 이 바이러스의 근원은 무엇이었을까? 원숭이에게 치명적이었다면, 사람들에게와 마찬가지로 원숭이에게도 새로운 것이 아니었을까? 그러나 아프리카의 보유 숙주에 대한 여러 해 동안의 연구로도 결론을 얻지 못했다. 이 바이러스는 어떻게 전염될까? 마르부르크병의 한 희생자는 다른 사람의 정액으로부터 이 바이러스를 얻었고, 몇몇 희생자들은 환자들의 세면도구를 다루다가 감염되었다. 그러나 그중 어느것도 통상의 전염 경로가 아니었으며, 아직도 여전히 미해결로 남아 있다.

더 이상 마르부르크병의 유행은 없었지만, 1980년대에 아프리카에서 몇몇 증례가 있었다. 마르부르크 바이러스의 냉동 건조 표본은 또다른 유행이 있을 때의 연구를 대비하여, 전세계의 몇몇 보안이 철저한 연구소에 보관되어 있다. 이 바이러스는 이미 종과 대륙의 경계를 넘어갈 수 있음을 증명해 보였다. 문제는 과연 그런 일이 다시 일어날지, 그렇다면 언제 일어날지였다.

1969년에는 또다른 출혈열이 라사의 선교 병원에서 발생했다. 환자는 열, 뇌염, 발작, 출혈, 쇼크를 나타냈다. 감염된 간호사 3명 중 2명이 죽었다. 병리검사실의 미국인 직원 2명 중 1명도 환자의 몸에서 나온 시료에 감염되어 죽었다. 이 질병은 여러 해 동안 유행성으로 발생했으나, 감염된 관광객이 비행기를 타고 런던, 토론토, 시카고로 옮기고 나서야 비로소 전세계 신문의 머릿기사를 장식하게 되었다. 불행 중 다행으로 그중 어느 경우도 더 이상의 유행을 일으키지는 않았다.

라사열 Lassa fever의 위험은 언론의 광범위한 주목을 끈 한 사건에 의해 알려졌다. 1989년에 한 남성이 어머니의 장례식에 참석하러 시카고에서 나이지리아로 날아갔다. 그녀는 정체불명의 열병으로 그곳에서 죽었고 남편도 열흘 전에 죽었다. 곧 시카고로 돌아온 그는 열과 인후통으로 진료소에 찾았다. 인플루엔자 같은 병이 진행중이었고, 그는 집에 가서 아세트아미노펜acetaminophen (타이레놀의 주성분──편집자)을 먹으라는 의사의 지시를 들었다. 그는 3일 뒤 증상이 훨씬 심해져서 진료소에 다시 갔고, 페니실린을 받아왔다. 5일 뒤, 그는 얼굴이 붓고 피가 섞인 설사를 하여 다시 진료소에 나타났다. 놀란 의사는 출혈열을 의심하여 CDC에 보고하였다. 그러나 CDC의 라사열 진단은 너무 늦었다. 환자는 나이지리아로부터 돌아온 지 2주 뒤에 매장되었다. 그 동안 그는 적어도 수백 명의 친지 및 의료인들과 접촉했다. 그들 각각이 추적되어 항바이러스 치료를 받았다. 기적적으로 아무도 감염되지 않았다. 그러나 이 사건은 왜 출혈열이 의학계의 감시목록에 올라 있는지를 상기시켜 준다.

라사열의 원천은 서아프리카의 인간 거주지 근처에서 쓰레기를 먹고사는 작은 쥐로 판명되었다. 쥐의 오줌에 많이 들어 있는 이 바이러스는 사람의 피부를 뚫고 들어가거나, 환자의 분비물, 혈액, 조직 등을 통해 다른 사람들에게 옮겨진다. 아프리카의 어느 지역에서는 인구의 절반 이상이 라사 바이러스에 대한 항체를 갖고 있는데, 이것은 그들이 어린 시절에 주요 증상 없이 감염되었음을 의미한다. 그러나 이 바이러스로 인한 질병에 걸리면 20%는 목숨을 잃는다. 그 모든 유행의 원인이 알려진 것은 아니지만, 몇몇 사례에서는 환경의 격변 때문이었음이 분명하다. 예컨대 시에라리온Sierra Leone에서의 라사열 유행은 인구의 갑작스런 유입, 마을의 성장, 그리고 쓰레기를 먹고사는 설치류의 폭증을 가져온 마구잡이식 다이아몬드 광산의 개발 뒤에 일어났다.

라사형(形) 바이러스들의 범위와 다양성은 바이러스 학자들이 처음에 예측했던 것 이상으로 컸다. 병독성이 덜한 균주인 모잠비크 바이러스Mozambique virus와 아레나바이러스arenavirus 3080이 발견되었으며, 다른 것들도 발견을 기다리고 있다. 이제는 라사열에 대한 약물 요법도 있고, 백신을 개발하기 위한 연구도 진행중이다. 설치류 방제로 아프리카에서 이 질병이 어느 정도 억제되었지만 아직도 해마다 수천 건의 증례가 발생하여 많은 사람들이 죽는다. 아프리카를 떠나는 군인이나 관광객 또는 사업가가 이 바이러스를 다른 사람들뿐만 아니라, 세계의 여러 지역에 사는 동물 숙주들에게 퍼뜨릴 위험은 여전히 남아 있다.

1976년에는 마르부르크나 라사보다 더욱 무서운 바이러스가 새로 등장하였다. 공수병(광견병) 및 에이즈와 나란히 가장 치명적인 인간의 감염병인 에볼라열이 수단 남부 응자라Nzara 마을에서 갑자기 발발한 것이다. 처음에 환자들은 열과 관절통을 호소하였다. 그리고 출혈성 반점, 신부전, 경련, 출혈, 쇼크, 사망이 뒤따랐다. 이 바이러스는 인근 마을의 병원으로 퍼져 많은 환자들과 직원들을 죽였고, 또한 환자들을 돌보던 친지들도 죽였다. 거의 300명에 이르는 환자들 가운데 절반 이상이 죽었다.

두 달 뒤, 이 에볼라열은 거기에서 800킬로미터 떨어진 자이레의 에볼라 강 유역에서 발생하였다. 그리하여 선교 병원의 직원 17명 가운데 13명이 죽었고, 그 병원의 환자들에게 퍼졌으며, 50개가 넘는 마을까지 덮쳤다. 그때까지 살아남은 한 간호사가 치료를 받기 위해 수도인 킨샤사 Kinshasa로 후송되었다. 인구 200만 명의 가난한 이 도시는 항공편으로 직접 유럽과 닿아 있었다. 범유행을 두려워한 보건 관리들은 자이레 군대로 하여금 에볼라 지역을 봉쇄하도록 하였고, 국제적인 연구팀이 킨샤사로 몰려왔다.

연구팀 중에는 마추포 바이러스의 최초 유행을 연구한 바이러스학자 칼 존슨 Karl Johnson이 있었다. 존슨은 나중에 자이레의 환자 사망률이 90%에 근접하였다는 이야기를 들었을 때, 자신과 동료들이 수백만 명을 죽일 수 있는 안드로메다 andromeda 균주와 만난 것은 아닌지 두려웠다는 말을 했다. 그러나 이 유행은 자이레와 수단에서 시작만큼이나 예측 불가능하게 사그라들었다. 1979년 다른 유행이 다시 응자라를 덮쳤고, 1980년대에도 산발적인 증례들이 발생하였다. 그러나 연구자들이 이 질병에 대해 상당한 것을 알 때쯤이 되어서는 예상보다 덜 나타났다.

에볼라 바이러스는 라사 바이러스처럼 아프리카의 일부 지역에서 대개 가벼운 증상을 나타내는 풍토병을 일으킨다. 어떤 유행도 병원에 기원을 두지는 않았지만, 모두가 처음에는 피하 주사 바늘의 재사용과 환자와의 접촉을 통해 병원에서 전염되었다.

오늘날까지도 에볼라 및 마르부르크 바이러스의 보유 숙주와 전염 방식은 의문으로 남아 있으며, 어떤 백신이나 치료약도 없다. 아주 엄격한 안전 장치 속에서도, 연구자들은 에볼라를 만진다는 생각만 해도 식은땀을 흘리게 된다. 에볼라, 라사, 마르부르크 바이러스는 유행이 잦아들었을 때 머릿기사에서 사라졌지만, 바이러스 학자들은 그것들이 미래의 더욱 큰 위기를 경고하고 있는지 모른다고 두려워한다. 1989년 에볼라 유사 바이러스가 워싱턴 외곽의 연구소에서 날뛰었을 때 잠깐이나마 그런 일이 현실화되는 것처럼 보였다.

1980년대 후반 매년 1만 6000마리의 사이너몰거스cynomolgus 원숭이가 연구용으로 미국에 수입되었다. 마르부르크병의 유행 직후에 시행된 검역은 위험한 병원균들을 걸러내는 데 효과적인 것 같았다. 그러나 1989년 11월 버지니아 주 레스턴Reston 연구소에서 원숭이들이 죽기 시작했다. 연구소 직원들은 원숭이 출혈열 바이러스simian hemorrhagic virus(SHV)를 의심하였다. 그 바이러스는 원숭이에게 치명적이지만 사람에게는 해가 없다. 곧 SHV가 무고하다는 사실이 밝혀졌지만, 원숭이들은 계속 죽어나갔다. 이 과정에서 마르부르크병과 같은 재앙이 생길지 모른다는 두려움 때문에, 메릴랜드 주 포트디트릭에 있는 미국 육군감염병의학연구소(USAMRIID)의 도움을 요청하였다.

포트디트릭의 학자들은 이전에 알려지지 않았던 출혈열 바이러스가 원인이라고 확신하였다. 우주복을 입은 연구자들은 곧 레스턴 연구소의 모든 원숭이들을 죽이고, 〈핵 공격〉이라는 철저한 소독을 실시하였다. 그 소독은 살균제와 포름알데히드formaldehyde(방부·소독제 —— 편집자) 가스에 푹 절여서 어떤 유기체도 살 수 없게 만드는 것이었다. 레스턴 연구소의 몇몇 연구자들은 이 바이러스에 대한 항체가 생겼으며, 아무도 병에 걸리지는 않았다. 이 바이러스는 인간에게 영향이 없는 것 같았다.

그것은 완전한 확신은 아니었다. 아주 작은 변이도 이 바이러스를 인간에게 유해한 것으로 만들 수 있기 때문이다. 에볼라 바이러스의 사촌인 레스턴 바이러스는 무서운 상상을 불러일으켰다. 어떤 에볼라 바이러스도 아프리카 밖의 원숭이에서 발견된 적이 없다. 레스턴 연구소의 원숭이들은 필리핀에서 수입된 것이었다. 그 보유 숙주는 확실히 아프리카 원숭이들과 전혀 다른 종이었다. 이것은 에볼라 유사 바이러스가 미지의 숙주를 통해 아시아에서 전파되고 있음을 뜻했다. 그러므로 끔찍한 인수공통감염병이 전지구적인 규모로 일어날 가능성도 있었다. 수입 원숭이에 대한 검역과 검사는 전보다 더욱 철저해졌다. 지금까지는 그것이 효과적이었지만 레스턴 바이러스의 근원이 밝혀질 때까지는 만족하거나 안심할 수 없다.

에볼라, 라사, 마르부르크라는 무서운 바이러스 트리오는 아프리카 밖에서는 거의 영향력이 없다. 그러나 10여 년 전의 초기 에이즈에 대해서도 같은 말을 할 수 있다. 바이러스 학자들은 특정하게 뇌염이나 출혈열 또는 면역결핍증의 형태로 최근에 등장하였거나 급속하게 퍼지고 있는 바이러스 감염병들을 감시하고 있다. 대부분은 환경 훼손이나 새로운 인간 활동으로 빚어진 인수공통감염병이다. 어떤 것들은 에볼라, 라사, 마르부르크를 합친 것보다 더 많은 환자를 만들어내기도 했다. 그중에는 다음과 같은 것들이 있다.

### 크리미아-콩고 출혈열 Crimean-Congo hemorrhagic fever

많은 유제류에 기생하는 진드기에 의해 전파되는 이 병에 걸린 환자의 절반 가량은 죽었다. 오랫동안 아시아에 있었던 병임에도 불구하고 1944-45년 크리미아 반도에서의 유행을 통해 처음으로 광범위한 관심을 끌었다. 사실상 동일하지만 덜 치명적인 균주가 아프리카, 중동, 유럽 일부 지역에서 발견되었다. 이 병에는 아직 치료약이 없다.

### 옴스크 출혈열 Omsk hemorrhagic fever
제2차 세계대전 이후 러시아와 시베리아에서 보고된 위험한 진드기 매개 인수공통감염병으로서 키아사누르 삼림병과 비슷하다.

### 치쿤구냐 출혈열 Chikungunya hemorrhagic fever
이 출혈열은 1955년에 처음으로 등장하였으며, 대개는 치명적이지 않지만 아주 심한 관절통을 유발한다. 이 병을 일으키는 바이러스는 원숭이나 그것의 피를 빠는 모기와의 잦은 접촉을 매개로 하여 동부 아프리카의 사람들에게 퍼졌다. 이 병은 배를 타고 인도와 필리핀 그리고 아시아의 다른 지역으로까지 퍼졌다.

### 오뇽뇽열 O'nyong-nyong fever
이 병의 병원체는 치쿤구냐 바이러스로부터 최근에 진화하였다. 또한 이 질병은 치쿤구냐열과 비슷한 경로로 1959년에 나타나 200만명의 우간다인들에게 발열과 관절염을 일으켰다.

### 로스 강 열병 Ross River fever
이 병의 바이러스는 몇 주 내지 몇 년 동안 지속되는 유행성 관절염을 일으킨다. 캥거루와 같은 동물 숙주로부터 모기에 의해 사람에게 옮겨지는 이 병은 오스트레일리아와 동남아시아에서 수십 년 전에 확인되었다. 관개와 댐 공사가 매개체의 새로운 산란지를 만들어주었다. 그 결과 1979-1980년 사이 남태평양 지역 섬들에서 폭발적인 유행이 처녀인구집단을 덮쳤다.

### 원숭이 두창 Monkey pox

이 질병은 아프리카에서 수입된 실험용 원숭이에서 1958년에 발견되었다. 1970년 이 병은 처음으로 인간을 공격하여 대부분 자이레의 시골 소년들을 감염시켰다. 원인 바이러스는 두창 바이러스 poxvirus와 가까우며, 두창과 비슷한 질환을 일으킨다. 10명당 1명의 사망률을 보이며, 보유 숙주는 다람쥐와 그 밖의 작은 포유류들이다. 원숭이도 사람과 마찬가지로 기회감염자 accidental victim 이다. 소년들은 아마 작은 동물들을 사냥하여 가죽을 벗기거나 고기를 먹는 과정에서 이 병에 걸렸을 것이다. 이 병은 1980년대 중반에 절정에 도달한 뒤 가라앉았는데, 대부분의 중부 아프리카 우림 지대가 파괴되었기 때문일 것이다.

이 질병들을 알고 있는 미국 내의 많은 학자들조차, 이것들이 국지적이고 별로 위협적이지 않으며 안전할 정도의 외딴 생태계에 국한된 것이라 생각하였다. 그러나 한타바이러스 감염에 대해서는 그런 희망이 소용없었는데, 이 병의 발생은 40년 동안 전세계에서 계속 증가하였다. 그 범위와 인간에 대한 위험성은 아주 최근에야, 특히 1993년 미국에서 치명적인 유행이 있은 뒤에야 이해되기 시작하였다.

서양 세계는 1950년대 초반 한국전쟁의 와중에서 처음으로 이 병을 일으키는 바이러스를 만났다. 한국형 출혈열은 수십 년 전에 기술되었지만, 그 원인과 분포 범위는 한동안 알려져 있지 않았다. 어떤 학자들은 이것이 중국에서 오랜 역사를 가졌다고 생각한다. 만약 그랬다면 그것은 지역적인 문제였을 것이다. 20세기 전반에 이 바이러스는 추수기마다 한국의 농민들을 덮쳤다. 1950년대의 전쟁이라는 환경에서 이 병은 유엔 연합군에게 다가왔다. 수천 명이 발열, 신장 손상, 출혈, 쇼크로 쓰러졌고 400명이 죽었다.

1976년에 한국인 의학자 이호왕에 의해 분리되어 〈한탄강〉에서 따온 이름이 붙은 이 바이러스는 만성적으로 감염된 들쥐의 배설물을 통해 사람에게 닿는다. 지금까지의 연구로는 이 바이러스가 마추포, 라사, 그리고 다른 설치류 매개 출혈열 바이러스와 매우 흡사한 것 같다. 그러나 한탄 바이러스의 발견은 아직도 진행중인 추리소설의 겨우 시작 단계였음이 드러났다.

한탄 바이러스는 처음에 생각했던 것보다 훨씬 광범위하게 분포하고 있다. 이 바이러스는 아시아와 러시아 대부분 지역의 사람들을 감염시킨다. 이 바이러스와 그 친척들은 최소한 해마다 20만 명의 사람들을 쓰러뜨리고 2만 명을 죽인다. 환자들의 절반은 한국과 중국에서 발생하며, 그들은 한탄 바이러스의 친척인 〈서울 바이러스〉에도 감염된다.[2] 또다른 친척 푸말라 바이러스puumala virus는 유행성 신장염을 일으킨다. 1930년 핀란드에서 처음 기술된 이 병은 러시아 우랄 산맥으로부터 유럽에 걸쳐 발생한다. 야생 들쥐가 옮기는 이 바이러스는 1979년에 분리되었다. 한탄 바이러스의 또다른 친척이면서 치명적인 포로지아 바이러스Porogia virus는 발칸 반도에서 1986년에 발견되었으며, 잔혹한 출혈열을 일으킨다. 한탄, 서울, 푸말라, 포로지아 등의 유형에는 이제 한타바이러스hantavirus 속(屬)이라는 이름이 붙었으며, 그것들이 일으키는 질환은 공통적으로 〈신증후군을 동반한 출혈열 hemorrhagic fever with renal syndrome(HFRS)〉이라 불린다.

HFRS와 한타바이러스는 처음에는 전적으로 구세계만의 문제로 보였다. 그러나 1970년대 후반에, 배를 통해 많은 균을 전세계로 옮긴 전력이 있는 왕쥐에서도 서울 바이러스가 발견되었다. 서울 바이러스 HFRS가 일본 오사카 항에 나타났을 때, 불안에 빠진 연구자들은 전세계의 항구 주변에서 쥐를 잡아 이 바이러스에 대한 항체를 조사하였다. 그 결과는 모든 대륙에서 양성이었다. 1982년에는 새로운 한타바이러스 변종인 〈프로스펙트 힐 Prospect Hill〉 균주가 워싱턴 근교의 들쥐에서 발견되었다. 이것은 인간에게 어떤 해도 일으키지 않았지만, 그 존재는 전국에 걸친 한타바이러스 조사를 촉발시켰다. 수년 뒤 서울 바이러스 유형에 대한 항체가 볼티모어의 쥐에서도 발견되었다. 이 〈볼티모어 쥐 바이러스 Baltimore rat virus(BRV)〉에 감염된 쥐들은 항구 근처뿐 아니라 도시 중심부의 쓰레기통에서도 번성하였다.

다음의 논리적 의문은, BRV가 알려지지 않았거나 잘못 진단된 질병의 원인체인가 하는 점이었다. 1986-88년에 걸쳐 존스 홉킨스 병원에서 진행된 연구는, 환자들의 15%가 BRV 항체를 가지고 있음을 보여주었다. 많은 환자들이 신장 질환, 고혈압, 뇌졸중 등의 다양한 복합 증상을 겪고 있었다. 나중에 활성 BRV 감염병에 걸린 세 환자가 발견되었다. 이들 모두는 감염된 쥐들이 번식하는 지역에 살았다. 모두가 HFRS 증상을 보였고, 두 명에서는 그것이 만성 신질환으로 발전하였다. BRV 항체는 또한 볼티모어의 투석 병원 환자들에서도 발견되었다.

학자들은 새로운 바이러스 질병이 등장하고 있는 중인지, 아니면 오래된 감염병이 뒤늦게 확인되고 있는 중인지 의아해했다. 그 해답은 불분명하지만, 서울 바이러스 유형의 어떤 한타바이러스들은 최근에 아시아로부터 전세계에 퍼져나갔다. 새로운 한타바이러스들이 인도와 태국 그리고 뉴욕, 필라델피아, 신시내티, 뉴올리언스, 휴스턴 같은 미국의 도시들에서 발견되고 있다. 이 가운데 어느것이 아시아나 유럽으로부터 최근에 들어왔는지, 그리고 어느것이 원래 있었는지에 관해서는 더 많은 연구가 필요하다. 새롭든 오래되었든, 한타바이러스는 많은 종류의 신장병, 고혈압, 뇌졸중의 원인이 될 가능성이 상당히 높다.

한타바이러스에 대한 바이러스학자들의 우려는 애리조나, 뉴멕시코, 유타, 콜로라도 주가 만나는 포코너스 지역의 나바호 Navajo 인디언들 사이에서 〈괴질〉이 발생하였을 때 더욱 정당화되었다. 그 병은 발열, 두통, 기침, 쇠약감 등 감기 같은 증상으로 갑자기 시작되었다. 많은 환자가 젊고 건장했는데도 갑자기 쓰러져 호흡부전을 일으켰다. 환자들의 폐에서는 그 피에 빠져 익사할 정도로 출혈이 계속 되었다. 어떤 약도 도움이 되지 않았다.

최초의 환자들 가운데 한 명은 뉴멕시코 주 나바호족(族)의 십대 소녀였다. 열세 살 난 소녀는 졸업 파티에서 춤을 추다 쓰러져 다음날 죽었다. 그녀의 남자친구 역시 장례식에 가는 길에 같은 증상으로 쓰러져 며칠 뒤에 죽었다. 5월 말 20여 명의 사람들이 앨버커키와 십록의 병원에서 무서운 폐렴으로 치료를 받았다. 그러자 《뉴욕타임스》는 무서운 새 질병이 갑자기 등장했다는 기사를 1면에 실었다.

전문가로 구성된 조사팀이 현충일 주간의 주말에 사우스웨스트에서 모였다. 그들은 많은 예외가 있었음에도 불구하고 이 질병이 환자의 가족과 친구들에 쉽게 옮지 않는다는 사실에 주목하였다. 오히려 이 병은 널따란 지역에서 거의 무작위적으로 공격해 들어왔다. 이것은 어떤 동물이 이 병의 근원이고 2차적으로 사람에서 사람으로 전파됨을 시사하였다. 동물의 배설물로부터 흡입된 바이러스가 산발적으로 일어나는 이 폐렴의 원인일 것으로 추정되었다. 조사팀은 처음에는 남서부 지방의 야생 설치류에 풍토병으로 존재하는 선페스트를 조사하였다. 그러나 그 가능성은 곧 사라졌다. 그들은 인플루엔자, 세균성 폐렴, 재향군인병, 탄저병, 마이코플라즈마증, 엡스타인-바 바이러스 및 HIV 감염증, 그리고 다양한 생물학적·화학적 독소들도 검사하였다. 하지만 모든 결과는 음성이었다. 한타바이러스도 용의선상에 올랐지만 순위가 한참 아래였다. 어떤 바이러스학자들은 한타바이러스가 대체 거기에 있기나 한 것인지도 의심하였다. 그 바이러스는 그런 증상을 일으키지도 않았고 그 지역에서 보이지도 않았기 때문이다. 그러고 나서 6월 초에 새로운 한타바이러스가 뉴멕시코의 들쥐에서 발견되었다.

전지구적 위협의 하나로 한타바이러스를 우려하는 소수의 학자들은 〈내가 전에 그렇게 말했지〉라고 말하고 싶었을 것이다. 미국에서 결코 널리 알려져 있지 않았던 한타바이러스에 대한 연구는 이미 예산이 삭감되었었다. 비록 한국전쟁 이후에도 군대에서는 그것을 연구했지만, 의회가 걸프전쟁 이후에 세균전 연구비에 대한 〈비밀〉 심리(審理)를 비난하여 미국 육군감염병의학연구소는 자체의 한타바이러스 프로젝트를 축소하였다. 다행히 한 소규모 팀이 포트디트릭에서 한타바이러스 연구를 계속하여 진단법을 개발하였다. 열여섯번째의 사망자가 발생한 6월 중순, 이 연구팀은 그들이 개발한 진단법으로 새로운 한타바이러스가 포코너스 지역에서 발생한 괴질의 원인임을 확증하였다. 그들은 그동안 여러 설치류를 잡아 검사하여 흰발생쥐 deer mouse가 이 바이러스의 보균 동물임을 밝혀냈다.

연구자들은 이 흔한 스캐빈저가 왜 갑자기 바이러스를 인간에게 옮기게 되었는지 알아내려 애썼다. 그 답은 가까이에 있었는데, 로버트 파멘터 Robert Parmenter라는 뉴멕시코 주의 생물학자가 그때 막 10년 동안의 야생 설치류 연구를 끝냈다. 지난해의 홍수와 폭설이 잣과 메뚜기의 흔치 않은 폭증을 유발했고, 그에 따라 흰발생쥐의 주요 식량도 늘어났다. 식량이 불어나자 흰발생쥐들은 살이 찌고 더욱 자주 새끼를 낳아 그 수가 증가하였다. 1992년 5월부터 1993년 5월까지 흰발생쥐의 수는 열 배 이상으로 늘었다. 1993년 늦여름이 되자, 흰발생쥐는 감소하기 시작했고 사람의 한타바이러스 유행도 줄어들었다. 자연은 생태학적 변화를 통해 새로운 인수공통감염병을 만들었으며, 또한 잠깐 동안이나마 그것이 저절로 감소하도록 내버려두었다.

8월까지 이 유행병으로 보고된 환자 42명 가운데 26명이 죽어서 사망률이 60%가 넘었다. 병의 유행이 지속되거나 또는 돌아올 때를 대비하여 연구는 계속되어야 했다.

한타바이러스 폐증후군 hantavirus pulmonary syndrome(HPS)이라는 새로운 질병이 나바호 인디언들 사이에서 시작되자 백인들에서도 곧 나타났다. 초기의 〈나바호병〉이란 이름은 틀린 것이었다. 사실 흰발생쥐가 북아메리카의 대부분 지역에 살게 되었으므로, 이 병은 널리 퍼질 수 있었다. CDC는 전국의 의사들에게 HPS 유사 증례를 보고하라고 요청했다. 그리하여 CDC는 텍사스에서 16명이 감염되어 6명이 죽었음을 알게 되었다. 콜로라도, 네바다, 캘리포니아, 루이지애나에서도 환자가 발견되었고, 더욱 많은 증례 보고가 8월 내내 플로리다나 노스다코타처럼 멀리 떨어진 지역에서도 올라왔다. 연말까지 54명의 환자가 발생하여 32명이 사망하였다.

루이지애나의 HPS 환자로부터 분리된 바이러스는 다른 균주에 속했고, 최소한 두 가지 새로운 유형은 외국에서 온 것이었다. 각각의 균주는 특정 설치류에 적응하는 경향이 있으므로 몇 종의 동물 숙주가 관여되어 있었다. HPS 바이러스는 집쥐를 비롯한 최소 6종의 야생 설치류에 의해 옮겨진다.

HPS 바이러스의 유전학적 연구는 이것이 프로스펙트 힐 바이러스와 밀접하게 연관되어 있음을 보여주었다. 아마도 어떤 변이가 이 바이러스를 새로운 동물 숙주로 이주하도록 만들었을 것이다. 이러한 일은 과거에 이미 일어났다. 즉 발칸 반도에서 대개 들쥐가 동물 숙주였던 푸말라 한타바이러스가 집쥐에 의해 사람에게도 전파되었다. 이 사실은 설치류가 여름보다 겨울에 더 많은 HPS를 유발시키지 않을까 하는 우려를 불러일으켰는데, 왜냐하면 쥐들이 추위를 피해 사람의 거주지로 침입해 들어오기 때문이다.

1993년의 겨울에 시행된, 원인 불명의 폐렴 환자에 대한 혈액 표본 검사는, 드물기는 했어도 1980년에 이미 산발적인 HPS 환자들이 있었음을 드러냈다. 연구자들은 무엇을 찾아야 할지를 알았으므로 그것을 찾아나섰다. HPS는 여기저기서 발생했는데, 대개는 〈성인호흡기부전증후군〉이라는 모호한 진단명 속에 던져져 있었다. 아직까지는 대부분의 또는 모든 HPS 감염병이 쥐의 분비물 분말을 들이마셔서 생긴 것 같지만, 바이러스학자들은 HPS가 사람에서 사람으로 공기를 통해 전염되는 폐렴이 될 수 있다고 생각한다. 1994년 이 바이러스에는 〈무에르토(죽음이라는 뜻) 캐니언 바이러스muerto canyon virus〉라는 불길한 이름이 붙었다. 그 해 말 CDC는 20개 주에서 약 100건의 증례를 접수했다.

미국에서 자이레, 아르헨티나에서 한국에 이르는 지역의 새로운 출혈열들은, 병원체로부터 안전한 미래에 대한 최근의 믿음을 빗겨갔다. 이러한 유행들이 일어날 때마다 대개 그것을 가난한 나라와 사람에만 해당되는 〈강 건너 불〉로 보려는 경향이 있었다. 마르부르크병, 라사열, 에볼라열 등이 신문의 머릿기사를 장식했을 때조차, 선진국 사람들 대부분은 그것을 자신들의 삶과 무관한 악몽처럼 여겼다. 학계의 주류에서 벗어난 소수의 연구자들만이 이 새로운 질병들이 지역적 또는 지구적으로 인간 활동과 생태계의 변화하는 물결을 반영하고 있음을 알아차렸다. 그러나 선진국 사람들도 라임병과 재향군인병 그리고 특히 에이즈가 도래하였을 때는, 그들이 전염병의 신세기에 살고 있음을 피부로 느끼기 시작했다.

# 11장

# 현대의 흑사병, 에이즈!

문명화된 인간에게 닥친 전염병의 재앙

　라임병, 재향군인병, 에이즈는 미국인들이 가장 친숙한 새로운 감염병들이다. 이것들은 모두 지난 20여 년 사이에 등장하였고, 그전의 어떤 질병보다 더욱 두렵고 널리 퍼져 있다. 그것들의 증상, 원인, 영향은 각기 다르지만, 각각의 기원을 관통하는 한 가지 공통적인 실마리가 있다. 즉 이 병들은 사람들의 주변 환경과 행동이 바뀌었을 때 일어났는데, 그러한 변화는 미생물들에게 새로운 생태적 위상과 감염 경로를 제공하였다. 이것은 질병의 등장이라는 면에서 낯익고 오래된 유형이지만 이제는 놀랄 만큼 얽혀버렸다. 예전에 새로운 유행병들은 벌목이나 경작지의 확대 또는 댐 공사 같은, 환경을 파괴하는 변화들에서 기원하였다. 그러나 라임병은 회복기에 접어든 환경으로부터, 재향군인병은 새로운 인공 환경으로부터, 그리고 에이즈는 주로 삶의 질이 증진되었음을 뜻하는 변화로부터 비롯되었다. 이것들은 생태계나 인간 행동의 어떠한 변화라도 생명의 그물을 서로 얽히게 할 수 있음을 보여준다.

라임병은 이 셋 가운데 처음으로 출현하였다. 1975년 코네티컷 주 올드라임 Old Lyme의 두 여성은 가족들이 어떤 이상하고 무서운 병에 걸렸다는 결론을 내렸다. 그들의 자녀들은 반복되는 발열과 관절통으로 오랫동안 고생해 왔다. 자녀들은 병원에서 청소년형 류머티즘 관절염 juvenile rheumatoid arthritis(JRA)으로 진단을 받았는데, 이것은 면역계가 자기 몸의 관절을 마치 이물질인 양 공격하는 병이다. 류머티즘 관절염은 어린이에게는 드문데다, 두 아이의 증상에는 다른 특이한 점이 있었지만 의사들은 어떤 주의도 기울이지 않았다.

이 어머니들은 인근 지역의 어린이 10여 명도 같은 증상으로 같은 진단을 받았다는 사실을 알았을 때, 그야말로 신경이 곤두섰다. 그리고 이것은 가능성의 문제를 훨씬 벗어난 것처럼 보였다. 어떤 전염병이나 환경 내 독물이 원인이 아닐까 하는 두려움에서, 그들은 주 보건국과 예일 대학교 류머티즘 클리닉을 찾았다. 그들이 들은 바로는 JRA는 전염병이 아니며 동시다발적으로 발생할 수도 없었다. 올드라임 마을에 10여 명의 환자가 있다는 사실은 이 병이 통상적인 빈도의 수천 배 이상으로 일어나고 있음을 뜻했다.

코네티컷 주의 이 어린이들은 모두 여름철에 앓아누웠다. 이것은 어떤 절지동물 매개 질병을 시사했지만, 그들의 증상은 다른 어떤 감염병과도 일치하지 않았다. 당시 조사팀을 이끌던 예일 대학교의 앨런 스티어 Allen Steere는 라임의 인근 마을과 올드라임과 이스트헤이덤에서 비슷한 증례를 찾아보았다. 그리하여 그들은 지난 3년 동안 39명의 어린이와 12명의 성인이 이 증

266

후군에 걸렸음을 알아냈다. 1977년 스티어는 〈라임 관절염〉이라 명명한 이 질병에 대한 논문을 발표하였다. 이 병은 감염병의 특징을 가졌지만 어떤 병원체도 발견되지 않았다. 병의 초기에 환자들은 몸에 반점이 하나씩 돋았는데, 몇몇 환자들은 그 부위가 작은 진드기에 물린 곳임을 기억해냈다. 다행히 그들 가운데 한 명이 그 진드기를 잡아서 보관하다가 연구자들에게 건네주었다. 그것은 *Ixodes scapularis*라고 하는 사슴진드기 deer tick였다. 현장 조사관들은 올드라임 주변에서 이 진드기를 잡아 그것들이 어떤 병균을 옮기는지, 또 이 진드기의 생활사는 어떤지를 연구하였다.

〈사슴진드기〉는 잘못된 이름이다. 사슴은 *Ixodes scapularis*의 2년 삶의 막바지인 번식기에만 잠깐 피를 빨리는 동물에 불과하다. 이 진드기는 봄에 침끝만한 발이 여섯 개 달린 애벌레가 되어 알에서 부화한다. 이 애벌레는 주로 설치류, 특히 흰발생쥐에 붙어 살며, 여기서 라임균을 얻는다. 겨울을 거치면서 이 애벌레는 발이 여덟 개 달린, 별로 사랑스럽지 않은 벌레로 탈바꿈한다. 그 해 여름 내내 균을 가지고 있는 이 애벌레는 만나는 모든 온혈동물(다람쥐, 너구리, 새, 인간 등)에게 그것을 전해주는데, 흰발생쥐를 가장 선호한다. 여름이 끝날 무렵, 이 애벌레는 쉼표(,)보다 약간 작은 크기의 진드기가 된다. 이때 이 진드기는 사슴의 몸 위에서 마지막 식사를 하며 짝을 찾는다. 사슴이 없으면 소, 말, 개, 고양이, 또는 인간 체표에 붙어 라임병을 옮긴다. 그 결과 모든 숙주는 관절염에 걸리게 된다.

이 진드기는 1981년 롱아일랜드에서 로키산열 Rocky Mountain spotted fever(RMSF)이 발생했을 때 거의 우연히 발견되었다. 이 감염병은 이름에서 느껴지는 것보다는 덜 괴상했다. 로키산열은

19세기 말에 몬태나 주의 비터루트 계곡 Bitterroot Valley에서 처음 출현하여 감염자의 80%를 죽였다. 대부분의 희생자들은 투기꾼, 광부, 정착민들이었다. 그들은 광대한 지역의 벌목 후에 생긴 잡목숲지대에서 일했으며, 발진티푸스의 원인균과 친척인 일종의 리케차를 숲진드기로부터 얻었다. 이 균과 그 매개체는 지금은 널리 퍼져 있다. 작은 설치류를 자연 숙주로 하는 로키산열은 현재 캐나다부터 브라질에 걸쳐 발생한다. 로키 산맥 밖에서는 대개 독성이 덜하지만 여전히 위험하다. 개에 흔하고 갈색개진드기 brown dog tick가 옮기는 비슷한 질병인 에를리히아증 ehrlichiosis은 1986년에 처음으로 사람에서 나타났으며, 어떤 지역에서는 로키산열보다 흔했다.

CDC는 로키산열과 에를리히아증 같은 감염병들을 주의 깊게 감시하여 왔다. 그래서 1970년대에 로키산열이 롱아일랜드에 나타났을 때, 학자들은 그곳의 진드기들을 모아 이 유행의 원인을 추적하였다. 채취된 시료는 진드기 매개 질환에 대한 경험이 많은 몬태나 주의 공중보건국 실험실로 보내졌다. 그곳에서 윌리 버그도퍼 Willy Burgdorfer는 진드기를 해부하여 그 체내에서 얻은 균을 배양하였다. 버그도퍼는 사슴진드기에서 낯선 보렐리아 borrelia 과(科)의 균을 발견하였는데, 이것은 매독균과 흡사한 창백하고 가느다란 파상균이었다. 그는 이것을 토끼에게 주입하였고, 토끼는 라임병의 증상을 나타내었다. 버그도퍼는 새로운 종을 발견한 영예를 얻게 되었다. 즉 이 균은 *Borrelia burgdorferi* 라는 이름을 얻었다.

원인균은 알려졌지만 라임병은 여전히 진단실의 악몽으로 남아 있다. 환자 가운데 절반만이 진드기에 물린 자리에 특징적인 〈황소눈 반점〉을 보인다. 대부분은 발열, 두통, 인후통, 구역

질, 피로감, 림프선 종대, 경부 경직, 근강직 등의 증상을 보이는데, 이 시점에서는 유행성 감기나 류머티즘 관절염 등으로 진단되기 쉽다. *Borrelia burgdorferi*를 확인하는 10여 가지의 진단법이 나와 있지만, 모두가 잘못된 결과를 낼 수 있다. 많은 환자들은 항생제 없이도 며칠 또는 몇 달 안에 회복되지만, 어떤 이들은 만성적인 증상으로 시달린다. 이 파상균은 표면 단백질을 변화시켜 약물과 면역계를 피할 수 있다. 가끔씩 이 균이 척수에 숨어 있거나 감염병을 능가하는 자가면역 반응을 촉발할 때는 증상이 지속되기도 한다.

라임병은 매독과 마찬가지로 오랜 잠복기를 거치면서 완화되지만, 그러고는 다시 나타나 관절, 심장, 신경계 등을 공격한다. 만성 환자들은 수년 동안 지속되는 뒤죽박죽의 증상을 나타낸다. 관절염은 어떤 때는 너무 심해서 수술을 필요로 하기도 한다. 심장이 손상을 입으면 심박동 조절기 pacemaker를 이식해야 한다. 기억 상실, 수막염, 안면 마비 등과 같은 신경학적 증상도 나타난다.

라임병은 1982년의 500건에서 1992년의 1만 건으로 10년 동안 20배나 증가하였다. 이 병은 텔레비전, 신문, 잡지의 꾸준한 주제가 되었다. 발생이 심한 지역에서는 두려움이 병적인 공포감으로 변했다. 이런 반응은 이해할 만하다. 라임병은 종종 다른 병으로 오진되면서 꾸준히 늘고 있으며, 어떤 경우에는 사람을 불구로 만들면서 수년 동안이나 지속되기도 한다. 이 병이 흔하지 않은 지역에서도 부모들은 여름에 아이들을 집 안에 가두어놓는다. 라임병의 예방과 치료는 일종의 산업이 되었다. 상점과 통신판매 회사들은 진드기 살충제와 가정용 진단 키트를 팔지만 어느 것도 완전한 예방책은 되지 못하며, 심지어 어떤 것은 거의 쓸모가 없다.

사람들의 주의에도 불구하고 라임병은 꾸준히 증가하며 확산되고 있다. 라임병은 미국의 거의 모든 주에서 나타났다. 환자는 북동부, 중서부의 북쪽 지역, 그리고 서부 해안 지방에서 가장 많이 발생한다. 어떤 전문가들은 이 병의 보고가 과장되었다고 생각하지만, 또 어떤 이들은 보고가 실제보다 축소되었다고 본다. 실제보다 낮게 평가되었다고 할지라도, 이 병은 이제 미국에서 가장 흔한 절지동물 매개 감염병이 되었다.

라임병은 엄격히 말해 새로운 병이 아니다. 그러나 이것은 유행병이 되었다는 점에서 새로웠다. 원인균을 발견하였을 때, 버그도퍼는 유럽에서 산발적으로 발생하던, 비슷하지만 가벼운 질환에 대해서 수십 년 전에 들은 강연을 떠올렸다. 1883년 독일에서 그리고 1910년 스웨덴에서 의사들은 때때로 뇌졸중 같은 신경학적 합병증을 동반하는 보기 드문 피부 질환을 기술하였다. 버그도퍼는 이 〈유주성 홍반 erythema migrans〉의 발병 사례가 라임병 또는 그와 비슷한 질병의 산발적인 초기 증례일 것이라 추측하였다. 그러나 이 감염병이 유럽에서는 드물었던 관절염 등의 증상을 동반하면서 왜 심해지고 유행하게 되었는지는 여전히 수수께끼였다.

이 병이 언제 어떻게 전파되는가에 대한 실마리는 자연사박물관의 진드기 컬렉션에 있었다. 수십 년 동안 포르말린에 절여진 진드기를 검사하여 파상균의 표면 단백질 중 일부를 검출할 수 있었다. 1940년대의 롱아일랜드, 1975년의 케이프코드, 위스콘신 등지의 박물관 진드기 표본에서 미량의 *Borrelia burgdorferi*가 나타났다. 롱아일랜드의 동쪽 끝 몬타욱 Montauk에서는 사람들이 〈몬타욱 무릎관절통 Montauk knee〉이라 불리는 일종의 관절염에 대해 여러 해 동안 이야기해 왔다. 이것은 결국 라임병으로 판명되었다.

분명히 라임병은 1975년 이전에도 진단이 되지 않거나 오진된 채 수십 년 동안 미국에 존재했다. 이 병과 그 선구 질환은 유럽에도 있었다. 그러나 환경이 바뀌고 새로운 생활 습관이 이 균에게 새로운 기회를 제공하자, 이 병은 유행병이 되었다. 그 이유는 사람들이 환경을 훼손했기 때문이 아니라 복원을 도모했기 때문이다.

우리는 유럽의 개척자들이 신세계가 처녀림이 아니라는 사실을 인식했음을 알고 있다. 수천 년 동안 아메리카 원주민들은 벌목을 하고 화전을 일구고 곡물을 재배하면서, 북동부의 처녀림을 감소시켰다. 그리고 3세기 동안 백인 정착자들은 농경지를 조성하고 목재와 화목을 얻기 위해 숲을 희생시켰다. 1800년대 초가 되자 동부에서는 숲이 거의 사라졌다. 이것은 사냥만큼이나 사슴과 그 포식자들을 멸종 위기로까지 몰아갔다. 19세기 중엽에 농업은 중서부로 옮겨갔다. 동부의 농장은 규모와 숫자가 줄어들었다. 땅에서는 다시 관목이 자라나고 숲이 회복되었다. 세기가 바뀔 무렵 연방 정부와 주 정부들은 산림의 상당 부분을 복구하고 보전하는 조치를 취했다. 숲과 야생 동물들이 다시 늘어났다.

이 새로운 임야는 사슴에게 이상적인 땅이었다. 그들은 숲 주변부에서 가장 잘 생존하였다. 1900년에는 동부의 사슴 수가 회복되기 시작했다. 그러나 늑대와 곰 그리고 큰 고양이 과(科) 동물 같은 포식자의 집단은 그러지 못했다. 회복되는 환경은 설치류와 진드기를 포함한 다른 야생 동물들의 폭증도 유발하였다. 그리고 그것은 또다른 종도 끌어들였는데, 산업화된 도시 생활에 지친 사람들이 떼를 지어 숲으로 몰려왔던 것이다. 진정한 처녀림을 한번도 보지 못한 도시인들은 1차 수림과 2차 수림 그리고 관목숲을 원시림으로 오해하였다. 그들은 어쨌든 날것 그대로의 자연은 원하지 않았다. 그들은 도회적인 쾌적함의 연장선상에서 자연과 접촉하고 싶어했다. 그 결과는 일종의 타협, 즉 교외 거주로 나타났다.

제2차 세계대전 말, 동부는 한 세기 전보다 여러 배나 되는 숲을 가지게 되었다. 사슴의 수는 폭발적으로 늘어났다. 전국에 걸쳐 도시 주택의 부족과 전후 경기 호황이 복합적으로 작용하여, 교외 거주자와 교외 주택의 엄청난 증가를 불러일으켰다. 사슴은 다람쥐나 너구리와 마찬가지로 이 환경에 꾀바르게 적응하였다. 오늘날 사슴은 교외의 잔디밭을 뜯어먹고 공원을 어슬렁댈 뿐만 아니라 고속도로 위험물 중의 하나가 되었다. 많은 성난 집주인들과 운전기사들은 이것들을 해로운 동물로 여기는데, 특히 라임병이 유행하는 지역에서는 〈뿔 달린 쥐새끼〉로 생각한다. 사람들은 회복기에 있는 환경이 그 자체의 특유한 문제를 발생킨다는 사실을 배우고 있는 중이다. 모든 종류의 생태학적 변화는 인간에게 질병의 위험을 유발한다.

1980년대 이후 이와 비슷한 산림의 재성장은 유럽에서도 있었으며 사슴, 설치류, 진드기, 교외 거주자 등의 증가와 함께 라임병의 대유행을 낳았다. 유럽에는 이제 미국의 두 배나 되는 환자들이 있다. 독일에서만 해마다 수만 명의 환자가 발생한다. 라임병은 일본, 중국, 오스트레일리아, 남아메리카에서도 보고되었다. 이것은 전지구적 유행이라는 이야기의 서막에 불과하다.

우리는 여전히 라임병에 대해 더 많은 것을 알아야 한다. 생물학자들은 진드기가 라임병을 철새들에게 옮길지 모른다고 의

심한다. 유럽 유형이 왜 증상이 더 가볍고, 왜 관절염보다 신경학적 증상을 더 많이 일으키는지는 불분명하다. 아마 이 균의 여러 균주들이 서로 다른 매개체에 적응하여 약간씩 다른 특성을 발전시켰을 것이다. 유럽에서 라임병은 양진드기 sheep tick에 의해 일어난다. 캘리포니아에서는 그 생활사가 검은발숲쥐 dusky footed wood rat와 관련이 있으며, *Ixodes scapularis*보다는 다른 두 종의 진드기에 의해 일어난다. 예방과 치료에는 아직 문제가 많다. 개 주인에 대한 전염을 감소시키는 효과적인 개 백신은 나와 있다. 그러나 인간 백신은 여전히 시험중이다. 항생제가 많은 환자에게 도움이 되지만, 이 감염병을 완전히 치료할 수 없는 경우도 있다. 최상의 예방법은 구충제를 사용하고 애완 동물과 주인에게 진드기가 있는지 검사하고 진드기에 물리면 재빨리 병원에 가는 것이다.

회복중인 수림은 인간에게 또다른 진드기 매개 질병을 안겨주었다. 적혈구에 침입하는 원생동물인 바베시아 원충은 소에서 말라리아와 같은 질병을 유발했다. 이 질병 때문에 한때 큰 피해를 보았던 텍사스 주의 목장에서는 그것을 〈레드워터열 redwater fever(텍사스열)〉이라 불렀다. 그러나 이 병에 걸린 사람은 1957년까지 발견되지 않았다. 이때 산발적인 증례가 유고슬라비아에 이어 매사추세츠 해안의 오래된 고래잡이 중심지인 낸터키트 Nantucket 섬에서 일어났다.

대부분의 북동부 지역과 마찬가지로 낸터키트에서도 숲과 사슴은 19세기에 거의 사라졌다. 사람들은 양을 키울 목장을 만들기 위해 나무를 베어냈고, 양떼는 사슴과 진드기를 제거하면서 이 섬을 풀이 빽빽이 우거진 목초지로 만들었다. 그후 방풍림으로 소나무숲이 조성되어 방목과 고래잡이가 감소하였고, 크랜베리(덩굴월귤) 재배와 여름철 관광이 그 자리를 차지하였다. 관목 숲과 새로운 수림이 출현하였다. 1920-30년대에는 사슴을 다시 들여왔는데, 아마 부유한 여름 별장 소유자들에게 손상되지 않은 자연의 운치를 제공하기 위해서였을 것이다. 사슴진드기도 다시 돌아와 다른 진드기 무리들을 대치하였다. 이렇게 숲, 야생 동물, 도시 탈출자들의 배합이 등장하였고, 이것이 라임병의 유행을 일으켰다. 이것은 또한 바베시아에게도 새로운 고향이 되어주었다.

바베시아증은 대개 라임병보다 증상이 덜하지만, 만성이 되면 특히 노인과 면역계 이상자들에게 위험하다. 그때까지 인체 감염은 상대적으로 드물었지만, 지금은 매사추세츠 주의 마서스비니어드 섬과 롱아일랜드 및 코네티컷 주의 일부 지역에서 풍토병이 되었다. 산발적인 증례가 미국 북동부와 유럽에서도 보고되었다. 어떤 사람들은 라임병과 바베시아증에 모두 감염되었다. 바베시아증이 더 퍼질지는 두고보아야 할 것이다.

라임병의 유행이 있은 지 꼭 1년 만에 좀더 광범위하고 위험한 새 감염병이 등장하였다. 이것은 전혀 다른 환경 변화, 즉 냉난방 시스템을 갖춘 실내 온도 조절 장치로부터 등장하였다. 또 여기에는 아이러니컬하게도 더 개선된 의료 기술이 한몫을 하였다. 이 병은 1976년 7월 필라델피아에서 독립 200주년 행사가 개최되었을 때 수면 위로 떠올랐다. 관광객과 회의 참석자들이 이 도시로 몰려들었는데, 그중에는 수천 명의 미국 재향군인협회 회원들도 있었다. 많은 재향군인들이 도시 중심부 브로드 가의 거대하고 우아한 벨뷰 스트래퍼드 호텔에 묵었다. 곧 많은 사람들이 발열, 오한, 근육통, 마른기침을 호소하였다. 열이 치솟아오르면서 환자들은 안절부절하거나 헛소리를 하였고, 수십 명이 급성 폐렴으로 입원하게 되었다. 그러고 나서 차례로 환자들이 죽어갔다. 그러나 어떠한 전형적인 폐렴균도 발견되지 않았다. 치명적인 새로운 전염병에 대한 공포가 확산되었다. 방문객들은 이 호텔과 도시를 탈출하였다.

환자와 사망자 수가 증가함에 따라 재향군인병 이야기는 6개월 동안이나 뉴스의 머릿기사를 차지하였다. 대중은 겁에 질렸고 보건 당국은 당혹하였다. 처음에 의사들은 그 해 여름에 예견되었던 돼지인플루엔자를 의심하였지만, 독감 검사는 음성으로 나왔다. 그들은 폐페스트와 앵무열 psittacosis[1]을 지목했지만, 역시 결과는 음성이었다. 그들은 라사 바이러스와 마르부르크 바이러스를 비롯한 수십 종의 다른 병원체들을 용의자 목록에서 지워나갔다. 마침내 그들은 수은, 니켈, 살충제와 같은 독극물이나 오염 물질을 검사하기 시작했다.

이 유행은 그 해 가을에 잦아들었다. 그것이 종식되기까지 221명이 병에 걸렸고 34명이 죽었다. 원인은 여름과 마찬가지로 불분명했다. 환자 가운데 태반이 벨뷰 스트래퍼드 호텔에 머문 재향군인들이었고, 담배를 피우는 사람이 많았으며, 어떤 이들은 당뇨병과 같은 여러 가지 만성 질환을 가지고 있었다. 이것들은 모두 기회감염성 폐렴의 위험 인자였지만, 이것만으로 그 유행을 설명할 수는 없었다. 환자들은 이 병을 친척과 친구들에게 옮기지 않았으므로, 음식이나 물 또는 공기 등과 같은 환경 내의 어떤 것에 의해 옮겨지는 것이 확실했다.

그러나 음식은 문제가 되지 않았다. 어떤 환자들은 그 호텔에서 식사를 한 적이 없었다. 또 어떤 환자들은 호텔에 들어가지조차 않았다. 그들은 단지 브로드 가에서 근처에 서 있기만 했다. 역학자들은 혹시 균이나 독물이 없는지 호텔의 물과 공기를 되풀이해 검사하였다. 한 연구자는 천장에 떨어진 비둘기 분변에 있는 균이 공기를 타고 복도와 방으로 들어가지 않았을까 추측하였다. 그러나 대부분의 손님과 호텔 종업원들이 같은 공기를 마셨지만 병에 걸리지 않았다.

강박증이 마구잡이 이론들을 만들어냈다. 공포에 질린 시민과 기자들은 테러리스트가 재향군인들을 중독시키지는 않았는지 의구심을 가졌다. 어쩌면 필라델피아를 통과하던 기차로부터 세균전에 쓸 세균 무기 중 일부가 새어나왔거나, 아니면 CIA가 비밀리에 무고한 시민들에게 세균 무기를 시험했는지도 몰랐다. 또한 우주 개발 프로그램을 통해 외계의 바이러스가 지구에 들어왔을 수도 있었다. 페니실린 내성 임질균에 대한 보고서를 본 어떤 학자는 흥청거리던 재향군인들이 매춘부로부터 이 괴상한 감염병을 얻지나 않았는지 의심하였다.

1977년 1월, 이 유행이 일어난 지 6개월 뒤에 CDC는 한 재향군인의 혈액에서 작고 낯선 세균 한 종을 배양하였다. 이것은 실험실에서 아주 좁은 온도 범위와 산성 환경 안에서 특별한 영양액에 의해서만 키울 수 있는, 〈패스티디어스fastidious〉[2]라 불리는 세균이었다. 세균에 대한 그런 실험은 가장 마지막에 실시하는 것이 상식이었다. 이 까다로운 세균은 이전의 어느것과도 달랐다. 재향군인들을 대상으로 했기 때문에, 이 세균에는 레지오넬라(*Legionella pneumophila*)라는 이름이 붙었으며, 이 질병은 곧 〈재향군인병 legionellosis(레지오넬라증)〉으로 명명되었다.

어떤 새로운 감염병이 출현할 때 사람들은 그것이 과연 새로운 것인지 아니면 새롭게 인식되었는지를 묻는다. 그래서 비특이적이거나 원인 불명의 폐렴 환자로부터 모아둔 병원의 혈액에 대한 연구가 수행되었다. 레지오넬라에 대한 항체는 1965년 워싱턴에 있는 세인트엘리자베스 병원의 괴질 유행 때 수집한 혈액 샘플에서 나타났다. 그때는 거의 100명의 환자와 직원들이 이 병에 걸려 10여 명이 사망했다. CDC는 재향군인병을 1957년 텍사스 주 오스틴 시 노동자들의 유행병 및 1947년의 한 개별 증례와도 관련지었다. 재향군인병은 분명히 30년 전부터 미국에 있었으며 점점 더 흔해졌다.

놀랍게도 레지오넬라 항체는 1968년 미시간 주 폰티악에서의 인플루엔자 유사 유행병 샘플에서도 나타났다. 당시에는 144명이 병에 걸렸으나 아무도 심하거나 장기적인 증상을 보이지 않았다. 이 질환에는 〈폰티악열 Pontiac fever〉이라는 이름이 붙었는데, 그것은 선행 인자를 가진 노인들보다는 모든 연령층의 건강한 사람들을 공격하는 단기적이고 가벼운 레지오넬라증이었다. 이 경우도 병의 근원은 건물로 보였다. 모든 폰티악열 환자가 주 공중보건국 사무실에서 근무하였다는 공통점이 있었다.

1977년 과거의 유행이 확인되고 있을 때 새로운 유행이 미국의 캘리포니아와 버몬트 및 영국 노팅엄의 병원에서 발생하였다. 환자의 4분의 1 이상이 사망하였다. 다음 10년 동안 더 많은 유행이 미국, 네덜란드, 오스트레일리아 등지에서 일어났다. 모든 곳에서 그 병은 호텔, 작업장, 그리고 특히 병원과 관련이 있었다. 마치 빌딩들이 독을 뿜는 것처럼 보였다. 그러한 거의 모든 곳에 공기 정화 장치(에어컨)가 있었다.

공기 정화 장치는 필라델피아의 사례를 마침내 해결한 실마리였다. 많은 재향군인들은 묵은 방의 에어컨에서 물이 새거나 소리가 났다고 말했다. 레지오넬라가 그 기계를 통해 퍼질 수 있다면, 이 유행병의 수수께끼 같은 면들이 설명되는 것이다. 공기 배출구로 나온 오염된 공기는 건물 안에 들어가지 않고 바깥에서 있던 환자들도 감염시킬 수 있었다. 빌딩의 공기에 오랫동안 낮은 수준으로 노출된 종업원들은 급성 질환에 걸리지 않고도 면역을 발달시킬 수 있었을 것이다. 그러나 어떤 균도 에어컨 안에서 생존하고 증식할 수는 없었다. 어떻게 레지오넬라가 그런 생물학적 불모지에서 생존했는지는 수수께끼였다.

레지오넬라증은 사실 에어로졸 분말에 의해 전파된다. 일반적인 원천은 에어컨, 냉각탑, 압축기, 온수 시스템 등이다. 어떤 증례들은 소용돌이 욕조, 가습기, 증기 터빈 따위에서 흘러나오는 압축 공기와 관련이 있다. 세인트엘리자베스 병원에서와 같은 예에서는 인근 건축 공사장으로부터 창문을 통해 들어온 먼지가 원인이 되기도 했다.

레지오넬라는 신종 세균이 아니다. 그것은 자연에 흔하게 있다. 1976년 이래 *Legionella pneumophila* 종(種)의 균주가 10종이 넘게 발견되었다. 다른 레지오넬라 종의 균주도 그만큼은 될 것이다. 그것들은 보통 강과 호수에, 그리고 아마 독립생활 미생물이나 감염성 원생동물로서 토양에도 살고 있다. 인간에게 질병을 일으키려면, 그것들은 사람이 만든 장치에 의해 공기 중으로 뿜어져나가야 한다. 공기 정화 장치가 흔해지기 전인 1950년대 이전에는 그런 일은 드물었다. 레지오넬라증은 인공 실내 온도 조절 장치 및 여러 가지 분무 장치의 발전과 더불어 증가하였다. 의학 또한 더 많은 사람을 감수성이 있는 상태로 만들어서 이 균을 도왔다. 많은 환자들은 장기 이식이나 암 치료로 인해 이미 면역계가 저하된 상태였다. 흡연자, 노인, 만성 질환자는 그들을 치료하는 병원의 인공 호흡 장치에 의해 감염되었다.

레지오넬라증은 심하거나 가볍거나 아니면 불현성이다. 메이시 백화점의 냉각탑이 원인이었던 뉴욕 시의 한 유행은, 그 지역

278

에서 근무하던 사람들에 대한 검사를 유도하였다. 그 결과 열 명 가운데 한 명 이상이 과거의 감염을 시사하는 항체를 가지고 있음이 밝혀졌다. CDC는 매년 500-1,000명의 증례를 기록하였는데, 그중 상당수는 중증이거나 치명적이었으며, 실제 환자 수는 25,000-50,000명 선이 될 것이라고 추정되었다. 레지오넬라증은 이제 세계 대부분의 지역에서 흔해졌으며, 병원 폐렴의 주 원인 중 하나가 되었다.

일단 이 균은 한 건물에 자리잡으면 여러 해 동안 머문다. 그 끈질긴 생존에 대한 그럴 듯한 설명은, 26명의 환자가 감염되어 10명이 사망한 샌디에고 병원의 3년 유행에 관한 연구로부터 등장하였다. 이 균은 샤워기의 노즐에 붙어서, 무해한 아메바와 함께 산다. 흔하고도 끈질긴 원생동물 아메바는 이 균에게 영양분을 제공한다. 염소 소독과 열탕 소독은 급수 설비에 사는 세균은 죽이지만 원생동물을 몰아내거나 예방하기는 어렵다. 일단 돌아오면 그것들은 다음에 도착하는 세균의 먹이가 된다.

재향군인병은 아마 에어컨이 설치된 공간 및 온수 급수 설비의 증가와 더불어 전세계에서 증가하고 있을 것이다. 새로운 기술은 이 병에 새로운 기회를 부여하였다. 면역계를 억제하는 치료법이 일상적이 되자 레지오넬라증은 더 많은 희생자를 낳게 되었다. 그리고 이 병에는 다른 원천도 있었다. 1990년 루이지애나 주 보걸루서Bogalusa의 유행에서는 34명의 감염자 중 2명이 죽었는데, 병원체는 식품을 더 싱싱하게 보이기 위해 물을 뿌리는 슈퍼마켓 분무기 속에 들어 있었다.

또한 의학의 발전, 생태계 변화, 그리고 인간 행동의 변화는 세 가지 새로운 질병 가운데 가장 큰 문제이자 가장 치명적인 에이즈의 창궐에 일조를 하였다. 사실 에이즈의 출현은 새로운 전염성 질병이 가능해질 수 있는 모든 원천과 관련이 있다. 선진국에서 에이즈의 유행은 1980년대 초에 서서히 지속적으로 표면에 떠올랐는데, 이때 뉴욕과 캘리포니아의 의사들은 몇몇 동성애자 남성들이 어떤 희귀한 질환을 앓고 있음에 주목하였다. 그 가운데 하나는 대개 아프리카 흑인과 지중해 백인에게 국한되어 발생하는, 일종의 피부암인 카포시 육종Kaposi's sarcoma이었다. 다른 하나는 원충인 주폐포자충(*Pneumocystis carinii*)이 일으키는 아주 드문 폐렴인 주폐포자충성 폐렴pneumocystis carinii pneumonia (PCP)이었다. 그리고 또다른 원충이 일으키는 뇌 감염병의 일종인 톡소플라즈마증도 있었다.

처음에 관심은 주로 카포시 육종과 환자의 성적 취향에 집중되었다. 과학자들은 잠정적으로 이 증후군을 동성애자 관련 면역 질환gay related immune disease(GRID)이라 불렀다. 때때로 언론은 이것을 〈동성애자 암gay cancer〉이라 부르기도 하였다. 1982년 〈에이즈〉라는 명칭이 처음 등장하였을 때, 이 증후군은 아이티와 유럽 그리고 중앙아프리카에서도 발견되었다. 아프리카에서 이 병은 주로 매춘을 매개로 한 이성애에 의해 전파되었다. 에이즈는 또한 혈우병 환자들과, 정맥 주사를 하는 마약 중독자들의 살해범이 되었다. 사람들이 일상적으로 죽음과 마주치게 될 때 종종 등장하는 어두운 유머 감각으로 보건 요원들은 에이즈 희생자들을 〈4H 클럽 회원〉이라고 했다. 즉 동성애homosexual, 아이티인 Haitian, 마약 중독자 heroine user, 혈우병 환자 hemophiliac가 그들이라는 것이다. 사망자 누계가 증가하고 이 질병이 나타나는 지역이 확산되면서 이런 블랙유머조차 사라졌으며, 선진국에서는 점점 증가하는 이성애 감염 증례가 이 병에 대한 인식에 영향을 미치기 시작했다.

1985년에는 에이즈의 범유행이 일어났다. 환자는 미국과 아프리카에서 기하급수적으로 증가하였다. 1990년대 초에 에이즈는 유럽, 아시아, 남아메리카에서 유행병이 되었다.[3] 추정되는 감염자의 수는 경악스러울 지경이다. 대략적인 추정으로도 21세기 초에는 감염자가 미국에서만 수백만 명, 세계적으로는 수천만 명에 이를 것이다. 사망자의 수는 꾸준히 감염자 수를 따라잡을 것이다. 왜냐하면 에이즈는 거의 대부분 치명적이기 때문이다. 환자의 수명을 연장하고 고통을 덜어주는 대책은 별로 수립된 것이 없으며, 안전하고 효율적인 백신의 등장은 아직도 요원하다.

에이즈는 에볼라나 한타바이러스 감염병이 불러일으킨 악몽을 현실로 만들었다. 즉 그것은 개인의 비극일 뿐 아니라 여러 세대의 목숨을 앗아감으로써 국가를 불구로 만드는 인구학적 재앙인, 새로운 범유행의 등장이라는 악몽이다. 이런 전망은 흑사병, 지리상의 발견 시대의 두창으로 인한 몰살, 그리고 결핵으로 인한 〈백색 페스트white plague〉 최악의 해를 상기시킨다. 증상을 유발하기 전에 바이러스가 여러 해 동안 체내에 잠복한다는 사실은 수백만 명의 보균자들이 이 병을 전파할 가능성을 예견케 한다.

에이즈는 한때 나병 환자에게 그랬던 증오와 거부감을 불러일으켰다. 무서움이 유일한 이유는 아니었다. 성행위나 마약과의 빈번한 관련은 희생자들에 대한 무관심이나 복수심을 유발하였다. 그들은 종종 동정보다는 분노와 공포로 대해진다. 처음부터 그러한 공포는 이 병의 원인과 전파 방식에 대한 무지에서 유발되었다.

에이즈 원인체의 최초 용의자 목록에는 B형 간염 바이러스, 엡스타인-바 바이러스, 사이토메갈로바이러스cytomegalovirus 등이 올라 있었다. 돼지열 swine fever 바이러스 또한 목록의 상위에 있었다. 동물에서 그 증상은 에이즈에 걸린 사람과 흡사했다. 플로리다 주 벨글레이드Belle Glade와 팜비치Palm Beach 서쪽 해안의 농업 마을에서의 유행은 모기가 돼지로부터 이 감염병을 사람에게 옮겼을 것이라는 공포를 불러일으켰다. 인간 면역결핍 바이러스human immunodeficiency virus(HIV)가 발견된 1983년에도 CDC는 여전히 그 유행을 연구하고 있었다. 한편 모기와 돼지를 비롯한 다른 종들을 가지고 한 실험은 HIV가 자연적으로는 오로지 사람에서만 기생한다는 사실을 보여주었다. 다른 곳에서와 마찬가지로 벨글레이드에서도 에이즈는 주로 성행위, 마약 사용, 수혈, 그리고 혈액이나 체액과의 직접적인 접촉 등에 의해 전파되었다.

외부로부터의 습격이나 침입이라는 소문이 자연스럽게 유행하기 시작했다. 그것은 마치 흑사병에 걸려 죽은 시체들을 성벽 너머로 집어던져서 성 안의 사람들을 감염시켰다는 중세의 이야기와 흡사했다. 그런 이야기들 중의 일부는 다음과 같이 아직까지 남아 있다.

* 이 질병은 마약 중독과 더불어 시작된 것으로 동성애와 매춘에 대한 신의 처벌이다.
* 핵 실험으로 생긴 돌연변이가 무해한 바이러스를 살해자로 만들었다.
* 말라리아 연구를 하던 연구원이 우연히 다른 영장류로부터 어떤 바이러스에 걸려 그것을 퍼뜨렸다.
* HIV는 미국 정부가 공산주의 국가들을 무너뜨리려고 제조한 것이다.

* 이 병은 제3세계 국가들을 위해 소아마비 백신을 만드는 데 쓰인 원숭이의 신장에 있는 바이러스들을 재조합하는 과정에서 생겼다.
* 많은 미국 흑인들은 HIV가 자신들을 쓸어버리려는 정부의 발명품이고, 에이즈 치료제인 AZT(암 치료를 목적으로 개발된 독성 약제. DNA를 파괴하므로 장기 복용시 면역 기능이 상실될 수 있다──편집자)도 자신들을 독살하려는 계획의 일부이며, 콘돔 사용 교육도 인종 제거 목적에서 비롯되었다고 믿는다.

이런 주장들에는 충분한 근거가 없으며, 그것에 반하는 증거들이 더 많다. HIV에 대해 더 많이 알게 될수록, 이런 바이러스를 만들 만큼 영리한 사람이 HIV를 가지고 장난을 칠 정도로 명청하다는 것을 믿기란 어려워진다. 이것은 자연계에서 가장 특이하고 가장 곤혹스러운 미생물이다.

HIV는 레트로바이러스retrovirus 과(科)에 속한다. 시기적으로 아주 우연히도 레트로바이러스들은 1970년에 발견되어 1978년에 처음으로 실험실에서 배양되었는데, 이때 에이즈 범유행이 막 시작하였다. 레트로바이러스들은 특히 그 유전자 구조와 증식 방법 때문에 연구자들을 당혹스럽게 했다. 대부분의 바이러스와 거의 모든 유기체의 유전자는 DNA 나선형 분자 구조로 되어 있다. DNA는 〈전사 효소transcriptase〉의 도움을 받아 역상reverse-image 분자인 RNA를 합성하는 주형 역할을 한다. RNA는 단백질을 합성하고 역전사 효소의 도움을 받아 새로운 DNA를 합성하기도 한다. 1960년대에 이 과정은 모든 생명과 생식의 기반이라고 여겨졌다.

그 뒤 RNA로 된 유전자를 가진 바이러스가 몇 가지 발견되었다. 이것들은 종래의 이론을 뒤집는 것으로서 새로운 연구 분야를 창시하였고, 원시적인 〈RNA 세계〉에서 생명이 기원했다는 새로운 개념도 만들어냈다. 어떠한 RNA 바이러스도 인간에게 질병을 일으키지 않았으므로, 처음에는 바이러스학 전문가들과 진화생물학자들만의 관심사였다. 최초의 인간 RNA 바이러스가 1980년에 발견되었을 때, 그런 바이러스가 어떻게 숙주를 감염시키고 번식하는지를 이해하는 것이 시급해졌다.

RNA 바이러스가 세포 속으로 들어가면 역전사 효소의 도움으로 DNA를 합성한다. 그래서 〈**retro**virus〉라는 이름이 붙었다. 이 DNA는 세포의 유전자들 사이에 숨어 있다가 딸세포로 전달된다. 그리고 마침내 바이러스는 활성화되어 숙주를 공격하여 질병의 증상을 일으킨다. 그 잠복기 때문에, 세포핵을 파괴하지 않고서는 바이러스를 죽일 수 없다. 레트로바이러스에 대한 백신이나 치료약을 개발하는 것은, 마치 한 세기 전에 숙주 세포는 파괴하지 않고 세균만을 죽이는 약을 만들려 했던 시도와 마찬가지로, 시간이 오래 걸리고 어려운 과정임이 연구자들에게는 처음부터 명백했다.

HIV 유사 바이러스들은 아마도 수천 년 또는 수백만 년 전에 포유류에서 진화하였을 것이다. 그 바이러스들은 모두 면역계에서 핵심적인 역할을 담당하는 T 세포와 친화성을 갖는다. 고양이 면역결핍 바이러스feline immunodeficiency virus(FIV)는 집고양이, 호랑이, 사자, 플로리다표범을 감염시킨다. 비슷한 바이러스들이 말, 소, 양, 염소에도 산다. 다행히 이들 가운데 어느것도 인간에게 유해하지는 않으며, 몇 가지는 에이즈 연구에 유용하다. 그래서 많은 에이즈 연구가 원숭이(simian AIDS: SAIDS)나 생쥐(murine AIDS: MAIDS)의 비슷한 질환에 대해서 이루어지고 있다.

에이즈는 인간에게서 발견된 세번째 레트로바이러스 질환이다. 최초의 레트로바이러스 질환은 1977년 일본에서 발견된 성인 T 세포 백혈병 adult T-cell leukemia(ATL)이다. 에이즈처럼 이것은 주로 성행위, 오염된 주사 바늘, 수혈 등을 통해 전파된다. 감염자의 절반은 성인 남성 동성애자와 마약 중독자들이었다. 이 바이러스는 20-40년 동안 조용하게 잠복하고 있다가 갑자기 치명적인 백혈병(이제는 치료가 가능해졌다)을 일으켰다. 그 원인체인 인간 T 림프구성 바이러스 human T-cell lymphotropic virus(HTLV-1)는 1980년에 발견되었다. 이 바이러스는 아마 아프리카에서 기원하여 노예 무역 시대에 카리브 해와 일본으로 여행하였을 것이다. 오늘날 이 병은 모든 대륙에서 발생한다. 미국에서는 1980년대 중반에 확인되었다. HTLV-1이 몇 가지 자가 면역 질환에서 간접적인 역할을 한다는 추측도 있다. 만약 그렇다면 이 바이러스는 더욱 널리 퍼져서, 처음에 예상했던 것보다 더욱 큰 영향을 미치고 있을 것이다.

1982년 이 바이러스의 가까운 친척이 발견되어 HTLV-2라는 이름이 붙었다. 이것은 〈모상(毛像) 세포 백혈병 hairy cell leukemia〉을 일으키는데, 이 병명은 증상 부위에 보이는 세포들의 형태에서 유래하였다. HTLV-1과 마찬가지로 HTLV-2도 아프리카에서 기원하여 전세계를 여행하였고 대부분 마약 투여 및 치료용 주사 바늘에 의해 전파된다. 오늘날 선진국에서는 HTLV-1과 HTLV-2를 HIV와 마찬가지로 헌혈 혈액에서 검사를 하지만, 이 바이러스들은 다른 경로를 통해서도 사람들에게 꾸준히 접근하고 있다.

HIV는 HTLV-1 및 HTLV-2와 마찬가지로 레트로바이러스이다. 이 바이러스들 또는 그것들과 매우 비슷한 조상들은 헤아릴 수 없는 세월을 아프리카의 영장류 안에서 살았을 것이다. 우리는 이것들이 처음으로 인간에게로 건너뛴 〈빅뱅〉이 언제였는지 정확한 시점을 집어낼 수는 없다. 그런 기점이 분명한 병은 별로 없다. 대개 환경 속이나 다른 종 안에 있던 미생물은 산발적으로 인간에게 감염병을 일으킨다. 그러나 환경과 인간의 행동이 변하거나 그 미생물에 돌연변이가 일어나면, 인간에서의 유행이 가능해진다. 이것은 하나의 사건이라기보다는 일련의 과정이다.

그런 바이러스들이 언제 인간에게 다가와 적응하였는지를 추정하는 데에는 두 가지 방법이 있다. 하나는 과거의 임상 기록과 잘못 진단된 증례의 혈액 표본을 조사하는 것이다. 두번째는 최근에 가능해진 것으로, 분자생물학의 새로운 기술에 의존하는 것이다. 이제는 그 기술로 어떤 바이러스를 그 친족들과 묶어주는 진화의 계보를 만들 수 있게 되었다. 또 이것을 통해 그것들이 얼마나 많은 유전자를 공통적으로 가지고 있고, 또 서로 구별되는 돌연변이 유전자를 얼마나 많이 가지고 있는지를 확인할 수 있다. 돌연변이가 축적되는 데 일정한 시간이 걸린다고 전제하면, 이 진화론적 시계를 가지고 어떤 바이러스가 다른 것으로부터 언제 출현하였는지를 추산할 수 있다. 두 가지 연구 방법 모두 약점과 불확실성이 있지만, 함께 쓰면 상당히 유용한 추정이 가능하다.

임상 기록과 혈액 표본의 조사를 통해 1950-60년대에 벌써 에이즈일 가능성이 있는 몇 개의 증례가 있었음이 드러났다. 그 증례들은 아프리카에서는 1960년대에, 미국에서는 1980년대 초에 더욱 흔해졌다. 유전학 연구는 최초로 발견된 유형 HIV-1이 중앙아프리카에서 진화하였음을 시사하였다. HIV-2는 좀 늦게 서아프리카에서 등장하였을 것이다. 둘 다 유전적으로는 원숭이 면역결핍 바이러스simian immunodeficiency virus(SIV)와 관련이 있는데, 아프리카 원숭이는 아무런 증상이 없이 감염된다. 분명히 이 바이러스와 숙주(원숭이)는 서로 적응할 시간이 있었을 것이다. SIV가 아프리카 원숭이들을 죽인다면, 이 바이러스는 그 원숭이들에게 새로운 병원체이다. HIV-1, HIV-2, SIV는 모두 아프리카 원숭이, 아마 사바나원숭이와 검은망가비에서 살았던 공통된 조상으로부터 진화했을 것이다. 오늘날에는 최적의 증거들을 통해 그러한 일이 40-250년 전에 일어났음을 알 수 있다.

그럼에도 불구하고 유전학적 달력은 아직 검증 단계에 있기 때문에, 어떤 학자들은 HIV가 수백만 년 동안 아프리카 영장류 안에서 존재했다고 믿는다. 어떤 이들은 그것이 전지구적으로 존재해왔고 이따금 특발적인 증례와 국지적인 소규모 유행을 일으켰을 것이라고 주장하기도 한다. 또 어떤 이들은 그것이 내성을 가진 고립된 아프리카 부족 안에서 여러 세기 동안 존재하다가 좀더 독성이 강한 형태의 돌연변이로부터 도움을 받아, 이전에 노출된 적이 없는 다른 사람들에게 옮겨갔다고 주장한다.

어느 이론이든 맞을 가능성이 있지만 가장 대중적이고 내 생각에도 그럴 듯한 것은, HIV가 아프리카 원숭이로부터 50여 년 전에 인간에게 옮겨왔다는 것이다. 아프리카에서도 에이즈가 무서운 병이라는 사실은, 이 병이 다른 곳에서와 마찬가지로 그곳의 원주민들에게도 새로운 병임을 시사한다. 이처럼 뚜렷한 질병이 그렇게 오랫동안 원주민이나 식민지 보건 관리들의 눈에 띄지 않았다고는 생각하기 어렵다. 그러나 에이즈의 기원에 관한 논쟁은 계속되고 있으며, 때때로 아프리카 정부와 보건 관리들의 원성을 사거나 인종차별이라는 비난을 유발하기도 한다. 에이즈는 아무도 그 원래 소유자였다고 주장하고 싶어하지 않는 수출품인 것이다.

에이즈에 대항하는 싸움은 RNA 바이러스가 자주 돌연변이를 일으켜 새로운 유형을 만들어내는 경향이 있기 때문에 더욱 복잡해졌다. 어떤 환자들은 HIV-1과 HIV-2에 모두 걸리지만, 다른 환자들은 한 종류에만 걸린다. 현재 몇몇 새로운 변종들에 대해 연구하고 있는데, 이것들이 전세계로 퍼져나가서 뒤섞이는 것은 단지 시간 문제다. 더욱이 HIV는 사람에게 감염된 뒤에도 돌연변이를 계속 일으켜 면역 방어 체계를 피한다. 증상이 나타날 때쯤이면 환자는 아마 서로 다른 변종들을 함께 가지고 있을 것이다. 이러한 점이 백신과 치료제의 개발에 있어 가장 극복하기 힘든 장애물이다.

HIV나 이와 비슷한 레트로바이러스들은 자연계에 너무나 흔하고 널리 퍼져 있기 때문에 사람들은 왜 에이즈가 진작에 나타나지 않았는지 의아해 한다. 한 가지 이유는 HIV가 매우 전염되기 어렵다는 점이다. 이것은 혈액, 정액, 질액 같은 체액과의 직접적인 접촉을 통해 전파된다. 이것은 또 태반 방어막을 건너가 태아를 감염시킬 수 있다. 한 번의 성적 접촉만으로도 HIV를 옮을 수도 있지만, 대개는 수백 번 이상의 접촉이 있어야 한다.

그런 바이러스가 종 사이의 장벽을 넘어 수천만 명의 사람들에게 퍼지기 위해서는 많은 도움이 필요하다. 그 도움은 새로운 기술, 파괴된 환경, 그리고 사회와 인간 행동의 변화로부터 왔다. 그 변화란 인간의 건강 향상 및 부와 기회의 증가를 뜻하기도 한다.

HIV는 대부분의 인수공통감염병을 일으키는 미생물과 마찬가지로 사냥감이나 애완 동물, 또는 인간 정착지 주위에서 쓰레기를 주워먹던 동물 등으로부터 왔을 것이다. 아프리카의 많은 원주민들은 원숭이를 애완용으로 기르면서 이따금 그것들에게 물리거나 긁히기도 한다. 아마 이것이 바로 FIV와 같은 많은 레트로바이러스가 자연계에서 전파되는 방식일 것이다. 그러나 아프리카 대부분의 지역에서 원숭이는 사람의 친구라기보다는 움직이는 식량이다. 원숭이의 식량화는 예방 접종과 곤충 방제로 영아 사망률이 떨어지고 인구가 증가하면서 더욱 현실화되었다.

증가하는 인구는 단백질의 부족을 뜻했고, 사람들은 작은 사냥감으로 식량을 보충했다. 사람들은 원숭이를 잡아 죽여서 껍질을 벗겼다. 요리하여 대부분의 미생물을 죽이기도 했지만, 때로는 반만 익히거나 날로 먹기도 했다. 이런 식으로, 구석기 시대의 사냥꾼은 곰에서 선모충을 얻었고 아프리카 소년들은 원숭이로부터 원숭이두창을 얻었으며 미국의 사냥꾼은 토끼에서 야토병을 얻었다. 몇몇 아프리카인들은 이런 경로로 HIV나 그 직접적인 조상을 얻었을 것이다.

급증하는 인구를 먹여살리기 위해서는 작은 사냥감 이상이 필요했다. 아프리카인들은 경작을 위해 대규모로 열대 우림을 개간하기 시작했다. 이 때문에 그들은 인간과 다른 생물 종들이 항상 병원균을 상호 교환하는 생태학적 최전방으로 몰려갔다. 벌목은 바이러스에 감염된 원숭이와의 접촉을 뜻했다. 곡물과 인간의 거주지는 원숭이들을 스캐빈저로 만들어 끌어들였다. 비슷한 결과가 식민지에서 해방된 신생 국가들이 수출품으로 필요로 했던 주석, 광물, 원유 등의 개발 과정에서 생겨났다. 광물 자원이 없는 나라들은 환금성 작물의 생산을 독려하였고, 그래서 숲의 개간과 생태계의 훼손 및 낯선 병균과의 접촉이 증가하였다.

1960년대에 살아 있는 원숭이는 많은 나라들의 주요 수출품이 되었다. 원숭이는 연구와 백신 제조 목적으로 쓰였는데, 매년 수만 마리가 필요했다. 적도 아프리카뿐 아니라 아시아와 남아메리카에서도 사람들은 숲으로 들어가 원숭이를 잡아왔다. 원숭이 무역은 사냥꾼이나 사냥감 모두에게 위험한 일이었다. 사람들은 원숭이에게 물리거나 긁혔다. 원숭이들은 우리와 비행기 화물칸 그리고 실험실 사육장 안에서 바글거렸다. 전세계에서 모여든 영장류들이 함께 우리에 갇혀 운반되면서 서로 병원균을 교환하였다. 그 결과 돌연변이가 발생하거나 유전적으로 재조합될 수 있는 바이러스들의 도가니가 형성되었다. 이 원숭이 무역은 에볼라 유형의 바이러스들과 SIV를 아프리카 원숭이로부터 아시아 원숭이에게, 때로는 사람에게도 옮겼다. 우리는 이런 일들이 HIV의 진화와 전파에 어떤 역할을 담당했는지 정확히 알 수는 없지만, 아마도 상당한 몫을 차지했을 것이다.

아프리카는 HIV를 수출하는 대신 새로운 의료 기술을 수입하였다. 그리고 대부분의 개발도상국에서와 마찬가지로 피하 주사 바늘이 서양 과학과 권력의 상징이 되었다. 주사 바늘은 백신, 항독소 혈청, 항생제, 수혈과 같은 기적들을 나누어주었다. 이 날카로운 강철 바늘과 유리 주사기는 19세기 후반(1885년에 알렉산더 우드Alexander Wood가 발명——편집자)에 완성되었으며, 멸균 소독을 하기가 쉬웠다. 이것을 사용하는 사람들은 일상적으로 멸균 소독을 하도록 교육을 받았다. 그러나 오염된 피하 주사 바늘은 제3세계 국가들에서 종종 재사용되었고, 말라리아와 간염에 이어 급기야 에이즈를 퍼뜨렸다.

전지구적으로 피하 주사는 제2차 세계대전 이후 더욱더 많은 감염병을 옮겼다. 정맥 주사용 마약의 사용이 증가하고, 그와 함께 오염된 바늘을 함께 쓰는 일도 늘어났다. 어떤 중독자들은 마약 살 돈을 마련하기 위해 매혈을 했다. 만약 그 중독자들이 어떤 병에 감염되었을 경우, 그들은 수혈받는 이들에게 자신의 병을 전해주었다. 또 어떤 중독자들은 매춘을 통해 마약 살 돈을 마련했으며, 그래서 바늘을 통해 얻은 질병을 옮겼다. 마약 중독과 매춘을 비롯한 위험한 행동들의 무서운 시너지 효과는 에이즈의 범유행을 부채질했다. 그런 방식의 전염은 값싼 플라스틱 주사기가 보급된 1970년대에 들어와 더욱 늘어났다. 피하 주사기의 멸균법이 더 이상 교육되지 않았을 뿐더러 재사용이 여전했기 때문이다.

HIV의 또다른 주요 감염 경로는 매독과 연성하감 chancroid[4] 및 그 밖의 다른 성병들로 인한 피부 병변이다. 나중에 살펴보게 되겠지만, 미국에서는 성병이 성에 대한 태도와 행동의 변화 때문에 크게 증가하였다. 또 아프리카에서는 시골 주민들이 일자리를 찾아 빠르게 성장하는 도시로 몰려들면서 성병이 급증했다. 급속한 도시화는 늘 인구 밀집성 질병과 성병을 불러온다. 도시로 떠난 많은 남자들은 집으로 돈을 부치거나, 나중에 합류할 생각으로 아내를 집에 남겨두었다. 이러한 남성들이 우글거리는 곳에서는 간통과 매춘이 성행하기 마련이었다. 또한 아프리카의 어떤 지역에서는 일부다처제가 전통 문화의 일부이다. 그래서 많은 사람들이 도시와 시골 양쪽에 아내를 두고 있어도 비난을 받지 않았다.

변화하는 아프리카에서 남자들은 시골에 살 때에는 부인 이외의 섹스 파트너가 거의 없었지만, 온 대륙을 이리저리 몰려다니게 되면서부터는 여러 나라와 수십 개의 마을에서 일시적인 파트너나 매춘부와 관계를 가졌다. 남아서 자신의 운명을 개척해야 했던 여성들 또한 대부분은 아이가 딸려 있어 시골에서는 먹고살거나 돈을 벌 방법이 없었기 때문에 도시로 떠났고, 그중 일부는 매춘에 뛰어들었다. 성병이 증가할수록 HIV는 남성에서 여성으로, 여성에서 남성으로, 그리고 어머니에서 태어나지 않은 아이에게로 옮겨졌다. 그와 같은 변화가 이제는 남아메리카와 아시아에서도 에이즈를 무서운 속도로 퍼뜨리고 있다.

HIV는 그렇게 시골에서 도시로, 도시에서 다시 시골로 퍼졌다. 많은 나라가 부족 사이의 반목, 내전, 영토 분쟁 등으로 고생하고 있었지만, 그것이 HIV의 확산을 막는 장벽이 되지는 못했다. 오히려 기근과 무정부 상태로 인해 수백만 명이 떠돌아다니며 전염병을 옮기고 새로운 병에 걸리게 되었다.

해외 여행을 통해 HIV는 북아메리카, 아이티, 유럽으로 실려갔고, 대륙에서 대륙으로 순환하였다. 아프리카인들은 사업, 외교, 교육 등의 목적으로 아시아, 유럽, 아메리카 등지로 갔다. 선진국들은 아프리카에 사업가, 정부 관리, 기술자, 그리고 때로는 군대와 용병들을 보냈다. 관광객들은 자연의 풍경과 야생 동물을 보러 갔다. 이성애자들과 동성애자들은 한 해에는 아프리카, 다음해에는 아이티, 태국, 필리핀 등지에서 에로틱한 휴가를 보내고 성병균의 치명적인 칵테일을 받아와 퍼뜨린다. 항공사 직원과 석유 산업 노동자들도 아프리카, 아시아, 아메리카를 오간다. 최초로 확인된 HIV 보균자는 1900년대의 〈장티푸스 메리〉와 마찬가지로 악명을 얻었다. 그 항공사 직원이 자기가 감염되었다는 사실을 알았을 때는, 이미 전세계에서 수백 명의 상대와 성관계를 가진 다음이었다.

역사를 통틀어 사회적이고 기술적인 변화는 흑사병으로부터 발진티푸스에 이르는, 새로운 치명적인 유행병을 초래하였다. 오늘날 그러한 변화로 인한 가장 큰 범유행은 에이즈이다. 과거의 질병들과 마찬가지로 에이즈는 악마론·종말론적인 관점을 다시 불러일으켰다. 아프리카에서 에이즈가 등장하도록 도운 많은 요인(생태학적·인구학적 전이, 사회적·성적 행태의 변화, 기술적 발명품, 여행의 증가)은 다양한 방식과 정도로 세계의 다른 지역들에도 존재했다. 전지구적으로 보면 에이즈는 단일한 형태의 범유행이 아니다. 그것은 서로 겹쳐진 여러 유행병 덩어리로서, 서로 다른 바이러스 균주가 다양한 인구 집단들에서 각기 다른 방식으로 퍼지고 있다. 이것 때문에 어떤 면에서는 미래가 우울하지만, 다른 한편으로는 희망적으로도 보인다.

그렇다고 치료법이나 백신이 곧 개발되지는 않을 것이다. 아마 처음에는 질병의 진행을 늦추는 약이 개발될 것이다. 교육도 몇 가지 행동 변화(콘돔의 사용, 성교 대상 줄이기)를 일으켜 전염은 줄겠지만, 질병과 관련된 행동의 변화는 결코 보편적이거나 일관적이지 않다. 어떤 인구 집단에서는 주사 바늘을 멸균함으로써 HIV의 전염을 늦추어 왔고, 또 대부분의 지역에서는 수혈 혈액에서 레트로바이러스를 검사한다. 가장 감수성 있는 고위험 집단에서는 에이즈 범유행이 절정에 달한 뒤 속도가 느려질 가능성도 있다. 각각의 에이즈 소유행의 감소는 더 큰 유행의 발발 가능성을 약하게 만들 것이다. 우리는 머지않아 인간과 HIV가 더 바람직한 평형 상태를 향해 서로 진화하여 감염자의 수가 정지해 있다가 급기야는 떨어질 것이라 기대할 수 있다. 문제는 그전에 얼마나 많은 사람이 죽는가이다.

어떤 전망은 끔찍하기 짝이 없다. 록펠러 대학교의 바이러스학자 스티븐 모스Stephen Morse는 어떤 바이러스가 우리 인류의 존재를 위협할 수 있다면 그것은 바로 HIV라고 말한다. 특히 그것이 공기 전염 질병으로 변화하여 일종의 〈에이즈 독감〉이 된다면 말이다. 모스에 따르면 그런 일이 일어나지 않을 것이라는 근거는 없다. 양에서 그러한 병원체인 비스나 바이러스visna virus

는 기침으로 옮는다. 그리고 만약 에이즈가 흑사병처럼 그렇게 된다면 서너 명 가운데 한 명은 죽을 것이고, 그 결과로 빚어질 사회의 붕괴는 질병만큼이나 많은 죽음과 재앙을 불러올 것이다.

다행히도 돌연변이와 인간의 적응이 에이즈를 덜 치명적으로 만들 가능성도 있다. 폴리오와 같은 몇몇 감염성 질병은 시간이 갈수록 더욱 독해졌지만, 대개 인간의 면역계는 시간이 흐르면 병원균과 더 잘 맞설 수 있다. 어떤 유행병은 만성 질환의 형태로 사그라드는 데 몇 세기가 걸리기도 하지만, 다른 것들은 단지 수십 년 또는 수 세대가 소요된다. 매독은 두 세대 만에 아주 복잡하고 치명적인 전염병으로부터 유해하면서도 만성적인 감염병으로 변화하였다.

그러나 가장 낙관적인 시나리오에서조차도 에이즈는 엄청난 피해를 입힐 것이다. 그리고 우리는 그것을 억제하거나 최소한 현상 유지라도 하려고 할 때면 또다른 의문들과 맞서야 한다. 현재 한 가지 의문은, 마추포 바이러스나 흑사병균이 설치류에게 하듯, 유행병들이 인구 수가 너무 치솟을 때 집단을 붕괴시키는 것은 아닌지 하는 점이다. 이것은 세계 인구가 한 사람의 생애 동안 두 배 이상으로 늘어나는 오늘날에는 심각한 문제가 아닐 수 없다. 다른 의문 하나는 세계사의 무대에 등장할 날만 손꼽아 기다리는 또다른 에이즈가 있지 않을까이다.

# 12장
# 진화된 질병들의 등장

### 광우병은 어디에서 왔는가

1983년, 20세기의 가장 위대한 안무가 중 한 사람인 조지 발런신 George Balanchine은 명예롭지 못한 비극으로 죽었다. 친구들은 그가 서서히 신체의 조절 기능과 명료한 정신을 잃어 가는 모습을 지켜보아야 했다. 그것은 위대한 화가가 장님이 되어가는 과정을 보는 것과 마찬가지였다. 그의 점진적인 마비와 치매는 여러 전문의들을 잇달아 당혹스럽게 만들었다. 그가 죽은 뒤에도 의사와 무용가와 추모자들은 어떤 사악한 질환이 그의 재능을 앗아가고 마침내 죽음에 이르게 했는지를 계속 궁금해 하였다. 그의 사후 1주년에 10여 명의 의사들이 컬럼비아 대학교 의과대학에 모여 부검 소견을 들었고, 그제서야 왜 그들이 진단에 실패했는지를 알았다. 그의 질병은 매우 드문 것으로 곧 국제적인 관심을 불러일으켰는데, 그것은 수백만 명의 환자들에게 지대한 의미가 있는 것이었다.

뭔가 이상이 있다는 최초의 징후는 1978년에 발런신이 춤을 추다가 균형을 잃었을 때 나타났다. 그것은 잠시 동안 좀더 시급한 문제에 의해 가려졌는데, 그는 매우 심한 협심증을 앓고 있었던 것이다. 곧 그는 짓누르는 듯한 흉통 때문에 침대에 누워 있게 되었다. 1980년에 받은 관상동맥우회 수술이 그에게 약간의 도움이 되었지만, 그때쯤 그의 운동 조절 기능은 아주 나빠져서 무용수들과 스텝을 함께하는 대신에 말로만 지시를 해야 했다. 반복되는 검사에도 불구하고 의사들은 그의 평형 감각과 시력과 청력이 왜 그렇게 엉망이 되어가는지를 설명할 수 없었다.

1982년 발런신이 퇴행성 소뇌 질환을 앓고 있음이 분명해졌다. 소뇌는 균형과 그 밖의 신체 조절 기능을 관장하는 뇌이다. 그러나 모든 특정 뇌 질환에 대한 검사는 음성이었다. 뇌 생검 bispsy만 시도되지 않았는데, 그것은 발런신이 원하지 않았기 때문이었다. 1년 뒤 그는 병원에 입원했는데, 이때는 이미 걷지도 손을 움직이지도 명료하게 생각할 수도 없게 되었다. 그의 운동 기능은 삼키는 데 지장을 받을 정도로 퇴화되었다. 발런신을 돌보았던 많은 의사들은 당혹감을 나타냈다. 그중 한 명은 〈우리는 침대 발치에 서서 머리를 저을 뿐이었다. 우리는 그가 자신만의 병, 자신이 만들어낸 병으로 죽어간다고 생각했다〉고 말했다. 1983년 4월 30일, 그는 미지의 질병으로 죽었다.

발런신의 뇌 조직을 현미경으로 검사하자, 그것은 스펀지처럼 보였다. 뇌 세포 사이에 많은 구멍이 나 있어 스위스 치즈처럼 보였던 것이다. 그것은 또한 알츠하이머병에서 나타나는 섬유 단백질의 플라크 plaque를 포함하고 있었다. 마침내 진단이 가능해졌다. 발런신은 크로이츠펠트-야콥병 Creutzfeldt-Jakob disease (CJD)[1]으로 죽었다. 이 병은 너무 드물어서 100만 명에 1명 꼴로 걸린다. 이 병을 진단하는 유일한 방법은 뇌 생검인데, 이것은 발런신이 유일하게 거부했던 검사이다. 설령 그가 생검을 허락했다고 해도 의사들은 도움이 되지 못했을 것이다. CJD는 치명적이기 때문이다.

CJD는 20세기 이전에는 알려지지 않았지만, 적어도 200년 전정도까지의 과거 질병사에서 만날 수 있는 식인종, 난쟁이, 미친 소, 비틀거리는 양과 같은 의문의 희생자들이 걸렸던 일련의 질병군에 속한다. 18세기 아이슬랜드의 기록에는 양떼를 몰살시키는 괴상한 병이 보고되어 있다. 처음에 양은 비틀거리다가 몸을 떨면서 흥분하고는 바위나 나무에 미친 듯이 털을 긁어댄다. 이 안절부절못하며 긁어대는 짓 때문에 영국에서는 이 병에 〈스크래피 scrapie(긁는 병)〉라는 이름을 붙였다. 2세기 동안 이것은 산발적으로 아이슬랜드, 스코틀랜드, 그리고 북부 유럽 일부 지역의 양떼들을 몰살시키면서 양들의 뇌를 스펀지 같은 폐허로 만들어놓았다.

20세기 들어 학자들은 이 질병이 바이러스 감염병이라고 믿게 되었지만, 원인 바이러스를 분리해 내지는 못했다. 외견상으로 전염성이 분명했지만 스크래피는 다른 종으로 건너가지 않는 것처럼 보였다. 감염에 노출된 뒤 수년이 지나도록 증상이 나타나지 않는 것도 이상했다. 이 가설상의 바이러스는 교묘하고 작용이 서서히 진행될 뿐 아니라 매우 끈질겼다. 그것은 고온에서 견디고 흙 속에서도 여러 해를 살아남았다. 1954년 아이슬랜드의 바이러스 학자 뵈른 시구르드손 Björn Sigurdsson은 스크래피를 일으키는 원인균에 〈슬로 바이러스 slow virus〉라는 이름을 붙였고, 사람의 다발성 경화증과 비슷한 증상을 일으키는 양의 감염병을 〈비스나 visna〉라고 했다. 시구르드손은 증상을 일으킬 때까지 체내에 여러 해 잠복해야 하는 다른 바이러스들도 있을 것이라고 추정하였다.

머지않아 비스나 바이러스가 발견되었다. 그러나 여전히 스크래피는 수의학의 음울한 주변부에 머물러 있었다. 그 뒤 한줄기 빛이 예기치 않은 곳에서 들어왔다. 1950년대 후반에 파푸아뉴기니의 포레 Fore 부족을 몰살시킨 괴상한 새로운 병에 관한 보고가 등장하였다. 사실 이 병에 대해 알려진 것은 거의 없었을 뿐더러 뉴기니아의 고립된 고원 지대에서 석기 시대 생활을 하는 포레 부족에 대해서는 더욱 그랬다. 모험심에 불타는 젊은 미국의 바이러스 학자 칼턴 가이두섹 Carleton Gajdusek이 이 유행병을 연구하기 위해 포레 영토로 들어갔다.

그는 이 유행병과 같은 것은 어디에서도 본 적이 없었다. 이 질병은 거의 여성과 어린이들만을 침범하여 운동 실조, 경련, 마비, 치매를 일으켰다. 첫 증상이 일어난 지 1년 안에 소모증과 죽음이 뒤따랐다. 포레족은 이것을 〈쿠루 kuru〉, 즉 경련병이라고 불렀고, 그 원인은 주술이라고 확신하고 있었다. 가이두섹은 더 나아갈 수 없었다. 이 병은 유전병이나 감염병, 또는 어떤 환경 내 독소의 결과일 수도 있었다. 그는 한 마을에서 다른 마을로 3,000킬로미터를 걸어다니며 혼자 역학 조사를 수행하고 자료와 조직 샘플을 모았다.

가이두섹은 쿠루의 어떤 국지적 유행이 가족 내에서 퍼진다는 사실을 알았으며, 이것이 유전이라기보다는 전염병임을 시사하는 증례들도 산발적이긴 하지만 충분히 모았다. 그는 쿠루의 가장 중요한 실마리가 환자의 뇌라고 생각했다. 그는 문상객들에게 애걸하여 부검 허락을 받았고, 도끼와 담배를 환자들의 뇌와 바꾸었다. 예상과는 달리 환자 뇌의 현미경 소견은 대개 바이러스성 뇌염에 동반되는 염증은 보이지 않았다. 대신 가이두섹은 광범위한 스펀지 모양의 퇴화와 단백질 플라크를 보았다. 이로부터 그는 쿠루가 전염병처럼 보이지만 알츠하이머병이나 파킨슨병 또는 다발성 경화증 같은 비감염성 질환과 공통점이 있음을 알게 되었다. 그 즉시 가이두섹은 쿠루가 뉴기니아에 국한되지 않는 어떤 특성을 가지고 있다고 생각하게 되었다.

1960년대 초까지 쿠루로 인해 너무나 많은 포레족 사람들이 죽어서 어떤 마을은 남성 세 명당 여성이 한 명밖에 되지 않았고 고아가 흔해졌으며 사회는 해체되기 시작했다. 가이두섹은 희생자들과 관련이 있을 법한 음식이나 활동 또는 지역적 특성을 찾아보았다. 마침내 그는 아이들을 돌보는 포레족 여성들만이 수행하는 역할을 찾아냈다. 즉 여성들은 장례식을 준비하면서 관습대로 시신을 요리하였던 것이다. 그 일은 뇌를 뜯어내고 만지는 것과 관련이 있었는데, 그러면서 여자들은 종종 그 뇌의 일부를 먹었다. 그들의 말로는 뇌를 먹는 이런 풍속이 겨우 30~40년 전에 북쪽의 부족들로부터 들어왔다고 했다. 이것은 거의 쿠루가 처음으로 나타난 시기와 일치했다.

어떤 학자들은 관찰보다는 주로 이론에 근거하여 가이두섹의 식인 의식 이론에 의문을 제기하였다. 가이두섹은 설령 그들의 비판이 옳다고 해도(그는 비판이 틀렸다고 강조했다) 감염된 뇌를 요리할 때 피부의 균열을 통해 쿠루가 옮을 수 있다고 응답하였다. 고원 지대의 험난한 삶 때문에 포레족에게는 상처와 종창과 긁힌 자국이 흔했다. 쿠루 바이러스는 입이나 피부 통해 들어가서 수년 또는 수십 년 뒤에 증상을 일으켰던 것이다.

쿠루는 가이두섹의 발견 뒤에도 20년 동안 수천 명의 포레족을 더 죽였으나, 그 숫자는 1960년대 초에 정부가 식인 풍습을 엄격하게 금지하면서 줄어들기 시작했다. 오늘날 쿠루는 거의 사라졌지만 가이두섹의 예견대로 그 중요성은 뉴기니아에 국한되지 않았다. 즉 쿠루, 스크래피, CJD 사이의 유사성이 곧 알려졌다. 모두가 뇌에 스펀지 모양의 변성을 일으키며, 또 슬로 바이러스에 의한 결과로 보였다.[2] 1960년대 중반 가이두섹은 쿠루 환자의 뇌 추출물을 침팬지에게 주사하였다. 1년 뒤 침팬지들은 모두 뇌의 스펀지 모양 변성으로 죽었다. 최초로 신경계의 퇴행성 질환이 인공적으로 전염되었던 것이다. 1년 뒤 CJD가 같은 방식으로 실험실 동물에게 옮겨졌다.

1976년 가이두섹은 그 연구로 노벨상을 받았고 쿠루와 식인 풍습의 이야기는 잠깐 동안 뉴스 매체를 흥분시켰다. 그러고 나서 흥미는 사그라들었고 슬로 바이러스 질병은 대중과 연구자들로부터 겨우 희미한 관심을 받는 정도가 되었다. 이 문제는 1986년 영국의 소들이 〈광우병 mad cow disease〉이라는 이름으로 더 잘 알려진 우(牛)해면상 뇌증bovine spongiform encephalopathy (BSE)으로 죽어가기 시작했을 때 다시 부활하였다.

BSE는 스크래피, CJD, 쿠루와 닮았다. 소는 비틀거리고 넘어지다가, 병이 진행됨에 따라 흥분하고 공격적으로 되어 죽어간다. BSE를 막으려는 정력적인 노력에도 불구하고 1994년까지 수만 마리의 소가 폐사하거나 도살되었다. 그리고 영국은 쇠고기를 수출할 수도 버릴 수도 없게 되었다. 냉전 종식 이후 혼란에 빠진 러시아에 기증한 쇠고기도 고스란히 되돌아왔다. BSE에 걸린 사람은 아무도 없었지만, 영국산 쇠고기를 먹는 데 대한 두려움은 지속되었다. 왜냐하면 소가 양고기를 먹어서 이 병에 걸렸기 때문이다.

소가 양을 먹어 발병한다는 것은 불가능한 일이 아니다. 많은 나라들에서 소의 사료에는 단백질이 함유되어 있다. 영국에서 가장 흔한 첨가물은 뇌를 포함한 양의 내장이었다. 스크래피가 영국의 양들을 적어도 한 세기나 두 세기마다 주기적으로 공격하긴 했지만, 지금까지는 이것이 소에게 옮지는 않는다고 알려졌다. 그러나 BSE는 1980년대에 분명히 일어났다. 어떻게 그런 일이 생겼을까?

한 이론은 사료업자들이 1970년대의 오일 쇼크로 인해 양의 내장을 처리하는, 새롭고 에너지가 적게 드는 기계를 도입했기 때문이라는 것이다. 즉 낮은 온도에서 그것을 처리함으로써 스크래피 원인체가 살아남았다는 것이다. 또다른 이론은 강력한 용제를 사용하여 양의 찌꺼기에서 지방을 추출하여 만든 수지와 관련이 있다. 1980년대에 이 수지의 가격이 떨어지면서 사료업자들은 양 지방의 추출을 중단하였다. 이 용제가 살균제로 작용했으므로 1980년대 이후 이것이 사라지면서 스크래피의 원인체도 살아남았다는 이론이다. 두 이론 중 하나 또는 모두가 진실일 수 있고, 그 타이밍도 대체로 맞아떨어진다. 1980년 무렵 이후 양에서 소에게로 병이 옮았다. 스크래피 원인체는 대개 3년 내지 그 이상의 잠복기를 갖는다.

영국 정부는 양의 내장을 소에게 먹이는 것을 금지했지만 BSE는 살아남았다. 스크래피처럼 그것은 임신한 어미로부터 태자(胎子)에게 옮겨질 수 있다. BSE는 또한 영국의 집고양이, 미국의 밍크와 사육용 엘크와 사슴에게서도 보인다. 모두가 내장 성분이 풍부한 사료를 먹은 결과이다. 전세계 각국 정부는 스크래피와 BSE에 대해서 국경 단속을 강화하고 있다. 이론적으로는 두 병 모두 음식을 통해 사람에게 옮을 수 있지만, 외견상 그런 일은 일어나지 않았다. 사람들 사이에서 그런 병이 퍼진다면 아마 포레족처럼 사람의 뇌를 먹어서 일지 모른다.

대부분의 사람들이 슬로 바이러스를 알게 된 것은 쿠루, 스크래피, 광우병 때문이 아니었다. HIV가 슬로 바이러스에 대한 관심을 불러일으켰다. 추측할 수 있듯이 이 바이러스들은 모두가 연관되어 있다. 렌티바이러스lentivirus나 슬로 바이러스는 아마 아주 오래전에 서로 다른 숙주에 적응하면서 진화하여 갈라져 나왔을 것이다. 그것들은 레트로바이러스의 세 아과(亞科) 중 하나다. 나머지 둘은 암을 일으키는 옹코바이러스oncovirus와, 인간에게 병을 일으키지는 않는 스푸미바이러스spumivirus다. HIV와 같은 슬로 바이러스들은 주로 면역계를 공격한 다음 뇌를 공격한다. 비스나, 쿠루, CJD 등의 바이러스들은 주로 뇌를 공격한다.

지금까지 네 가지의 해면상 뇌증이 사람에게서 발견되었다. 쿠루와 CJD 외에 그보다 드문 게르스트만-스트로이슬러증후군 Gerstmann-Sträussler syndrome(GSS)[3]과 더욱 드문 치명적 가족성 불면증fatal familial insomnia(FFI)[4]이 있다. 이 둘은 1992년에야 발견되었다. CJD의 소규모 유행은 리비아의 유대인들과 슬로바키아의 양치기들을 덮쳤다. 그 이유가 유전적인 것인지 감염성인지 또는 둘 다인지에 대해서는 논의중이다. CJD는 또한 1960년대부터 1980년대 중반까지 뇌하수체에서 추출한 성장 호르몬으로 치료를 받은 수십 명의 어린이들을 죽였다. 소인증 dwarfism에 걸린 이 어린이들은 시체에서 추출한 성장 호르몬을 투여받았는데, 그 가운데 일부가 CJD를 옮겼음이 틀림없다. 오늘날 소인증은 유전공학으로 합성한 호르몬으로 치료한다. 그래서 CJD의 중요한 근원이 사라졌지만 최근의 몇몇 증례는 각막 및 뇌 조직 이식, 오염된 수술 도구로부터 유발되었다.

분자생물학은 그런 질병들이 어떻게 유전되고 감염되는지를 이제야 설명하기 시작했다. CJD와 그 친척들은 자연적으로 뇌에 존재하는 단백질의 변형으로부터 발생한다. 어떤 사람들에서는 유전적 돌연변이로 인해 이 단백질에 결함이 생기기도 한다. 다른 이들에서는 어떤 바이러스가 세포 대사에 영향을 주어 같은 결과를 일으키기도 한다. 어떤 이유든 이 변형된 단백질은 섬유성 플라크로 축적되어 뇌 세포들의 퇴화를 유발한다.

1982년 스탠리 프루시너 Stanley Prusiner는 이 질병들의 원인이 일반적인 레트로바이러스가 아니라, 그가 〈프리온 prion〉이라 부른 단백질이라고 주장했다. 그의 말로는 이 분자가 몸에 침투해서 면역계를 어지럽힌다는 것이다. 그리고 그것은 유전자가 없음에도 불구하고 숙주 세포의 유전자를 이용하여 증식할 것이라고 했다. 이 악독한 단백질은 바이러스를 닮았으며, 또 그와 매우 흡사하게 행동한다.

어떤 연구자들은 〈감염성 단백질〉이라는 프루시너의 이론을 받아들인다. 어떤 이들은 그와 같은 분자가 존재하지만 최소한 아주 작은 유전 물질은 지니고 있을 것이라 생각한다. 가이두섹을 포함한 다른 이들은 일반적인 슬로 바이러스가 곧 발견되리라 믿는다. 사실 가이두섹은 1970년 이래 쿠루 유형의 바이러스가 전세계에 퍼졌다고 생각한다. 바이러스든 프리온이든 그런 것들이 몇 가지 흔하고 비극적인 질병들의 열쇠를 쥐고 있을지도 모른다. 발런신처럼 아주 드문 치매에 걸린 사람들이 죽어가는 동안에도 알츠하이머병, 파킨슨병, 다발성 경화증, 그리고 그 밖의 여러 퇴행성 신경 질환들로 고생하는 수백만 명의 사람들이 있다. 수십 년 동안 바이러스가 이런 질병들과 몇 가지 우울증 및 정신분열증의 원인일 것이라는 가설이 있었다. 이런 병들이 전체적으로 또는 부분적으로라도 슬로 바이러스에 의해 일어난다면, 연구자들은 그것들을 범유행병으로 생각하여 원인 유기체와 환경과 인간 행동의 어떤 변화가 그토록 광범위한 유행을 일으켰는지 설명하려 할 것이다.

행동이 아주 느린 슬로 바이러스들 가운데 일부는 암을 일으키는 발암 바이러스들이다. HIV처럼 그것들은 인간 행동과 기술의 변화에 의해 범유행의 원인이 되었다. 1911년에 이미 조류에서 종양을 일으키는 라우스 육종 바이러스Rous sarcoma virus가 발견되었다. 그러나 인간의 암에 대해 그런 원인 미생물을 찾으려는 수십 년에 걸친 노력은 무위로 끝났다. 발암 유전자와 발암 바이러스는 인간에서 1960년대에 발견되었으며, 그후 두 갈래의 연구는 한데 모였다.

최초로 발견된 인간 발암 바이러스는 엡스타인-바 바이러스(EBV)이다. 선진국에서는 이 바이러스가 청소년들을 감염시켜 단핵구증을 일으킨다. 가난한 나라들에서는 대개 생후 1년 미만의 영아들을 감염시키며, 유전적 소인이 있는 경우에는 버킷 림프종Burkitt's lymphoma과 비인두암 nasopharyngeal cancer을 일으킨다. 이 두 가지 암은 아프리카에는 흔하지만 다른 곳에서는 드물다. 그래서 어떤 연구자들은 그 발생에 말라리아가 공통 인자로 작용하지 않을까 의심한다.

이제까지 약 200종의 바이러스들이 식물과 동물에게 종양을 일으킨다고 알려졌지만, 암이 바이러스 한 가지만으로 생기는 것은 아니다. 그 주된, 그리고 가장 직접적인 원인은 세포의 분화를 조절하는 유전자의 손상이다. 유전자 손상은 오랜 기간에 걸쳐 여러 단계로 일어나며 대개는 한 가지 이상의 원인에 의해 유발된다. 원인들 가운데 하나는 물려받은 유전적 결함이나 돌연변이이다. 또다른 원인은 자신의 유전자를 숙주의 유전자와 결합시키는 바이러스들이다. 대부분의 돌연변이와 바이러스들은 화학적 자극 물질, 불균형한 식사, 지나친 햇빛 노출이나 방사선, 감염병 등 다른 요인이 함께할 때 암을 발생시킨다. 다시 말해 발암 유전자, 바이러스, 생활 방식, 환경, 그리고 그 밖의 미생물들이 함께 작용하여 암을 일으키는 것이다.

바이러스들은 15−20가지의 인간 암 발생에서 모종의 역할을 담당한다. 우리는 한때는 드물고 지역적으로 국한되어 있었던 HTLV−1과 HTLV−2가 전세계에서 점점 더 흔해진, 치명적인 백혈병을 일으킬 수 있음을 알게 되었다. HIV가 어떤 사람들에게서는 암을 유발한다는 가설도 등장하였다. 그 밖에도 두 가지 바이러스가 암의 유행을 촉발한다. 그 가운데 하나는 간암의 주된 원인인 B형 간염 바이러스hepatitis B virus(HBV)이다. 간암은 세상에서 가장 흔하고 치명적인 암 중의 하나다. 미국에서 간암의 폭발적인 증가는 예방 가능한 감염병과의 싸움이 우울한 실패로 끝났음을 반영한다.[5]

오늘날에는 서로 종류가 다르고 무관한 병원체들에 의해 일어나는 대여섯 가지의 간염이 존재한다. 아마도 우리의 선조 영장류로부터 물려받았을 HBV는 고대부터 인간의 동반자였다. 오늘날 세계 인구의 대략 5%인 2억 명이 이 바이러스에 감염되어 있고, 에이즈로 인한 것보다 높다. 이 바이러스는 동남아시아에는 도처에 산재하고 아프리카에서도 흔하며, 유럽과 북아메리카에서는 점점 퍼져나가는 중이다. 미국에서만 해마다 30만 명의 새로운 B형 간염 환자가 발생한다. 그리고 과거 감염의 결과로 150만 명의 미국인이 보균자로 남아 있는데, 이 바이러스는 한 번 몸에 들어가면 평생 동안 머문다. HBV가 흔한 지역에서는 간경화나 간암으로 인한 사망도 흔하다. 해마다 5,000명의 미국인이 HBV와 관련된 간경화로, 1,200명이 간암으로 죽는다. 이 숫자는 수십 년 동안 꾸준히 증가해 왔다.

개발도상국에서는 HBV가 어머니로부터 어린이들에게 옮는 경우도 흔하다. 선진국에서는 대개 성인들을 공격한다. HIV처럼 이것은 혈액과 주사 바늘과 성관계를 통해 전파되며 HIV보다 더욱 전염성이 강하다. 대개는 증상이 가볍지만 때로는 몇 주 내지 몇 달에 걸쳐 발열, 황달, 피로감을 일으킨다. B형 간염은 어떤 확실한 치료법이 없으며, 이 병에 걸린 성인의 10분의 1과 어린이의 대부분에서 만성이 되어 점차 간이 굳어지게 한다.

미국인 간염 환자들의 절반은 다섯 가지 고위험군 중 하나에 속해 있는데, 그들 각각은 자신의 행동 양식으로 인해 이 병에 취약해졌다. HBV가 발견된 1960년대에 이것은 동성애자 남성들의 가장 치명적이고 흔한 성병 가운데 하나가 되었다. 이 병은 정맥 주사 마약 사용자들 사이에서 급속도로 확산되었다. 수혈을 받는 사람들도 이따금 희생자가 되었다. 의사를 비롯한 의료인들은 점점 더 늘어나는 환자들로부터 HBV에 걸렸다. 그리고 또다른 고위험 집단이 등장했는데, 파트너가 여럿인 이성애자들이다.

1982년에 매우 효율적인 HBV 백신이 등장하였는데, 이것은 암의 원인에 대해 만들어진 최초의 백신이었다. 그 결과는 복합적이었다. 독자들은 취약 집단(고위험군)에 속한 사람들이 몰려들어 3회에 걸친 예방 접종을 받고 면역력을 얻었을 것이라고 기대할지 모른다. 그러나 환자의 수는 감소하기는커녕 10년 만에 두 배가 되었다. B형 간염은 효율적인 백신의 개발 이후에 오히려 발생이 증가한 유일한 질병이다.

에이즈와 B형 간염의 유행은 서로 겹치는 아(亞)유행 subepidemic 을 형성한다. 1982년 이후 미국에서는 안전한 성행위 습관으로

306

동성애 남성들 사이에서 HBV의 전파가 줄었고, 사전 검사를 거친 헌혈 혈액에서는 이것이 실질적으로 제거되었다. 그러나 더욱 많은 마약 중독자가 이 병에 걸렸고, 이성애자들 간의 전파는 두 배가 되었다. 가장 놀라운 사실은 미국 의료인들의 절반 이상이 예방 접종을 받지 않았다는 것이다.

의사들의 B형 간염에 대한 무지와 경계의 부재는 그들 자신뿐 아니라 환자들을 위험에 빠뜨렸다. 최근의 한 조사에 따르면 의사들의 90%는 여러 파트너를 가진 이성애자들이 고위험 집단임을 모르고 있었다. 그래서 그들은 환자들에게 HBV에 대해 경고하거나, 예방 접종을 받도록 강력하게 권고하지 않는다. 보건 기구들은 1991년에 모든 어린이들이 HBV 예방 접종을 맞도록 했고, 1992년에는 모든 의사들도 그렇게 하라고 권고했지만 무위로 끝났다. B형 간염은 미국에서 네번째로 흔한 전염병이 되었다. 오늘날 그 감염이 극적으로 감소한다 해도 간경화와 간암은 앞으로 수십 년 동안 증가할 것이다. 이미 너무나 많은 사람들이 천천히 진행하는 HBV를 가지고 있기 때문이다.

C형 간염도 비슷한 문제들을 만들어냈다. B형 간염처럼 그것도 1960년대 즈음에 유행병이 되기 시작하였다. C형 간염 바이러스는 최근에야 분리되었고 어떤 확실한 치료법이나 백신이 없다. 이것은 HBV와 같은 방식으로 퍼지지만 더욱 흔하게 되었다. 또한 이것은 앞으로 B형 간염 바이러스보다 더욱 많은 사람을 죽일지도 모르며, 희생자들 가운데 일부는 간경화나 간암으로 죽을 것이다.

세번째의 새로운 유행성 암은 자궁경부암이다. 자궁경부암 역시 인간의 행동 변화에 의해 최근에 증가하였다. 원인 미생물은 자궁경부암을 음부포진과 잘못 연관 지은 뒤에야 발견되었다. 음부포진은 1960년대에 극적으로 증가한 성병이다. 단순포진 바이러스 1 herpes simplex virus 1(HSV 1)에 의해 발생하는 구순포진은 가벼운 감기 같은 증상 및 입술과 입에 포진이나 수포를 일으킨다. 이것은 성기에 비슷한 감염병을 일으키는 HSV 2와 가까운 친척이다. 얼마 전부터 HSV 1은 점점 더 자주 성기를 감염시키고, HSV 2는 입을 감염시키게 되었는데, 아마 여러 파트너와의 구강 섹스가 더욱 흔해졌기 때문일 것이다.

일단 HSV가 몸에 들어가면 그것은 신경 세포 안에 평생 머무르며 호시탐탐 기회를 기다린다. 구강이나 성기 주위의 증상은 전혀 일어나지 않든지, 평생에 한두 번 또는 한 달에 여러 번 일어날 수 있다. 이 바이러스는 열, 스트레스, 피로, 햇빛, 추위에 의해 활성화된다. 단순포진 바이러스는 그 점에서 헤르페스 과(科)의 또다른 구성원인 대상포진 바이러스 herpes zoster와 비슷한데, 이 바이러스는 어린이들에서는 수두를 그리고 수십 년 뒤에는 재활성화되어 대상포진을 일으킨다.

음부포진은 과거에도 드물지는 않았지만 1960년대까지는 그렇게 광범위한 유행병이 되지 않았다. 1966년부터 1984년까지 환자의 수가 15배로 증가함에 따라 음부포진은 대중적인 관심사가 되었다. 환자들은 후원 단체를 결성하고 텔레비전에 나와 신체적인 통증과 수치심에 관해 토론하였다. 어린이들에 대한 우려도 증가하였다. 음부포진은 감염된 어머니의 산도를 통해 태어나거나 또는 병원의 다른 신생아들에게서 이 병을 얻은 영아들에게는 치명적일 수 있다. 음부포진이 성 혁명의 진로를 역전시키리라는 예측은 한동안 언론의 상식이 되었다. 그러나 성행위와 HSV는 줄어들지 않았고, HSV는 에이즈에 의해 1980년대에 다시 더욱 폭증했다. 오늘날에는 3,000만 명 이상의 미국인이 HSV 보균자이며, 해마다 50만 명 가량의 새로운 환자가 발생한다. 이제 항바이러스 약제가 증상을 좀 덜어주기는 하지만 치료법은 아직 없다.

1970년대 동안에 일반인들은 거의 알지 못했지만 많은 학자들은 헤르페스가 치명적이 되지 않을까 우려하였다. 음부포진과 자궁경부암의 폭발적 증가가 시기적으로 일치하였고, 또 자궁경부암이 전염될 수 있을 뿐 아니라 성행위를 통해 옮겨질 수 있다는 증거도 축적되고 있었다. 여성이 성교를 일찍 시작할수록, 파트너가 많을수록, 더 빈번하게 접촉할수록 자궁경부암에 걸릴 확률은 높아졌다. 1970년대에 1만 3,000명의 수녀들을 대상으로 한 연구에서는 거의 한 명도 자궁경부암에 걸리지 않았음이 드러났다.

이 자료들은 성행위로 옮겨지는 바이러스가 자궁경부암의 원인이라는 점을 강력하게 시사한다. 어떤 연구는 포경 수술을 받지 않은 성교 상대를 가진 여성에서 자궁경부암이 높은 비율로 나타남을 보여주었다. 아마 이 바이러스가 음경의 포피 안에 숨어 있을지도 모른다. 1977년까지는 HSV가 주요 용의자였는데, 당시 독일의 하랄드 주어 하우젠Harald zur Hausen이 자궁경부암의 원인체는 HSV가 아니라 더욱 흔한 인간 유두종 바이러스 human papilloma virus(HPV)임을 보여주었다. 이 바이러스는 성기사마귀(곤지름)의 원인이다.

성기사마귀는 B형 간염이나 음부포진처럼 아마도 헤아릴 수 없이 오랜 세월 동안 우리 주변에 있었겠지만, 1960년대까지는 전세계적으로 광범위하게 퍼지지 않았다. 1960년 미국에서는 17만 명의 새로운 환자가 발생했는데, 1986년에는 200만 명이 되었다. 지금은 2,500-4,000만 명의 미국인이 이 바이러스를 가지고 있으며, 어떤 도시에서는 성적으로 활발한 10대의 절반 이상에서 발견된다. 수십 종의 HPV 균주가 존재하고 각각은 신체의 특정 부위를 선호하는데, 적어도 네 종이 성기와 항문 부근에 사마귀를 일으킨다. 이 사마귀들은 대개는 해가 없다. 그리고 서너 해 뒤에 저절로 사라지거나 외과적으로 제거할 수도 있다. (지금은 알파 인터페론interferon α을 가지고 성공적으로 치료된 HPV 감염이나 B 또는 C형 간염의 난치 증례들도 있다.) 그러나 성기사마귀는 전염성이 있으며 최소한 두 종의 HPV 균주가 자궁경부, 질, 음경, 항문 등의 암과 관련이 있다. 자궁경부암은 이제는 성 매개 질병(STD)으로 분류된다. 고위험 성 습관을 가진 여성들은 주기적인 내진과 세포진 검사 Pap test[6]를 통해, 쉽게 치료 가능한 전암(前癌) 단계에서 병변을 발견하도록 해야 한다.

성 습관의 변화와 정맥 주사 마약 및 새로운 의료 기술이 건강에 미친 영향은, 특히 슬로 바이러스와 암이라는 측면에서 완전히 드러나려면 앞으로도 수십 년이 걸릴지 모른다. 우리는 과거보다 이른 나이의 간암과 자궁경부암 발생률이 증가하리라 예측할 수 있다. 최근에 우리는 바이러스뿐 아니라 세균도 암을 일으킬 수 있음을 알았다. 이 세균 *Helicobacter pylori*는 한 세기 전에 발견되었다. 전세계 인구의 절반이 이 균에 감염되었지만 지난 10년 전까지만 해도 아무 질병과도 연관되지 않았다. 이 세균은 위장 내의 강한 산 속에서 살 수 있는 능력 때문에 특이하게 보였다. 이제는 이 균의 만성 감염이 위궤양과 위암으로 진전될 수 있음이 거의 분명하다. 이 감염병은 특정 집단의 사람들에서 더욱 쉽게 그럴 수 있는데, 예컨대 O형 혈액형의 사람들이 이 균에 더 취약한 것 같다. 다행히도 항생제를 쓰면 대개 제거할 수 있다.

세균과 부주의한 행동이 어떤 종류의 암을 유행시킬 수 있다는 사실은 걱정스러운 일이다. 그러나 이 지식은 백신과 약물 치료를 통해, 그리고 화학적 발암 물질이나 지나친 자외선 같은 발암 인자 또는 무분별한 성행위를 피하여 그런 암들을 예방할 수 있다는 가능성도 제공한다. 그리고 에이즈와 간염과 자궁경부암 같은 병의 유행이 그것들을 촉발시키고 유지하는 행동에 관한 연구를 독려하고 있기도 하다. 이것은 예방과 통제에 있어 매우 중요하다. 왜냐하면 전체 STD 스펙트럼 변화의 부분적인 책임이 항생제와 성적·사회적 행동의 변화에 있기 때문이다.

항생제가 1940년대에 처음 나타났을 때 이것들은 매독과 임질과 그 밖의 다른 STD들에 기적적일 만큼 효과적이었다. 어떤 사람들은 〈성적 죄악의 대가〉가 해결되지 않을 것으로 믿었다면 그 뒤의 성 혁명이 그렇게 정열적으로 일어날 수 있었을까 의심하기도 한다. 항생제가 도입된 뒤 반세기 만에 나타난 결과는 누구도 상상할 수 없었던 것이었다. 새로운 성병들이 나타났고 오래된 성병들은 범유행이 되었으며, 어떤 성병은 일단 사그라들었다가 더욱 까다로운 형태로 돌아왔다. 미생물들이 새로운 약물과 행동에 적응하였던 것이다.

1950년대에 미국에서 매독은 극적으로 감소하였다. 1960년대에 그것은 일련의 새로운 아유행이 되어 돌아왔다. 처음에 매독은 동성애자 남성들 사이에서 증가하였다. 1980년대에 안전한 성 습관이 이러한 경향을 늦추었으나, 매독은 다시 도시 빈민 흑인들과 스페인어계 주민들에서 증가하였다. 이것은 주로 코카인 구입을 위한 매춘 때문이었다. 1990년에는 1950년대만큼이나 많은 매독 환자가 나타났다. 매독은 사라지기는커녕 이제 해마다

12만 명의 미국인을 감염시킨다.

한때 가장 흔한 STD였던 임질은 1940년대에 감소하기 시작했다. 그래도 여전히 매년 100만 명의 새로운 환자가 발생하는 경향은 지속되었다. 또 매독은 줄어들었지만 비슷한 STD가 그 공백을 메우고 있다. 수십 년 동안 의사들은 임질균 없이 임질과 비슷한 증상을 보이는 비임균성 요도염 non-gonorrheal urethritis (NGU)에 당황해 했다. 지난 20년 동안 몇몇 세균이 NGU를 일으킨다는 것이 알려졌다. 이제까지 가장 흔한 것은 작은 세균인 *Chlamydia trachomatis*이다. 클라미디아 감염은 새로운 것이 아니지만 STD로서는 새로운 범유행이다.

개발도상국에서 *Chlamydia trachomatis*는 눈꺼풀을 덮고 있는 섬세한 막인 결막에 염증을 일으킨다. 그런 트라코마는 아주 초기의 인류를 괴롭혔을 것이며 아마 마을과 도시의 성장에 따라 유행병이 되었을 것이다. 트라코마는 고대 이집트와 그리스에서도 존재하였고, 인구가 밀집하고 가난하고 불결한 곳에서는 파리나 더러운 손가락을 통해 전파되어 여전히 흔하게 남아 있다. 이것은 아직도 예방 가능한 시각 상실의 범세계적인 주요 원인이다.

선진국에서는 트라코마가 거의 사라졌다. 그러나 이 균은 눈꺼풀의 축축하고 보호된 막으로부터 성기의 축축하고 격리된 막으로 옮겨갔다. 클라미디아는 이제 남녀 모두에서 흔한 STD이다. 클라미디아는 미국에서 감기 다음으로 흔한 감염병이며, 해마다 400-600만 명의 새로운 환자가 발생한다. 종종 여성에서는 어떤 증상도 없다. 그래서 이 무증상 감염자는 만성 보균자가 된다.

치료받지 않으면 클라미디아 감염은 골반염과 나팔관 폐쇄를 일으킨다. 이것은 이제 예방 가능한 시각 상실뿐 아니라 예방 가능한 여성 불임증의 주요 원인이다. 그러나 클라미디아에 관한 교육은 아주 미흡해서 많은 사람들이 그 병에 걸렸다는 진단을 받고서야 그것에 대해 알게 된다. 이것은 임질처럼 치료하기 까다로우며, 몇몇 균주는 항생제에 대한 내성을 발달시키고 있다.

다른 STD들도 마찬가지로 증가하였다. 남성을 주로 공격하는 세균성 감염병인 연성하감은 페니실린 덕분에 미국에서 감소하였다가 다시 돌아왔다. 연성하감은 과거 10년 동안 거의 10배로 증가하였다. 원생생물이 일으키는 편모충증과 아메바증 그리고 세균이 일으키는 살모넬라증과 시겔라증은 대개 오염된 물과 음식에 의해 퍼진다. 그러나 그것들은 이제 STD로 더 흔해졌다. 그렇게 된 한 가지 이유는 남성 동성애 습관이고 다른 하나는 안전한 섹스를 한다면서 구강-항문 섹스를 즐기기 때문이다.

그렇게 많은 STD의 재등장은 HIV를 더 주고받기 쉽게 만들었다. 헤르페스, 매독, 연성하감과 같은 질병들은 HIV를 곧바로 혈류 속으로 들어오게끔 하는, 피부와 점막에 생기는 작은 상처와 균열의 원인이 된다. 이에 못지 않게 중요한 것으로 몸은 대부분의 감염병에 대해서와 마찬가지로 백혈구 세포를 불러들이는 국소 염증을 통해 STD에 반응한다. 이 세포들은 몸에서 HIV의 주된 은신처이다. 어떤 STD에 의해서든 성기에 이 백혈구들이 더 많이 몰려 있는 것은 HIV가 상대에게 옮겨질 확률을 높인다.

세계적인 STD의 증가와 그 양상의 변화 및 시너지 효과는 몇몇 도덕주의자들의 주장대로 성적 탐욕이 죄악과 자기 탐닉을 통해 죽음을 재촉한다는 식의 단순한 문제가 아니다. STD들은 서로 다른 장소와 다양한 사회 영역에서 각기 다른 전파 양식을 갖는다. 제3세계에서 성행위와 STD는 인구 폭발, 토지 이용의 변화, 도시화, 이민, 여행, 기술, 전통과 외래 문화 사이의 상호

작용을 통하여 변해왔다. 선진국에서는 그 이유가 다르다. 그리고 섹스와 STD는 다른 많은 질병들에서와 마찬가지로 부자와 가난한 이들의 양상이 다르다.

선진국의 부유한 이들은 그들의 부모들보다 더 일찍 신체적으로 성숙하고 성적으로 활발하게 되었는데, 이것은 부분적으로 더 나은 영양과 생활 조건 때문이다. 그들은 더 늦게 결혼하고 더 많이 이혼하며, 더 오래 살고 인생의 후반기에도 성적으로 활동적이기 쉽다. 그 결과 그들은 더 오랜 시간 동안 성적으로 활발한 성인이면서 독신으로 지내는데, 이것은 아무리 주의하더라도 결국 STD를 불러오는 초대장인 셈이다.

선진국의 빈민들은 더 나은 영양과 의료 덕택으로 영아 사망률이 줄었지만 출생률은 그렇지 못했다. 그 결과 제3세계에서 보이는 〈인구 돌출population bulge〉, 즉 소년층과 청년층이 불균형적으로 증가하였다. 이들은 과속 질주와 마약 중독 그리고 이른 나이부터의 부주의한 성행위 등 충동적이고 위험한 행동에 가장 취약한 집단이다.

교육과 행동 변화로 STD를 통제하려는 노력은 혼재된 결과들을 낳았다. 안전한 섹스를 하는 동성애자들과 주사 바늘 교환 프로그램에 참여한 약물 중독자들 사이에서는 질병의 전파가 누그러들었다. 그러나 많은 에이즈 및 다른 STD 프로그램은 제1차 세계대전 동안 효과가 없었던 매독 방지 운동의 실패를 되풀이했다. 도덕심에 호소하고 겁을 주는 전략은 두려움과 죄의식을 늘인 반면, 위험한 성행위는 거의 또는 전혀 줄이지 못했다. 그것들은 많은 사람들이 불안과 무시와 거부로 검사나 치료에서 멀어지게 했을 따름이다. STD 퇴치 프로그램은 〈이미 충분히 우려하고 있는〉 저위험 집단에서 가장 큰 효과를 거두었는데, 이들은 이미 건강 유지를 의식하고 있는 사람들이었다. 반항심에 불타는 많은 젊은이와 교육을 받지 못한 이들은 이 프로그램을 알지 못하거나 참여하려 하지 않는다. 그리고 사회 주변부에 있는 대다수의 사람들은 에이즈, 매독, 간염, 자궁경부암이 마치 존재하지 않는 것처럼 매우 위험한 행동을 계속한다. 무지 또는 부주의하거나 교육받지 못한 이들의 강경 집단이 새로운 질병들을 전파하고 오래된 것들을 새롭고 치명적인 형태로 진화하게 만든다. 최근의 다중 약물 내성 multi-drug-resistant(MDR) 결핵[7]의 예는 그것을 극명하게 보여준다.

결핵균은 환자보다 훨씬 더 많은 감염자를 만든다. 이 균은 면역 방어 체계로부터 자신을 지켜주는 보호막에 싸여 천천히 자라는 미생물이다. 슬로 바이러스처럼 이것은 수년 내지 수십 년을 잠복한다. 즉 정상적으로는, 세균을 잡아먹어 파괴하는 대식세포 macrophage나 백혈구 속에서도 살아남을 수 있다. 영양 결핍, 여러 감염병, 면역 억제 등 질병에 대한 저항력을 약하게 만드는 요인들이 이 균을 불러들여 활동성 결핵을 일으키게 한다. 일단 활성화되면 결핵은 매우 감염력이 강하다. 밀집된 환경에서는 환자 한 사람이 수십 또는 수백 명의 다른 사람에게 호흡기 감염을 통해 결핵균을 전파시킬 수 있다. 1993년 한 비행기 승무원은 20여 명의 동료를 감염시켰고, 캘리포니아 교외의 어느 고등학교에서는 한 여학생이 거의 400명의 학생을 감염시켰다.

산업 혁명은 영양 결핍, 인구 밀집, 환기가 불량한 집과 공장 등을 통해서 결핵균에게 이상적인 환경을 제공했다. 19세기를 통해 도시 환경이 개선됨에 따라 결핵의 전파도 누그러졌으나, 1900년에도 여전히 이 〈백색 흑사병〉은 전세계적으로 다른 어떤 감염병보다도 많은 사람을 죽였다. 1930년대에 BCG 백신이 개발되었다. 이것은 세계 대부분의 지역에서 점차로 채용되었으나 미국에서는 그러지 않았다. 이 백신의 효과는 성인에서는 일정하지 않았지만, 매년 수백만 명의 어린이들을 결핵으로부터 보호해 주었다.

20세기 중반까지 결핵은 치명적인 감염병으로는 말라리아 다음이었으나, 곧 항결핵제가 나와 대개는 치료할 수 있게 되었다. 1953년 미국에는 8만 4,000명의 환자가 있었다. 1984년 그 숫자는 지금까지 통틀어 가장 낮은 2만 2,000명이 되었다. 의사들은 결핵을 가장 가난한 지역이나 이민자들 사이에서 이따금 고개를 내미는 현상으로 간주하게 되었다. 한 세대 전만 해도 결핵에 걸리는 것은 젊은 인턴들의 〈통과 의례 rite de passage〉였다. 이제 결핵과 결핵 연구는 거의 사라졌다.

환자의 숫자는 줄어들었지만, 남아 있는 극소수의 결핵 전문의들은 그런 경시가 새로운 유행을 부활시킬 수 있다고 내내 경고하였다. 그들은 또 새로운 약제의 개발 속도가 결핵균의 저항균주의 출현을 따라잡지 못한다는 사실을 두려워했다. 그러나 아무도 귀기울이지 않았고 결핵 연구와 방역을 위한 기금은 1970년대에 거의 사라졌다. 1985년 새로운 증례들이 증가하기 시작했을 때, 오래되었든 최근에 생겼든 많은 병원에는 환기 시스템, 자외선 소독기, 격리 병동, 그리고 활동성 결핵을 치료하는 데 필요한 결핵 전문의들이 존재하지 않았다.

결핵은 몇 가지 이유로 인해 되돌아왔다. 그 하나는 면역 억제 상태가 된 환자들이 감염에 취약하기 때문이다. 종종 결핵은 HIV를 가지고 있는 이들의 첫번째 징후다. 또다른 이유는 빈민과 사회적 주변인들에 대한 부적절한 의료이다. 초기의 결핵은 약물 중독자, 죄수, 노숙자들 사이에서 가장 눈에 띄게 증가하였다. 이런 사람들 대부분은 의료 혜택을 거의 받지 못했고 어떤 이들은 제공된다 하더라도 거부하였다. 설상가상으로 많은 환자가 치료가 완료되기 전에 임의로 약을 끊었다. 이것은 MDR 결핵균의 엄청난 확산을 가져왔다.

1984년 활동성 결핵에 걸린 사람들 가운데 절반은 적어도 한 가지 이상의 약제에 내성을 보이는 균을 가지고 있었다. 오늘날 많은 균주는 4-7가지의 결핵 약제에 저항한다. 그래서 이 질병은 더욱 치명적이 되었으며, 치료는 더욱 길고 비싸졌다. 즉 이제는 치료 기간이 6-24개월이나 걸리며, 비용은 수십만 달러에 달한다. MDR 결핵의 치료는 그래서 더욱 어려워졌고, 치료가 제대로 끝나기 전에 사람들이 임의로 약을 끊을 확률도 높아졌다.

그렇게 되는 이유 중 하나는 많은 환자들이 치료를 시작한 지 몇 주 만에 기분이 훨씬 나아짐을 느낀다는 점이다. 이 시점에서 약이 비록 감수성을 가진 균의 대부분을 죽이지만, 유전적으로 내성을 가진 균들은 살아남아 증식한다. 치료 도중에 약을 끊은 환자들은 이 내성균들을 전파시킨다. 선진국에서는 전염을 유발하는 환기 나쁜 슬럼가가 과거보다 줄어들었지만, 결핵균은 혼잡한 지하철, 노숙자들의 잠자리, 그리고 공기를 재순환시켜서 이용하는 빌딩과 비행기 안에서 강하게 전파된다. 이런 곳들을 비롯한 공공 장소 안에서 MDR 균주는 고위험군에서 저위험군으로 옮겨진다.

치료를 중단했다가 병이 재발하여 다시 치료를 받는 환자들은 더이상 처음에 먹었던 약이 듣지 않는다. 몇몇 결핵 환자들은 입원하여 여러 차례 검사를 받는다. 검사 때마다 그들은 많은 수의 내성균을 퍼뜨린다. 가장 치료가 힘든 치료 중단자들은 약물 중독자, 알코올 중독자, 정신 질환자들이다. 많은 환자들은 일정한 거처가 없어 일반 공중보건 수단으로 추적이 되지 않는다. 1990년대 초 결핵이 통제를 확실히 벗어났을 때, 그런 사람들은 〈장티푸스 메리〉의 무서운 기억을 상기시켰다. 그녀는 1915년 강제로 병원에 입원되기까지 50명의 사람을 감염시켰던 것이다. 어떤 도시들에서는 강력한 강제 치료 프로그램을 시행하여 사람들로 하여금 결핵 치료를 지속적으로 받도록 만들었다. 가장 완강히 저항하는 환자들은 강제로 입원시켰는데, 이것은 에이즈 유행을 능가하는 조치이다.

1987년 결핵의 부활이 새롭게 거론되었을 때, CDC는 2010년까지 미국에서 매년 3,600만 달러가 이 병에 쓰일 것이라 추정하였다. 최근의 추정은 이 금액의 15배에 달하고 결과도 더 비관적이다. 결핵은 뉴욕, 휴스턴, 마이애미 등지에서 증가하였고, 환자의 수도 도시, 교외, 시골을 막론한 전국에서 증가하고 있다. 환자를 치료하고 이 유행을 억제하기 위해서는 새로운 세대의 결핵 연구자들과 전문의들이 양성되어야 한다. 이것은 하루아침에 이루어질 일이 아니다.

결핵은 세계의 다른 지역에서는 더욱 위협적이다. 1985-1991년 사이에 이 병은 미국에서 12%, 유럽에서 30%가 늘었고, 결핵과 HIV가 불가분의 관계인 아프리카 일부 지방에서는 300%까지 폭증했다. 이 병은 아시아에서도 에이즈와 함께 급속하게 늘어났다. 미국에서는 1,000-1,500만 명의 인구가 이 균에 감염되어 있고, 세계적으로는 전인류의 3분의 1 가량인 17억 명이 감염되어 있다. 이 가운데 대략 1,000만 명은 활동성 결핵 환자이다. 그리고 결핵으로 해마다 300만 명이 죽고, 매일 9,000명이 죽는다. 이 숫자는 에이즈와 말라리아로 인한 사망자 수보다 훨

씬 많다.[8]

얼마나 많은 결핵균 보균자가 활동성 질병으로 진전되는지는 생활 환경과 전반적인 건강 상태에 달려 있다. 얼마나 많은 환자가 살아남는가는 그들이 받는 치료와 신약 개발이 과연 새로운 MDR 결핵균의 출현을 앞설 수 있는가에 좌우될 것이다. 약물 내성 세균의 문제는 사실상 한계선에 도달하고 있으며, 결핵이 그것의 가장 뚜렷한 예이다. 그리고 때때로 새로운 균주의 진화가 사실상 새로운 질병의 유행을 불러일으킨다.

포도상구균은 종기와 창상 감염의 원인이 되는 매우 흔한 세균이다. 심한 경우 그것이 내는 강력한 독소는 치명적일 수 있다. 1941년 페니실린이 포도상구균에 대해 처음으로 사용되었을 때는 매우 효과적이었다. 그러나 1944년에 이미 몇몇 균주가 내성을 보이기 시작했다. 오래되었든 새로운 것이든, 항생제를 다량으로 사용하는 병원과 요양 기관들은 새로운 내성균의 부화실이 되었다. 1950년대에 전세계의 요양원과 소아과 병동에서 심각한 감염병을 일으키는 포도상구균 종류가 등장하였다. 그러나 페니실린 후속 세대 항생제들이 이것을 어느 정도 억제하였다. 이 〈병원성 구균〉의 새로운 균주들은 1970년대에 더욱 광범위하게, 특히 정맥 주사선과 투석 카테터 그리고 인공 심장 판막 등의 침습적인 처치를 받은 환자들에게서 나타났다. 이 새로운 균주들을 억제하기 위한 항생제들이 개발되었는데, 이 균들은 거꾸로 이 약들에 대한 내성을 발달시켰다.

1980년 미국 여성 수백 명이 독성쇼크증후군(TSS)이라 알려진 새롭고 강력한 감염병으로 쓰러졌다. 많은 사망자의 질에서 포도상구균이 배양되었으며, 이 감염이 새로 나온 고흡수성 생리대에 의해 촉발되었음이 밝혀졌다. 생리대가 포도상구균을 빨리 성장하도록 하는 이상적인 환경을 제공했던 것이다. 1982년 이 생리대는 시장에서 사라졌고 그와 함께 이 유행도 사그라들었는데, 그때까지 800명이 넘는 여성이 이 병에 걸려 40%가 죽었다. TSS가 특별히 강력한 독소를 분비하는 새로운 포도상구균 균주 때문인지는 여전히 논란거리이다.

10년 뒤 한 유명인의 죽음을 통해 그와 비슷한 유행병이 대중의 주목을 끌었다. 1990년 손인형 제작자 짐 헨슨은 갑작스런 폐렴과 쇼크로 사망에 이르는 독성쇼크유사증후군(TSLS)으로 사망하였다. 이것은 TSS와 흡사하지만 A형 연쇄상구균에 의해 일어난다. 항생제 이전 시대에 A형 연쇄상구균은 성홍열과 류머티즘열과 창상 감염병을 일으켰다. 이 균은 포도상구균 독소만큼이나 쉽게 더욱 빨리 목숨을 빼앗는 독소를 분비한다. 의사들은 헨슨이 몇 시간만 더 일찍 치료를 받았어도 살았을 거라고 이야기했다.

두 차례의 세계대전 사이에 A형 연쇄상구균은 뚜렷한 이유 없이 덜 흔해지고 강도도 약해져서 의사들을 놀라게 했다. 연쇄상구균 인후염은 항생제로 치료가 가능한, 어린이들에게 흔한 비치명적 질환이 되었다. 1980년대 중반 유럽과 미국에서는 20%에 달하는 치사률을 가진 A형 연쇄상구균 감염병이 다시 등장하였다. TSS와 마찬가지로 오래된 독성 균주가 다시 돌아왔는지 아니면 새로운 것이 진화하였는지의 문제는 여전히 남아 있다. 무엇이 진실이든 의사들은 TSS와 TSLS가 임상적으로 새로운 병으로서 점점 흔해질 것이라고 본다. 두 가지 모두 면역계를 지나치게 반응하도록 몰아쳐서 사망에 이르도록 하는 것이다. 그리고 이것들은 현재의 치료술에 도전하는, 독성이 심한 여러 미생물 변종들 중 두 가지에 불과하다.

유전학과 분자생물학은 약물 내성과 병원성이 결핵균에 대해 묘사한 것처럼, 단순한 진화론적 선택 과정만을 거쳐 변화하지는 않는다는 사실을 보여주었다. 세균은 염색체 DNA나 플라스미드plasmid라 불리는 작은 유전 물질을 서로 교환함으로써 유전자를 전달할 수 있다. 그러므로 약물 내성과 병독성 유전자는 같은 종의 균들 사이에서뿐 아니라, 한 종에서 다른 종으로도 전파될 수 있다. 세균을 감염시키는 바이러스들인 박테리오파지 bacteriophage들 또한 한 숙주에서 다른 숙주로 건너가면서 이 유전자들을 전달할 수 있다.

유전적 교환은 세균이 분비하는 독소의 양과 종류에 영향을 줄 수 있다. 마찬가지로 그것은 뇌나 폐 등 특정 조직에서 군집하는 세균의 능력에 영향을 미칠 수도 있다. 또한 그것은 세균이 숙주의 체온이나 체내의 철과 칼슘 이온에 반응하는 방식을 바꾸어 놓을 수도 있다. 수백 종의 세균 독소와 수십 종의 병독성 유전자가 발견되었고 앞으로도 많은 것이 더 발견될 것이다. 그것들은 세균들이 사람에게 일으키는 질환의 종류와 범위와 강도를 결정한다. 우리는 그것을 연구함으로써 오래되거나 새로 생긴 감염병을 다루는 새로운 방법을 발견할 수 있을 것이다.

그러한 연구가 새로운 희망을 주기도 하지만 지금은 결핵, 임질, 연성하감, 장티푸스, 콜레라, 수막염, 요도 및 외과 감염, 연쇄상구균 및 포도상구균 감염, 그리고 어린이를 죽일 수 있는 설사 질환들과의 전투에서 약물은 그 위력을 계속 상실해 가고 있다. 약물 내성은 또한 말라리아 원충과 같은 몇몇 원생생물과 바이러스들에서도 이미 등장하였다.

반세기 동안 우리는 미생물이 한 가지 항생제에 내성을 갖게 되는 경우 새로운 약이 곧 등장할 것이라고 가정하는 경향이 있었다. 미생물의 진화 속도를 따라잡으려면, 우리는 전혀 다른 종류의 약을 개발해 내야 할 것이다. 그리고 미생물들이 그 신약들에도 마찬가지로 적응할 것이라고 생각해야 할 것이다.

미생물의 내성 진화를 촉진시킨 데 대한 책임은 우리에게 있다. 미국에서는 항생제들이 종종 남용되었으며 다른 많은 나라들에서는 더욱 무분별하게 쓰이고 있다. 질병을 치료하기 위해서가 아니라 발육을 촉진하기 위해서 가축들에게 항생제를 다량으로 먹이기도 한다. 이것은 미생물의 내성을 촉발시키는 중요한 원인이다. 그와 마찬가지로 항생제가 다량으로 사용되고 면역 억제와 침습적인 치료가 증가하고 있는 병원에서는 많은 또는 모든 항생제에 견딜 수 있는 세균이 창조된다. 미국에서는 입원 환자 20명 가운데 1명이 퇴원하기 전에 한 가지 이상의 감염병에 걸리고 있다. 이것은 해마다 400만 건의 병원감염이 일어나고 있음을 뜻하며, 수천 명이 그로 인해 사망한다.

이 모든 이점과 단점에도 불구하고 지금으로서는 항생제의 사용에서 물러설 길이 없다. 우리는 앞으로도 미생물들을 대규모의 자연선택 압력에 노출시킬 것이고, 그들 가운데 일부는 내성이 증가하여 병원성에 영향을 받을 것이다. 우리 스스로의 발명품으로부터 살아남으려면, 약제를 더욱 신중하게 사용해야 함은 물론이고 약물 내성에 대한 국제적인 감시 기구를 만들어야 할 것이다. 그렇지 않으면 불치의 인구 밀집성 질병 환자들로 우글거리는 19세기 병원으로 돌아가게 될지도 모른다. 병원을 사람들이 목숨을 구하러 가는 장소로 만든 것은 멸균술과 항생제였다. 그곳을 다시 많은 사람이 죽으러 가는 장소로 만드는 것은 더없는 죄악이 될 것이다.

13장

# 영원한 자연의 경쟁자

미래의 질병들에 어떻게 대처해야 하는가?

1960년 이래 미국인들은 아주 오랫동안 콜레라에 걸리지 않아서 의사들 대부분은 이 병을 전혀 보지 못했다. 미국에서는 1866년 이래 콜레라의 주목할 만한 유행이 일어난 적이 없으며, 남아메리카에서도 1895년 이래로 그러했다. 다른 대륙에서는 여섯 차례의 범유행이 오고갔으나 콜레라는 그 고향인 방글라데시와 인도를 비롯한, 콜레라균(*Vibrio cholera*)의 동물 숙주가 수원지에 사는 아시아의 여러 지역에서 풍토병이 되었다.

1961년 인도네시아에서 일곱번째의 범유행이 폭발하였다. 병원체는 더욱 끈질길 뿐만 아니라 그 선조들보다 더욱 쉽게 전염되는 콜레라균의 새로운 균주, 즉 〈엘토르 El Tor〉였다. 엘토르는 그렇게 아시아를 휩쓸고 1970년에는 아프리카를 강타하였다. 엘토르는 아프리카에서 2년 동안 29개국을 공격하였다. 이 유행은 10%에 달하는 치사율과 함께 산발적으로 활동하며 한동안 남아 있었다.

30년 뒤인 1991년의 엘토르 유행은 역사상 가장 긴 콜레라 범유행이었다. 그 해 1월에 이것이 페루에 도달하였을 때는, 그런 위험한 전염병이 더 일찍 들어오지 않았다는 것이 더 큰 놀라움이었다. 페루의 급속한 도시화는 경제와 사회의 하부 구조를 잠식한 오랜 내전을 수반하였다. 수십 년 사이에 리마의 인구는 100만 명에서 700만 명으로 늘었으며, 사람들은 대부분 혹독한 빈곤 속에서 살았다. 이 도시는 온통 누추한 오두막으로 둘러싸여 있었다. 거주자의 거의 절반은 깨끗한 물과 하수도를 이용할 수 없었다. 염소가 심각한 발암 물질이라는 잘못된 보고에 자극받은 페루 정부는 수돗물의 염소화를 중단하였다.

엘토르는 아시아로부터 온 배의 밑바닥 탱크에서 흘러나온 물을 통해 페루에 입성하였다. 엘토르는 같은 해에 같은 방식으로 멕시코 만의 모빌베이에서 잠시 동안 유행했다. 리마의 유행은 사람들이 인근 강에서 잡은 날생선으로 만든 요리를 먹은 뒤에 시작되었다. 감염된 사람들의 배설물은 리마의 낡은 하수도와 도랑과 급수 시스템으로 들어갔다. 4월 말경에는 15만 명의 콜레라 환자가 발생하였고, 때로는 하루에 4,500명이 감염되기도 했다.

1970년대 이래, 환자들의 체액과 염분 손실량을 즉각적으로 보충함으로써 콜레라 사망률은 급격하게 떨어졌다. 이 신속하고 값싼 치료 덕분에 리마의 콜레라 환자들 중 불과 1%만이 사망하였다. 그러나 그것은 단 수개월 만에 페루에서만 1,500명이 죽었음을 뜻했다. 라틴아메리카 전역의, 슬럼가로 둘러싸인 도시와 빈민촌에 콜레라가 습격할지도 모른다는 공포가 팽배했다.

그리고 모든 노력에도 불구하고 콜레라 유행은 급기야 실제로 일어나고 말았다. 콜레라는 1991년 거의 매월 새로운 나라에 도달하여 콜롬비아, 칠레, 에쿠아도르, 볼리비아, 브라질, 아르헨티나, 과테말라를 휩쓸었다. 1992년 초 40만 명의 라틴아메리카인들이 이 병에 걸려 4,000명이 목숨을 잃었고, 이 병은 미국과 인접한 멕시코 국경까지 접근하였다.

미국에서는 산발적이고 국지적인 유행 이외에는 일어나지 않았다. 대부분은 수입된 식품이나, 이 병이 유행한 나라에서 온 여행자들과 관련이 있었다. 그러나 길게 본다면 위험이 상존했다. 콜레라균이 미국 해안의 플랑크톤을 감염시킨다면 그것들은 이 유행이 끝난 뒤에도 살아남아서 수십 년 또는 몇 세기 뒤에 새로운 유행의 원인이 될 것이다. 그리고 전지구적인 온난화에 대한 우려가 현실화된다면, 따뜻한 대양은 이 병의 저장고를 더욱 북쪽으로 옮겨놓을 것이다.

1993년 그런 공포가 현실화되거나 무시되기 전에 새로운 콜레라균 균주가 인도와 방글라데시에서 튀어나와 5,000명을 죽였다. 이 O139 균주(139번째로 발견됨)는 곧 동남아시아로 퍼졌으며, 그러면서 이것은 여덟번째 범유행의 신호를 보냈다. 이 균주는 몇 시간 안에 사람을 죽일 수 있고 엘토르보다 훨씬 독해서 옮겨다니며 엘토르를 대치하였다. 그 동안 엘토르는 라틴아메리카에서 풍토병으로 남았는데, 거기서는 이미 200만 명 이상을 감염시켰다.

콜레라의 부활은 유행병에 대한 방어 체계의 취약성을 보여준다. 경제적 붕괴, 사회적 혼란, 전쟁, 기근, 홍수, 지진 등은 쉽게 엄청난 수의 사람들을 병원균 앞에 취약하게 만든다. 짧은 동안의 혼란에도 물과 배설물은 처리되지 않은 채 흘러나가고 질병을 옮기는 곤충들은 통제받지 않고 증식하며, 쓰레기는 스캐빈저와 해로운 짐승을 끌어들인다. 또한 어린이들은 예방 접종을 받지 못하고 건강하던 사람들이 영양 결핍으로 쓰러져 목숨을 잃는다.

이것은 해마다 세계의 어딘가에서 일어나고 있는 일이다. 최근에는 장티푸스, 발진티푸스, 황열병, 말라리아, 이질, 콜레라, 간염, 폐렴 등을 비롯한 오래되거나 새로운 질환들이 굶주림에 시달리는 이디오피아와, 전쟁으로 폐허가 된 아프가니스탄과 소말리아와 르완다, 그리고 혼란에 빠진 구(舊)소비에트 연방의 공화국들에서 나타났다. 사회적·자연적 혼란으로부터 유행병이 발생한 곳은 이런 후진국이나 개발도상국들만이 아니었다. 1994년 캘리포니아의 지진은 토양의 진균들을 휘저어놓아 계곡열(공기 전염성 콕시디오이데스 진균증coccidioidomycosis)을 일으켰다. 우리가 이미 보았듯이, 과거에 기근 뒤의 홍수가 미국 남서부 포코너스 지역의 한타바이러스 유행을 촉발한 적도 있다.

그런 사건들은 학자들이 종종 특정 세균보다 그들이 전파되고 유행병으로 변하는 방식에 더 초점을 맞추는 이유를 설명해준다. 1992년 (국립의학연구소가 선정한) 일군의 뛰어난 연구자들은 미국에서 새로 등장하는 감염병에 대한 이정표가 될 만한 연구를 수행하였는데, 이때 그들은 다음과 같은 질병 출현의 여섯 가지 주요 원인에 주목하였다.

* 공중보건 체계의 붕괴
* 경제 발전과 토지 이용의 증가
* 국제 무역과 여행
* 기술과 산업
* 인구와 행동의 변화
* 미생물의 적응과 변화

위생과 공중보건 체계의 붕괴 가능성은 가난한 나라들에서는 언제나 높다. 1992년에는 그런 일이 부유한 나라들에서도 일어나고 있다는 사실이 더 놀라웠다. 미국에서는 보건 의료 시스템의 결함, 증가하는 빈민 계층, 그리고 인간들의 위험한 행동이 결핵을 다시 불러들였을 뿐만 아니라 에이즈와 간염 및 그 밖의 다른 질병들도 퍼뜨렸다. 예방 접종 프로그램을 지속시키는 데 실패한다면 홍역(1989-1991년에 주요 유행이 있었다)과 백일해(1967년보다 1993년에 환자가 더 많았다)를 불러들일 것이다. 구소비에트 연방의 상황은 제3세계의 상태로 미끄러졌다. 즉 콜레라, 장티푸스, 간염, 디프테리아, 이질, 결핵, STD들이 폭발적으로 증가하고 있다. 그 이유에는 위생 수준의 하락, 피하 주사 바늘의 재사용, 병든 난민들의 대규모 이동, 예방 접종의 실패, 환경 오염 등이 있다.

1992년의 보고서는 거대하고 새로운 위협을 예견하는 데 실패하였다. 그 위협이란 냉전의 종식이 유럽, 아시아, 중동, 아프리카, 남아메리카의 많은 지역에서 정세의 불안정을 가속시킬 것이라는 예측이었다. 사회적·정치적 소요로 가득 찬 수십 년이 인류의 앞에 가로놓여 있었다. 그것들은 격렬한 국지 분쟁과 사회적 혼돈, 잔인한 전쟁, 대규모 무력 분쟁을 불러올 것이었다. 유고슬라비아에서 예멘에 이르기까지 내전 후에는 질병의 대유행이 뒤따랐다. 1994년 자이레에서는 이웃 르완다에서 들어온 100만 명의 난민들이 콜레라에 이어 항생제 내성을 가진 시겔라 이질로 수천 명씩 죽어나갔다. 홍역과 발진티푸스와 선페스트 환자들이 뒤를 이었고, 폐렴과 수막염 환자도 있었다. 죽은 자와 죽어가는 자로 뒤덮인 전장에서는 시체 수를 세고 정확한 진단을 하기보다는 우선 빨리 매장하는 경우가 더 많았다. 최근의 추산에 의하면 전세계에 약 2,000만 명의 난민이 생겼고 많은 이들이 끔찍한 건강 상태로 살고 있다.

공중보건 체계가 붕괴되었다는 최초의 징후 중 하나는 수인성 또는 음식 매개 전염병들의 확산이다. 이것들은 오랜 동안 서양 세계에서 과거의 일로 여겨졌지만, 부분적으로는 새롭거나 새로이 인식된 질병들 때문에 도처에서 유행하고 있다. 많은 가난한 나라에서는 어린이들이 세 살이 될 때까지 10-20번 정도 세균성 이질에 걸린다. 이질은 영양 결핍과 함께 400-1,000만 명 정도의 어린이들을 죽이고 있다. 미국에서는 장티푸스와 콜레라는 드물지만, 다른 수인성 또는 음식 매개 질병들이 매년 수백만 명을 습격하여 수천 명의 목숨을 뺏는다.

신석기 시대처럼 이 전염병들 중 일부는 비가 내려 동물의 배설물을 식수원으로 쓸어내리는 것과 같은 직·간접적 방식으로 가축과 야생 동물로부터 인간에게 꾸준히 재도입되었다. 어린이 설사의 세계적인 주요 원인인 로타바이러스rotavirus는 돼지에서 기원한 것 같다. 성인 설사의 주요 원인인 노워크 바이러스Norwalk virus 또한 가축으로부터 인간에게 다가왔다. 이 바이러스들은 1970년대에서야 발견되었다. 이것들은 아마 인간과 가축의 무리가 폭발적으로 늘어나면서 더욱 흔해졌을 것이다. 이 두 가지 바이러스들은 오염된 물과 손, 식료품 처리 과정, 그리고 수영장 물에 의해 옮겨진다. 그로 인한 설사병들은 어린이와 노인에서 높은 사망률을 보이는데, 특히 많은 미국인이 여생을 보내게 되는 요양원과 양로원에서 더욱더 그렇다.

장내 원생생물인 편모충(*Giardia lamblia*) 역시 광범위하게 증가했다. 3세기 전에 처음 기술되었지만, 이것은 불과 30년 전에 인간 질병의 원인임이 판명되었다. 1970년대에 상트페테르부르크(당시 레닌그라드), 뉴욕, 그리고 콜로라도의 아스펜과 바일 지방에서 편모충증의 유행이 일어났다. 이제 편모충은 전세계에서 유행한다. 편모충은 개나 비버beaver의 배설물에 의해 옮겨지는 전형적인 인수공통감염병이다. 비버는 사슴과 마찬가지로 미국의 북동부에서 한때 거의 사라졌지만 다시 돌아왔다. 1986년 매사추세츠 스프링필드 저장소에 쌓인 비버의 똥은 7,000명의 편모충증 환자를 발생시켰다. 편모충은 또한 남성 동성애자들 사이에서 성행위로 전염된다. 이것은 〈기능성 위장관 장애〉라고 진단을 받은 많은 환자들의 실제 병인(病因)이다.

캄필로박터(*Campylobacter jejuni*)라는 세균과 크립토스포리듐 cryptosporidium이라는 원생생물은 유행성 설사를 일으키며, 둘 다 소에서 사람으로 옮겨진다. 크립토스포리듐은 1976년에서야 사람에게 병을 일으킨다는 사실이 알려졌다. 그 뒤 그것들은 전세계에서 대규모 유행을 일으켰다. 1993년 밀워키에서는 목장의 크립토스포리듐이 빗물에 씻겨 상수도원으로 내려가는 바람에 40만 명이 병에 걸렸다. 이 일로 전국적인 상수원 조사가 시행되었는데, 그중 많은 수에서 부적절한 수질 검사 체계와 정수 시스템이 확인되었다. 크립토스포리듐과 그 밖의 다른 설사 원인균들을 죽이기 위해서는 염소화뿐 아니라 정수가 필요하다. 그러나 아직도 5,000만 명의 미국인이 정화되지 않은 물을 마신다. 수인성 세균들이 며칠 동안의 불쾌감, 여러 달 동안 지속되는 통증, 심지어 죽음을 일으키는 질병의 원인이 되고 있음은 놀라운 일이 아니다.

해마다 달걀, 잘못 처리된 닭고기, 덜 익힌 쇠고기, 오염된 해산물 등으로부터 얻은 살모넬라나 시겔라처럼 흔하고 오래된 음식 매개 세균으로 인해 수천 명의 미국인들이 죽는다. 이 세균들은 10년 전보다 더욱 많은 사람들을 감염시키는데, 그 이유는 자동화된 고속 도살 시스템이 식품 산업에서 더욱 공고히 자리잡혀 있기 때문이다. 매년 4만 건의 살모넬라증이 보고되고 있지만, CDC는 이것이 실제로는 100~400만 건쯤 될 것이라 추정한다. 이러한 차이는 예산이 부족한 식품 감시 시스템과 80년이나 묵은 감시 방법을 사용하기 때문에 발생한다.

새로운 음식 매개 질병도 등장하고 있으며, 그중 일부는 치명적이다. 최근까지도 리스테리아 listeria는 사람들에게 거의 영향이 없었다. 이제는 돼지고기, 닭고기, 연성 치즈 등을 통해 옮겨지면서, 이것들은 유럽과 미국에서 사람들을 감염시켜 죽게 만든다. 소에게서 사람으로 옮겨온, 흔한 세균인 대장균의 새로운 균주(O157:H7)도 마찬가지다. 이것은 특히 어린이들에게 심각하고 치명적인 신장 손상을 일으킬 수 있다. 워싱턴에서 뉴저지에 이르는 유행은 집이나 패스트푸드 체인점에서 덜 익은 고기를 넣은 햄버거를 먹은 사람들을 쓰러뜨렸다. 이 세균은 다른 균으로부터 시겔라 유형의 독소를 생산하는 유전자를 얻었을 때(아마 가축에게 먹이는 항생제에 대한 저항력을 발달시키는 과정에서 얻었을 것이다) 치명적이 되었다.

또다른 위험한 새로운 음식 매개 병원균은 청어벌레나 대구벌레로 흔히 알려진 고래회충 anisakis이다. 점점 많은 사람들이 익히지 않은 또는 살짝 익힌 생선을 먹게 되면서 고래회충증 anisakiasis은 일본에서 네덜란드, 미국, 그리고 다른 나라들에까지 퍼졌다. 우리의 식품으로부터 이것을 비롯한 병원체들은 제거하려는 노력은 별다른 성과를 거두지 못했다. 식품 회사의 저항과 정부의 예산 싸움 그리고 무지가 건강을 볼모로 잡고 있다.

1992년의 보고서에 의하면 두번째의 새로운 주요 질병원은 경제 개발과 토지 이용 방식의 변화이다. 이것에 대해서는 많은 예들을 이미 언급하였다. 경작지를 만들기 위한 숲의 벌목은 남아메리카와 아프리카에서 출혈열을 불러왔다. 아시아에서는 관개 수로와 논이 말라리아 원충과 바이러스를 옮기는 모기를 부활시켰다. 새로운 댐의 건설은 아프리카 대부분 지역에 리프트 계곡열을 가져왔다. 미국에서는 조림과 교외의 확장이 라임병, 바베시아증, 로키산열을 전파시켰다. 모든 곳에서 도시화, 경제 개발, 산업화에 의해 자연 풍경이 바뀌고, 그에 따라 질병 패턴도 변해 왔다.

분명 부유한 나라들에서도 토지 이용 방식의 변화와 경제 개발로 인해 감염병들이 지속적으로 만들어지고 퍼질 것이다. 그러나 그 결과는 가난한 나라들에서 더욱 참혹하다. 인구 증가는 생계 압박을 유발하고 환금성 작물, 원유, 광물, 철광석 등을 수출하게끔 한다. 도시와 산업은 쏜살같이 발전하지만 사회 간접 자본과 보건 체계는 거북이 걸음 수준이다. 그런 변화는 늘 새로운 질병의 등장과 인구 밀집 및 해충, 유해 동물, 물, 식품 등에 의해 전파되는 질병의 증가를 조장한다.

이 모든 개발의 위험 중에서 가장 심각한 것은 주로 화석 연료의 사용과 대규모 벌목에 의해 유발되는 지구 온난화이다. 어떤 학자들은 최근의 온난화 경향이 자연적인 기후 주기의 일시적인 변동이라고 생각한다. 또 어떤 이들은 그것이 잘못된 컴퓨터 모델의 오류이거나 환경보호론자들의 히스테리라고 여긴다. 그리고 반대편 극단에선 이들은 이산화탄소와 메탄을 비롯한 가스들이 세상을 우리 후손들이 질식해 죽어갈 썩은 온실로 바꿔놓고 있다고 확신한다.

두 극단 모두 문제가 있다. 세계는 1880–1940년 사이에 약간 따뜻해졌고 최근 수십 년 동안에도 그랬다. 그러나 1940-1960년 사이의 기온 하락은 빙하 시대가 닥쳤다는 예언을 촉발하기에 충분할 정도였다. 이제는 대다수의 관점이 얼마간의 온난화가 진행중이거나 곧 다가올 것이라는 데 있는 것 같다. 주요 논쟁은 이 온난화를 가볍게 보는 이들과 재앙을 예견하는 이들 사이에서 일어난다.

가장 무서운 예언은 사람들을 공포로 얼어붙게 했다. 그들은 앞으로 한 세기가 지나기 전에 해변의 도시와 삼각주들이 바다 밑에 가라앉을 것이라고 주장한다. 그러면 곡물 생산의 감소는 기근을 유발할 것이다. 열대 우림의 훼손으로 기온이 상승하여 전체 생태계를 위협할 정도로 생물 다양성이 감소하게 된다. 나비와 달팽이로부터 호랑이와 북극곰에 이르는 종들이 멸종할 것이다. 더위와 습기는 말라리아, 뎅기열, 콜레라, 그리고 다른 곤충 매개 바이러스들을 온대 지방에까지 불러들일 것이다. 희귀한 열대 기생충들이 대량 학살의 주범이 될 것이다. 등등.

공포로 쓰러지기에 앞서, 우리는 일기 예보가 악명 높은 오보 기록을 가지고 있음을 상기해야 할 것이다. 생태계와 마찬가지로 기후계도 우리의 예측 능력을 넘어설 만큼 복잡하다. 지구 온난화가 지속된다고 한다면 좋고나쁨의 결과는 우리의 상상과 전혀 다르게 될 수도 있다. 질병의 수와 종류가 분명히 증가할 것이라는 생각은 이미 널리 알려져 있다. 우리는 이 위협을 진지하게 대해야 하고 그것을 막기 위한 기본적인 수단도 강구해야 한다. 많은 나라와 국제 기구들은 대체로 그런 방향으로 움직이고 있다. 그러나 가난한 나라들은 경제적 압박 때문에 그러지 못한다. 그리고 할 수 있는 국가들이 과연 그렇게 하느냐는 별개의 문제이다.

학자들이 제기한 새로운 질병의 다음 원천은 여행과 무역이다. 이것들은 유목민들이 최초로 고향을 벗어나는 모험을 한 이래 계속 감염병을 일으키고 전파시켰다. 처음에 새로운 질병들은 사람들이 걸을 수 있는 만큼만 멀리 퍼졌다. 그 다음에는 말이 뛸 수 있고 배가 항해할 수 있는 거리까지 나아갔다. 전쟁과 이민은 최소한 수천 년 전에 처녀인구집단에 감염병을 옮겨 적어도 아테네 역병 이후부터 유행병을 널리 퍼뜨렸을 것이다. 무역이 실질적으로 전지구적이 된 지난 5세기 동안 대부분의 새로운 질병들은 범유행의 잠재력을 갖게 되었다.

배는 병에 걸린 선원과 승객, 감염된 쥐, 그리고 축축한 화물칸에 자리잡은 모기의 알 따위를 실어나르며 꾸준히 유행병을 옮겼다. 20세기 초 세번째의 흑사병 범유행은 배를 통해 아시아로부터 캘리포니아로 들어갔는데, 이것이 샌프란시스코 차이나타운의 유행을 유발하였다. 그 뒤 이 균은 땅 밑으로 들어가 다람쥐와 프레리도그의 풍토병 원인균이 되었다. 페스트균은 여전히 그곳에 있으며, 동부로 가다가 우연히 보균 동물과 접촉하는 여행객들이나 그들의 애완 동물을 통해 때때로 사람의 목숨을 앗아간다.

컨테이너 화물선은 선적(船積)에서 유발되는 위험을 일부나마 줄이기는 했지만, 화물선과 유람선 및 대형 유조선의 배 밑바닥 청소에서 배출된 오물 때문에 여전히 콜레라와 그 밖의 질병들이 전파되고 있다. 사실 배 밑바닥은 세계의 어느 한 지역에서 다른 지역으로 해양 생태계의 상당 부분을 옮길 수 있으며 예기치 못한 결과를 낳기도 한다. 심각한 비용 손실을 낳은 지독한 사례는 아시아로부터 북아메리카의 강과 호수에 줄무늬홍합 zebra mussel 을 옮긴 것인데, 그것들은 새로운 서식지에서 놀랄 만큼 증식해

버렸다.

전염병을 옮기는 최악의 위험이 이제는 비행기로부터 온다. 비행기는 여행자, 사업가, 군인, 이민국 관리, 정치적 난민들이 과거에 여러 주 또는 여러 달에 걸쳐 하던 여행을 몇 시간 만에 끝내도록 만들었다. 특히 증상이 없더라도 감염된 사람들은 HIV, 결핵, 인플루엔자, 라사열 등을 비롯한 많은 질병들의 원인체를 퍼뜨릴 수 있다. 1989년 레스턴의 실험실용 영장류에서 발생한 에볼라 유형의 바이러스 유행에서 증명된 바와 같이 실험용 동물과 애완 동물의 비행기 운송은 특히 위험하다. 최근 수십 년 동안 몇몇 새로운 종류의 고양이와 개의 감염병(파보바이러스parvovirus)들은 수년 만에 전세계로 퍼졌다. 아직 어느것도 사람에게 감염되지는 않았지만, 그중 일부는 종을 건너뛸 수도 있다. 1990년대에 몇몇 미생물들은 종의 장벽을 넘어 많은 수의 돌고래, 바다표범, 아프리카호랑이 등을 죽였다. 이 유행은 오염과 여타 인공적인 환경 변화와 결부되었다. 이러한 일들은 미래에 새로운 인간 감염병이 어떻게 등장해서 널리 퍼질 수 있는지에 대한 경고였다.

비행기가 매개하는 질병 전파에 대해 생각할 수 있는 유일한 억제 수단은 광범위하고 값비싸고 강제적인 신체 검사를 포함한 엄격한 국제 검역 시스템이다. 그러나 그런 수단들은 상당한 효과를 내기에 충분할 정도로 효율적이거나 지속적이었던 적이 한 번도 없었다. 우리는 이제 인간 종의 역사에서 몇 번 그랬던 것처럼 더욱 커다랗고 광범위한 〈질병 풀〉에 고통스러운 적응을 해야 한다는 사실을 받아들이는 것 외에 선택의 여지가 없다.

기술과 산업은 이 목록의 다음 항이다. 새로운 기술은 놀라운 속도로 등장하여 미생물에게 새로운 서식지를 만들어준다. 공기 정화기와 그 밖의 냉난방 시스템은 전세계에 레지오넬라증을 흔하게 만들었다. 고도로 기계화된 식품 처리 기술은 비슷한 방식으로 설사병을 퍼뜨렸다. 아마 가장 무서운 것은 의학 기술의 발전으로 새로운 감염병이 증가하는 일일 것이다.

의학적 창의성은 감염병, 심장 질환, 암 같은 병을 치료하는 능력을 엄청나게 증대시켰다. 그런 반면 그것은 새로운 질병들을 불러들이는 침습적인 기술의 종류도 늘려놓았다. 모든 주사 바늘, 카테터, 탐침, 정맥 주사선 등은 미생물을 체내로 불러들인다. 그런 기구들을 사용하는 병원은 레지오넬라, 항생제 내성 포도상구균, 기회감염성 진균과 바이러스 등을 양육한다. 병원감염 hospital infection은 미국에서 매년 수백만 건이나 일어나고 있으며 가난한 나라들에서는 더욱 많다.

어떤 의학 기술들은 특히 위험하다. 수혈과 장기 이식은 HIV와 HTLV, B형 및 C형 간염, CJD 등을 옮겼다. 개발도상국에서는 말라리아와 그 밖의 다른 질병들을 수혈을 통해 흔하게 옮는다. 선진국들은 수혈과 장기 이식에 따르는 감염은 현저하게 줄었지만, HIV나 의학적 처치 자체가 초래한 면역 억제로 인해 한 무리의 질병들이 다시 튀어올랐다.

면역계가 약해지는 경우, 신체는 정상적으로는 싸워서 내쫓거나 함께 살 수 있는 미생물들의 먹이가 된다. 그래서 에이즈 환자들은 결핵균, 헤르페스 바이러스, 사이토메갈로바이러스, 크립토코쿠스 및 칸디다 진균, 편모충, 톡소플라즈마, 주폐포자충과 같은 원생생물의 기회감염들로 고생하고 있다. 주폐포자충성 폐렴이나 중추신경계의 톡소플라즈마증과 같은 일부 질환들이 에이즈가 유행하기 전에는 거의 알려지지 않았다. 에이즈 환자들이 그런 감염병의 유일한 희생자는 아니다. 장기 이식을 받은 환자들과 암이나 자가 면역 질환 치료를 받는 이들은 종종 약물이 유발하는 면역 억제 상태에 빠진다. 이 환자들은 그래서 에이즈 환자들을 공격하는 것과 흡사한 많은 질환에 대해 높은 감수성을 갖게 된다.

의학 기술의 개선은 또한 미숙아들의 생명을 구하고 노인들의 삶을 연장시킨다. 미성숙한 면역계를 가진 미숙아나 약해진 면역계를 가진 노인들은 자연스럽게 어느 정도는 면역 억제 상태이다. 그래서 병원에는 입원한 영아, 어린이 외래 환자, 요양원 노인이 많고, 그들은 의료 기술에 의해 유발되는 감염병에도 특히 약하다. 이것은 가까운 미래에 더욱 큰 문제가 될 것이다.

1992년 보고서에서 질병 출현을 유발하는 다섯번째 요소는 인구와 행동의 변화였다. 제2차 세계대전 직후 세계 인구는 대략 25억 명이었다. 이제 그것은 50억이 넘었다. 인구 증가를 억제하는 노력이 있기는 하지만, 2050년까지 인구는 다시 2-4배가 될 것이다. 인구는 대부분의 부유한 국가들에서 이미 안정 상태에 접어들었지만 앞으로 변하지 않으리라는 보장은 없다. 다른 국가들에서는 인구 증가가 폭발적이다. 1992년 런던의 왕립학회와 미국의 국가과학아카데미는 이례적인 공동 성명을 통해, 현재의 인구 증가 예측이 정확하다면 〈과학과 기술은 돌이킬 수 없는 환경 파괴나 세계 대부분의 지속적인 빈곤을 막을 수 없을 것이다〉라고 경고하였다. 다른 예측과 비교해 볼 때 이것은 온건한 편이다.

지구가 그렇게 많은 인구를 먹여살릴 수 있고 거기에서 발생하는 악취를 견딜 수 있는가에 관한 견해는 신중한 확신으로부터 절망에 이르기까지 다양하지만, 인구 예측은 일기 예보만큼이나 정확성이 떨어진다.

그 대답이 〈아니오〉라면 선택은 간단하다. 우리는 인구 증가를 멈추어야 하며, 그렇게 하는 데에는 가혹한 중국식 모델이 잔인한 지혜가 될지도 모른다. 그래도 인류가 충분한 식량을 생산할 수 있고, 스스로가 배출한 오물과 쓰레기 속에 빠져 죽지 않으리라는 희망을 가져볼 수 있다. 많은 농업 전문가들은 이것이 가능하다고 믿는다. 그들은 최악의 기근은 식량 부족이라기보다는 빈곤과 분배의 잘못에서 기인한다는 사실을 지적하면서 생산성을 증가시킬 수 있다고 주장한다. 그러나 단순한 숫자 이상으로 도시화와 인구 구조의 변화라는 문제가 여전히 남는다.

두 세기 전만 해도 세계 인구의 98%는 농부와 시골 사람들이었다. 그러나 곧 절반은 도시인이 되어 상당수가 인구 1,000만 또는 그 이상의 거대 도시에 산다. 그런 도시들은 거대한 상수도 및 하수도 체계, 사회 간접 시설, 사회 질서, 공중보건 프로그램 등을 운용하고 있다. 동시에 인구 구조도 바뀌었다. 선진국에서는 인구 성장이 늦춰지거나 멈춰서 노인 인구의 비중이 높아지고 있다. 새로운 감염병들은 주로 면역이 억제된 이들과 어린이, 노인, 빈민들을 공격할 것이다. 개발도상국에서는 인구 수가 어린이와 청소년층에 강하게 집중되어 있다.

사람들의 행동과 질병 양상은 양쪽 모두 그들이 젊었는가 늙었는가, 부유한가 가난한가, 신중한가 충동적인가에 영향을 받는다. 폭발적인 인구 증가 집단에서 대다수를 차지하는 젊은이들은 성인들보다 훨씬 더 위험에 대해 대담하다. 위험한 성행위, 약물 남용, 교육의 부재가 인구 유동성 및 빠른 사회 변화와 함께 에이즈를 비롯한 감염병들의 전파를 촉진시켜 왔으며 앞으로도 그렇게 할 것이다. 만약 젊은이들이 음식과 일자리와 희망이 없다면, 그들은 사회적·의학적인 시한 폭탄이 됨으로써 질병의 희생자이자 전파원이 될 것이다.

가장 낙관적인 전지구적 시나리오에서는 인구 증가가 강력한 피임약과 대중 교육 및 삶의 질 향상으로 인해 줄어들 것이다. 산업 발전과 함께 경제적·농업적 발전은 사회와 정치에 안정을 가져올 것이다. 그것은 유토피아적인 희망처럼 보이지만, 이미 일부 개발도상국에서는 자리 잡혀 가고 있다. 불행히도 몇몇 나라에서는 이러한 발전이 매우 더디고, 많은 가난한 나라에서는 지금까지보다 오히려 뒤쳐지고 있다. 지리학자 로버트 케이츠 Robert Kates가 말한 바와 같이, 우리는 〈더 덥고, 더 인구가 많고, 더 상호 연결되어 있으면서 더욱 다양해지는 세계에 잘 적응한다면〉 견딜 만한 환경에서 살아남을 것이다.

최악의 시나리오는 굶주림, 환경 파괴, 유행병의 창궐보다 더 비참하다. 거기에는 범유행이 유발한 전지구적인 대몰살이 포함되어 있다. 그 주인공은 아마 부활한 선/폐페스트, 독성이 강한 새로운 독감 바이러스, 새로운 공기 전염 출혈열, 또는 다른 종에 숨어 눈에 띄지 않던 세균 등일 것이다. 미래의 흑사병은 전세계 인구의 4분의 1 또는 그 이상을 죽일 수도 있다. 범유행이 다시 그런 일을 벌일 수 있다는 예측은 충분히 가능하다.

어떤 생물학자들은 여름 다음에 겨울이 오는 것과 달리, 인구 폭발 뒤에는 몰살이 뒤따르지 않는다고 주장한다. 사실 그들은 대부분의 종에서 과잉 사망을 가져오는 유행병은 드물다고 주장한다. 그들은 이 문제를 입증하기 위해 흥미로운 통계적 논법을 사용한다. 인구의 몰살이 마치 온도 조절기처럼 인구 폭발에 의해 자동적으로 촉발되지는 않는다. 그러나 개체수 증가는 다양한 이유로 종과 환경에 미치는 압력을 덜어주기라도 하듯이 유행병을 불러온다. 어떤 종에서는 마치 규칙성이 있는 것처럼 보이기도 한다. 유행병에 의한 인구 조절과 통제가 과연 우리 종의 미래에 놓여 있는가는 매우 논쟁의 여지가 많은 문제이다.

그런 재앙을 예견하고 우려하는 것이 특정 시대의 확신일 수는 없다. 한 세기 전에 지구가 현재의 인구를 견뎌낼 것이라 상상했던 이들은 별로 없었다. 능력이든 행운이든 우리는 범유행에 의해 조절되는 일 없이 인구의 두 배 증가라는 현실을 헤쳐나왔다. 이것이 우리 자신에게만 달린 문제는 아니다. 현재 새로이 등장하는 질병에 대한 연구가 뭔가를 보여준다면, 그것은 같은 곡조에 맞춰서 추는 숙주와 미생물의 춤일 것이다. 숙주와 미생물은 지금까지와 마찬가지로 서로 영향을 주고받으면서 더불어 진화해 나갈 것이다.

이 점은 우리를 그 보고서의 마지막 항목, 즉 미생물의 적응과 변화라는 요인으로 안내한다. 미생물들은 번식하고 빠르게 진화하고 새로운 숙주와 환경에 적응한다. 이것은 특히 복잡하고 다양한 막단백질을 가진 독감 바이러스와, 빠르게 변이를 겪는 RNA 바이러스에 대해 진실이며, 연구자들은 에이즈에 대항하는 약과 백신을 개발하려고 애쓰는 과정에서 두려움에 떨면서 그 진실을 배웠다.

우리는 최근에야 미생물들이 일정한 종의 한정된 무리가 아니라는 사실을 깨달았다. 그것들은 감염성과 독성과 내성을 변화시키는 유전적 물질의 폭풍우 속에서 산다. A형 연쇄상구균과 두창 바이러스는 돌연변이, 유전자 재조합, 또는 바이러스나 플라스미드에 의한 유전자 전달을 통해 역사적으로 그 독성을 변화시켜 왔다. 독소를 생산하는 새로운 능력은 최근에 심각한 대장균 질환, 독성쇼크증후군, 독성쇼크유사증후군 등을 만들어냈다. 그리고 비슷한 변화가 *Haemophilus influenzae*에서도 일어났다.

파리가 매개하는 이 세균은 독감을 일으킨다고 잘못 인식되어 그 이름이 붙었는데, 실제로는 수막염과 결막염의 원인균이다. 1984년 브라질에서는 이 균의 돌연변이 균주가 어린이들을 습격하여 환자의 70%를 죽였다. 브라질 자반열 Brazilian purpuric fever은 그렇게 시작하여 지금은 여러 대륙에 존재한다. 백신이 개발되었지만 널리 이용되지는 못하고 있다.

인간 질병의 역사는 대부분 그러한 적응의 역사이다. 최근의 가장 중요한 변화들 중 일부는 인구 증가, 기술 발전, 생활 양식의 변화, 여행에 동반된 〈미생물 교역 microbial traffic〉 때문이다. 또한 인간과 가축에서의 약물 남용 때문에 미생물들이 항생제에 대항하여 개발한 방어 수단이 원인일 수도 있다. 살충제에 대한 비슷한 내성도 오용이나 남용으로 인해 많은 질병 매개 곤충에서 나타났다. 공중보건 업무는 환경과 건강상의 이유로 효과적인 살충제의 사용을 금지함으로써 더욱 힘들어졌다.

분명히 이 보고의 여섯 가지 요인들은 미처 예기치 못한 방식으로 시너지 효과를 내며 작용한다. 일단 새로운 기술이 낯선 미생물을 인체 내로 끌어들이면 여행의 증가로 이것은 더 쉽고 빠르게 전파된다. 전쟁이나 천재지변으로 공중보건 활동이 정지되면 성적 접촉을 통해 새로운 질병이 더욱 널리 퍼질 수 있다. 토지 이용 방식의 변화로 사람들이 새로운 미생물들과 접촉하게 되면, 사람들은 이것들을 다른 곳으로 옮겨 그곳의 새로운 동물 숙주에게 전달할 수도 있다. 우리는 그런 일들을 결코 통제할 수 없으며 과거에도 그랬던 적이 없다. 우리는 새로운 문제에 반응해서 복잡하고 연쇄적인 변화를 일으켜 다시 그 변화에 반응하는 것이다. 우리의 시야는 결코 완벽하거나 믿을 만하지 않다. 인간의 주의와 노력에도 불구하고 그런 생물학적 과정은 계속된다.

1930년 발진티푸스의 역학에 관한 연구로 노벨상을 수상한 프랑스의 세균학자 샤를 니콜Charles Nicolle은 다음과 같이 썼다.

새로운 질병을 만들어내는 자연의 시도는 대개 헛수고한 만큼 계속된다. 자연이 예외적으로 그런 시도에 성공했던 과거의 일은 지금도 매순간 되풀이되고 있으며, 앞으로도 그럴 것이다. 이것은 불가피하다. 마찬가지로 불가피한 것은…… 우리가 이 질병들을 알아차렸을 때는 그것들이 이미 완전히 형성되고 난 후라는 점이다.

오늘날 인간과 미생물 사이의 창의력 경주는 용호상박이다. 미생물의 창의력은 그들의 유전자 안에 놓여 있고, 인간의 창의력은 상상력과 지성에 달려 있다. 사람들이 취해야 할 첫번째 단계는 변화가 사람과 미생물과의 관계에 있어 정상적인 부분이라는 사실을 인식하는 것이다. 〈1992년 패널〉의 공동의장인 로버트 쇼프Robert Shope는 이렇게 말했다. 〈감염성 질병이 초래한 위험은 결코 사라지지 않았다. 그것은 더욱 악화되고 있다. 우리는 어디서 다음 세균과 바이러스가 나타날지 모른다. ……우리가 아는 것이라고는 새로운 유행이 올 것이라는 확신뿐이다.〉

패널의 어떤 연구자들은 좀더 낙관적이다. 마추포 바이러스와 레스턴 바이러스에 대해 독창적인 연구를 수행했던 칼 존슨Karl Johnson은 인간이 이미 자연의 독특한 생태계 대부분을 난도질했다고 말했다. 그러므로 새로 나타날 열병은 거의 없다는 것이다. 존슨이 옳을지도 모르지만 그의 동료들은 대부분 확신하지 못했다. 그리고 결국 존슨도 그 패널의 제안에 동의하였다. 새로운 질병의 출현은 최근에 그랬듯이 때로는 가속화되고 때로는 멈추기도 하지만, 우리는 그것이 일어날 것이라 가정해야만 한다.

그 패널은 다음과 같은 제안을 하였다.

* 유행병과 싸우기 위한 백신과 약품의 생산력 및 그것들을 저장하고 분배할 시설과 기구를 늘려야 한다.
* 더 많은 역학자들이 참여하여 질병 매개체에 대항하기 위한 새로운 살충제를 개발해야 한다.
* 국가적·국제적으로 더욱 개선된 질병 감시 시스템을 마련해야 한다. 이것은 수천 개의 도시와 마을 및 각국의 질병 보고 체계를 표준화하는 것을 포함한다.
* 새로운 질병, 약품 내성, 병원감염에 대한 국제적인 감시시스템을 마련해야 한다.
* 감염성 질병과 역학 분야의 새로운 전문가들을 양성해야 한다.

이 패널의 다른 공동의장인 미생물학자 조수아 레더버그Joshua Lederberg는 〈이 모든 권고를 수행하는 데에는 5억 달러도 들지 않을 것이며, 단지 수천만 달러로도 매우 큰 일을 할 수 있을 것이다〉라고 말했다. 이러한 경고에도 불구하고 그런 조치가 취해지지 않은 것은 놀랄 일이 아니다. 미국에서는 어떤 특정한 질병의 출현에 대해서는 호들갑스러울 정도로 관심을 나타내는 반면, 〈감염병의 재래(在來)〉와 같이 규모가 훨씬 큰 문제에 대해서는 그러지 않는다.

그 이유 중 하나는 세계적인 최악의 감염성 살인자들 이야기가 〈강 건너 불〉처럼 보이기 때문이다. 말라리아, 주혈흡충, 수면병, 나병은 해마다 수백만 명을 불구로 만들거나 목숨을 앗아간다. 결핵과 인플루엔자와 설사병 등도 마찬가지다. 이들 가운데 일부는 가난한 열대와 아열대 지역에 완전히 또는 거의 국한되어 있다. 그런데 사람들이 간과하고 있는 점은, 우리 시대에는 이동성 mobility과 고속 운송 수단 및 무역 때문에 어떤 질병도 나머지 세계와 동떨어져 있지 않다는 사실이다.

우리 사회는 또한 자연에 대한 향수로 충만되어 있다. 환경에 대한 새삼스러운 우려와 함께 대중들은 사실상 수천 년 동안 세상 어디에도 존재하지 않은 〈오염되지 않은〉 광야에 대한 무비판적인 동경에 몰입해 있다. 이러한 우려와 동경에는 생명 네트워크의 일부인 기생생물에 대한 현실적인 감각은 들어 있지 않다. 우리도 변화에 일조를 한, 지금 우리가 살고 있는 변화하는 자연 속에서 종들은 끊임없이 진화하면서 새로운 관계를 맺는다. 생태학적 관점에서 그것은 고래나 올빼미에 대한 동정뿐 아니라 인간에서부터 잡초와 가장 작은 미생물에 이르는 전체 생물계에 대한 존중을 뜻한다.

새로 등장하는 질병들과 관련된 현재의 위기를 무시하는 또다른 이유는 그 무시 자체가 내포하고 있는 공포와 비관주의에 대한 회피 때문이다. 사실 상황은 경계를, 때로는 긴급 조치를 요하지만 공황이나 운명론 때문에 충족되지 못한다. 역사 속에는 낙관주의에 대한 기반이 담겨 있다. 환경과 병원균과 우리 사이의 관계는 언제나 산발적인 위기를 초래해 왔다. 우리는 이제 또다른 위기에 접어들었으며, 역사는 그런 시기가 더욱더 가까이 다가오고 있음을 보여준다.

이 책은 새로운 질병들이 어디서 그리고 지금 왜 그렇게 많이 오고 있는가 하는 물음으로 시작하였다. 그 대답은 이미 우리가 본 것처럼 질병의 도래가 오래되고 자연스런 과정이라는 것이다. 더 풍요한 삶을 누리기 위해 사람들이 생활 방식과 환경에 더 급속한 변화를 초래할수록 위기의 가능성은 커진다. 새로운 풍요의 시대는 언제나 생물학적 재적응이라는 대가를 요구한다. 우리 조상들이 나무에서 땅으로 내려왔을 때, 수렵채집인이 사냥꾼이 되었을 때, 농경 생활이 시작되었을 때, 도시가 성장하였을 때, 세계 여행이 시작되었을 때, 산업 혁명이 일어났을 때 등의 시기마다 질병은 풍요라는 사회적·기술적 결실과 더불어 그 수가 늘어났다. 현재의 새로운 질병의 물결은 과거 50년 동안 일어난 여행, 기술, 사회, 환경 등의 변화와 함께 성장한 것이다. 풍요는 대가를 치르기 마련인데, 인간은 늘 그 대가를 피하지 않고 맞서 싸워야 한다는 결정을 내려왔다.

21세기는 인류에게 야만적인 시험을 부과할 것이다. 감염성 질병은 세계의 주요 사망 원인이다. 앞으로도 그것들은 오랫동안 접근을 기다리며 남아 있을 것이다. 우리는 아마 더욱 많은 인수공통감염병, 더 많은 돌연변이와 약물 내성 세균, 새로운 미생물 동물 숙주, 더 많은 환경 파괴와 인구 폭발을 보게 될 것이다. 그러나 낙관적인 면도 많다. 뛰어난 상호 적응 능력이 없었다면 미생물과 우리는 오늘날 존재하지 못했을 것이다. 우리와 그들은 과거에도 격변하는 변화 속에서 살아남았다. 우리는 새로운 질병들이 다가옴을 보았다. 또 우리는 그것들이 덜 치명적으로 되거나 사라지는 것도 보았다. 변화의 속도는 이전보다 더욱 빠르다. 그러나 그것에 대응하는 우리의 도구도 더 좋아졌다. 우리는 많은 질병을 치료하거나 통제할 수 있고, 세균과 유전자와 면역에 대해 무서운 속도로 더 많은 것을 알아가고 있다.

우리는 교외로 도피하거나 미개척지로 도주한다고 해도 질병을 피할 수 없다는 사실을 잘 안다. 보호벽으로 둘러싸인 마법의 도시는 없고 앞으로도 그럴 것이다. 우리의 가장 무서운 약점은 우리 자신의 이익에만 몰두한다는 것이다. 무지와 탐욕과 좁은 시야는 우리가 가지고 있는 유용한 도구들의 사용을 가로막는다. 아마 전지구적인 질병에 대한 전망은 우리 자신을 더 나은 보호의 길로 이끌 것이다. 또는 감염성 질병들을 다루는 데 있어, 우리가 오염과 환경 파괴 및 해로운 행동을 줄이려는 최근의 노력과 같은 바람직한 결정을 내리는 데 도움을 줄 수 있을 것이다. 그러면 아마 우리 개개인과 정부는 이 변화의 바퀴를 따라잡게 될 것이다.

# 역주(譯註)

## 1장 상호 적응의 무도회

1) Plague는 〈전염병〉 또는 〈역병〉으로 옮겼다. infection은 〈감염〉 또는
〈감염병〉, infectious disease는 〈감염성 질병〉, disease는 〈질병〉, illness
는 〈질환〉으로 옮겼다. 감염은 특정 병원체(세균, 바이러스 등의 미생물
이나 기생충 등)가 다른 생물의 체내에 침입하여 생활하는 것이고, 그
것으로 인해 이상 증상이 나타나면 감염병이 된다.

2) 어떤 인구 집단에서 특정 질병이 평상시의 발생률보다 더 크게 일어나
면 유행 epidemic이라고 하고, 그런 질병들을 유행병 epidemic 또는
epidemic disease이라 부른다. 유행병은 대개 감염성 질병들이지만, 경
우에 따라 비감염성 질병들도 유행할 수 있다.

3) *Legionella pneumophila*에 의해 일어나는 호흡기 질환. 이 균은 에어
컨의 물탱크 등에서 번식하며, 면역력이 떨어진 노인들에게 호흡기로
전파되어 폐렴을 일으킬 수 있다.

4) *Borrelia burgdorferi*에 의해 일어나는 진드기 매개 세균성 질환. 일반
적인 감기 증상 또는 심장, 관절, 중추신경계의 염증을 일으킨다.

5) 중추신경계에 수십 년 동안 잠복해 있다가 치매, 발작 등의 이상 증상
을 일으키는 바이러스.

6) Arenavirus의 일종인 Lassa virus가 일으키는 고열, 두통, 근육통, 쇼
크를 수반하는 치명적인 열성 질환. 나이지리아, 리베리아, 기니 등의
아프리카 지역에서 유행하며 들쥐를 숙주로 한다. 들쥐의 오줌으로 오
염된 음식을 통해 사람에게 옮는다.

7) Ebola virus에 의한 고열, 설사, 출혈을 일으키는 치명적인 출혈열.
1976년 수단과 자이레에서 처음 발생하여 90%에 가까운 사망률을 보였다.

8) Marburg virus에 의한 고열, 두통, 근육통, 출혈을 일으키는 출혈열의

일종. 1967년 서독과 유고슬라비아의 실험실 연구자들에서 처음 발생하였다.

8) 고열, 두통, 근육통, 신장 출혈 등을 일으키는 치명적인 바이러스성 출혈열. Hantaan virus와 Seoul virus 등이 이 무리에 속하며, 우리나라의 이호왕 박사에 의해 처음으로 발견되었다.

9) 한 세균 종(種) 내에 존재하는, 서로 유전적 특성이 약간씩 다른 계통을 뜻한다.

10) Pest는 중세 유럽을 휩쓴 흑사병을 의미하나 때로는 대규모 인구 집단을 한꺼번에 급습하는 역병(疫病)의 뜻을 가지기도 한다. 이 책에서는 문맥에 따라 흑사병 또는 역병으로 옮겼다.

11) 천연두(天然痘). 천연두는 일본식 용어이므로 사용하지 않는다.

12) 미국 남부에 동서로 뻗어 있는 온난 지대.

13) 증상이 없이 병원균을 가지고 있어 감염 전파자의 역할을 하는 개체.

14) DNA 바이러스의 일종으로 구강과 성기에 수포와 염증을 일으키며, 때로는 중추신경계나 내장 기관을 감염시킨다.

15) *Chlamydia trachomatis*가 일으키는 감염성 질병. 비임균성 요도염, 자궁경부염 등의 성병이나 트라코마성 각결막염 trachomatous keratocon-junctivitis을 일으킨다.

16) 미국 뉴멕시코 주의 도시.

17) 관절염, 홍반, 빈혈, 심낭염 등을 수반하는 자가 면역 질환.

18) 시각 및 구음 장애, 마비, 감각 이상 등 신경학적 증상을 보이는 원인 불명의 중추신경계 질환. 플라크plaque라고 하는, 산발적인 신경의 탈수초화 병변을 특징으로 한다.

19) 아르헨티나 출혈열을 일으키는 바이러스.

20) 고열, 두통, 근육통 등을 주 증상으로 하는 바이러스성 질환으로 진드기가 매개한다.

21) 발열, 관절통, 홍반을 주 증상으로 하는 바이러스성 열병. 동아프리카에서 유행한다.

22) 브라질, 파나마 등지에서 유행하는 고열, 두통, 근육통, 설사 등을 주 증상으로 하는 바이러스성 질병. 치명적이지는 않다.

23) Babesia 원충이 일으키는 질병으로 급성 용혈성 빈혈과 혈뇨가 주 증상이며, 진드기를 통해 전파된다.

24) 다른 생물을 기생시켜 영양을 공급하는 동식물. 여기서는 병원균이 들어가 기생하는 개체를 의미한다.

25) 각종 바이러스 감염의 후유증 등으로 생기는 다발성 신경증으로, 침범된 부위에 마비가 일어난다.

26) 사람에게도 기생하는 미생물의 숙주가 되는 동물. 그것으로부터 사람이 병원균을 옮게 된다.

27) 삽입식 생리대(탐폰)에서 자란 용혈성 포도상구균의 독소가 질을 통해 체내로 들어가 일으키는 급성 쇼크.

28) 화농성 연쇄상구균에 의한 피부 또는 피하 지방의 질환으로, 환부에 발적과 종창을 보이며 전신 증상을 동반할 수 있다.

29) 〈성 매개 질병〉이라는 용어는 흔히 말하는 성병 venereal disease보다 더 포괄적인 의미로서, 성기에 국한된 질병뿐만 아니라 성행위를 통해 전염될 수 있는 모든 질병을 포함한다.


2장 최초의 질병

1) 세포 내 발육 주기를 갖는 구형의 작은 미생물로, 조류와 포유류에 기생하여 병을 일으킨다.

2) 막대기, 타원, 구형으로 생긴 작은 미생물로서, 절지동물의 세포 내에 기생하는 경우가 많으며, 이따금 사람이나 동물에게 옮겨져 병을 일으킨다.

3) 특정한 형태가 없는 그람 음성 gram negative의 혐기성 미생물로서, 세포벽이 없고 3층막으로 둘러싸인 점이 세균과 다르다.

4) 테니슨의 장시 「In Memorium」 중 한 구절.

5) 어떤 지역에 국한되어 항상 존재하지만 사망률이 낮고 드문 질환의 특성을 뜻한다.

6) 상이한 두 생물이 밀접한 관련 아래 함께 생존하는 것을 뜻한다.

7) 사람 과(科).

8) Brucella 속(屬)에 속하는 세균에 의해 생기는 감염증. 사람은 동물로

부터 기회감염 accidental infection으로 이 균을 옮아 발열, 오한, 관절통, 신경증 등의 증상이 나타낸다.

9) Flavivirus에 의해 일어나며 모기가 옮기는 열성 질환. 고열, 구토, 황달, 장 출혈 등의 증상을 보인다.

10) Filaria의 림프관 감염으로 폐색이 일어나 팔다리의 피부와 피하 조직이 부어오르는 병.

11) 숙주로부터 다른 숙주로 병원균을 옮기는 개체. 일반적으로 절지동물이 많아 매개충으로도 번역하나 곤충이 아닌 경우도 있으므로 〈매개체〉라는 용어를 쓰기로 한다.

12) 인간과 동물이 함께 걸리는 감염병.

13) 이 기생충은 돼지나 곰 등의 근육에 기생하기 때문에, 그 고기를 날로 먹을 때 사람에게 옮는다.

14) 그람 음성 구균인 *Francisella tularensis*가 일으키는 감염병. 침범 부위의 궤양, 림프절 종대, 폐렴, 발열 등을 일으킨다.

15) Borrelia에 의해 일어나고 반복적인 발열이 특징인 열병으로, 이와 진드기를 통해 사람에게 전파된다. 두통, 근육통, 발열, 자반성 발진, 토혈, 혈뇨 등을 일으킨다.

16) Leptospira에 의해 일어나는 열성 감염증으로 발열, 근육통, 황달 등을 주 증상으로 한다. 원인균은 쥐와 같은 설치류의 소변에 들어 있다가 사람과 우연히 접촉하여 감염시킨다.

17) 세포 내 원충인 *Toxoplasma gondii*에 의해 일어나는 감염증으로, 고양이의 대변이 감염원이다. 임산부에서 태아로 옮는 수직 감염을 제외하고는 특별한 증상을 일으키지 않으나, 중증 태아 감염의 경우 사산이나 미숙아 출산 등의 원인이 된다.

18) 리케차의 일종인 *Rickettsia tsutsugamushi*에 의해 발생하는 병으로 털진드기의 유충에 물려서 걸린다. 고열, 복통, 피부 발진, 간비장 종대 등이 나타난다.

19) 호모 에렉투스의 평균 수명에 대해서는 이론의 여지가 있다. 이 책의 저자와는 달리 15-20세쯤으로 추정하는 학자들도 있다.

3장 혁명과 재앙

1) 1925년 테네시 주의 고등학교 교사인 존 스코프스가 불법적으로 진화
론을 학생들에게 가르쳤다고 해서 기소된 사건.

2) 조충(條蟲) 과의 기생충. *Echinococcus granulosus*는 개나 이리 등에
기생하며, 신장이나 간에 작은 낭종을 만든다.

3) 탄저균에 감염된 가축과 접촉하거나 육류를 먹었을 때 발병하는 병으
로, 피부, 호흡기, 위장관, 뇌수막에 급성 감염병을 일으킨다.

4) 혈색소의 폴리펩티드 체인 합성 능력이 저하되어 생기는 유전성 용혈
성 빈혈.

5) 우리나라에서는 1984년 이래 말라리아가 사라진 것으로 알려졌으나,
1993년 전방 부대 병사들에게서 다시 나타났다. 그 뒤 6년 동안 환자
수가 1명, 20명, 107명, 356명, 1724명, 3,932명으로 늘어나 머지않아
서 1만 명이 넘을 전망이다.

6) *Rickettsia rickettsii*에 의해 일어나며 야토진드기가 매개하는 열성 홍반
성 질환.

7) 우리나라에서는 1994–97년 사이에 연간 300명 미만의 환자가 발생하
였으나, 1998년도에는 1,200명 이상으로 크게 늘었다.

8) *Rickettsia diaporica*가 원인인 호흡기 계통의 리케차 감염병. 발열, 두
통, 폐렴 등의 증상을 보인다.

9) 20세기 영국의 소설가. *Lord Jim*, *Heart of Darkness* 등의 작품이 있다.

4장 도시의 영광과 오욕

1) 1900–1938. 미국의 작가. *You Can't Go Home Again*, *Look Homeward,*
*Angel* 등의 작품이 있다.

2) 밀집된 인구 집단에서 전파가 용이한 감염병.

3) 나이아신, 트립토판 등 비타민 B군의 부족에 의해 생기며 치매, 피부
염, 설사 등의 증상이 나타난다.

4) 비타민 B 부족으로 발생하며 다발성 신경염, 부종 등이 발생한다.

5) 단백질 부족으로 발생하며 부종, 간비장 종대, 머리카락의 가늘어짐
같은 증상을 보인다.

6) 모기에 의해 전파되는 바이러스성 열병으로 고열, 관절통, 근육통, 발진 등의 증상이 나타난다.

7) 「사무엘전서」 4-6.

8) 고병리학 용어로, 썩은 늪이나 감옥 등지에서 발생하는 나쁜 기운을 일컫는다.

9) 기원전 16세기 무렵에 만들어진 의학 텍스트가 실린 파피루스.

10) 1차 감염에 수반하여 다른 균이 침입해 들어와 일으키는 연쇄 감염.

11) 풍진 바이러스에 의해 일어나며 담홍색의 반상 발진이 특징인 가벼운 바이러스성 질환.

12) 증상을 발현하지 않으면서 감염 인자를 보유하고 있는 동물을 의미한다.

13) 독일의 다니엘 세네르트Daniel Sennert(1572-1637)가 1619년에 로텔른Rotheln이라는 명칭을 붙였다.

14) 16세기에 중남아메리카 지역을 정복한 에스파냐의 정복자들.

## 5장 바로 그 역병, 페스트!

1) 청소 동물. 동식물의 사체를 깨끗이 처리하여 자연계의 청소부 노릇을 하는 하이에나, 독수리, 심지어 개미와 같은 절지동물까지 포함한다. 이 책에서는 미생물들까지 이 범주에 포함시켰기 때문에 스캐빈저라는 용어를 그대로 썼다.

2) 1840-1928. 영국의 시인, 소설가.

## 6장 나병과 결핵, 그리고 다시 페스트

1) 히포크라테스 개인이라기보다는 『히포크라테스 전집』으로 이해하는 편이 더 적절할 것이다.

2) 생태계 내에서 어떤 생물이 차지하는 특정한 위치.

3) 유럽인의 경험과 관점에서는 그러할지 모르나, 인류 전체의 문명사로 시각을 넓힐 때에는 유럽인의 침략에 동반된 질병의 습격으로 수천만 명에 이르는 아메리카 원주민들이 거의 몰살당한 것을 최악으로 꼽아야 할 것이다.

4) 우리나라에서는 흑사병을 분명하게 시사하는 자료가 아직까지 발견되지 않았다.

5) 1300-1368. 14세기 프랑스의 대표적인 외과의사.

6) 1304-1374. 이탈리아 르네상스 시대의 유명한 시인.

7) 1660-1731. 영국의 소설가. 『로빈슨 크루소』의 저자.

8) 1633-1703. 영국의 작가. 『일기』로 유명하다.

9) 신의 전령인 〈죽음〉이 여러 형상을 띠며 사람들을 죽음으로 이끌어간다는 내용의 연극으로, 14-16세기에 유럽에서 유행하였으며 단테, 페트라르카 등의 문인과, 홀바인 등의 화가에게도 깊은 영향을 미쳤다.

## 7장 세상에서 가장 무서운 무기

1) 리케차인 *Bartonella bacilliformis*가 일으키는 용혈성 열성 질환으로, 남아메리카 지역에 유행한다.

2) 1639-1723. 성직자이며 하버드 대학교의 초대 총장을 지냈다.

3) 1663-1728. 뉴잉글랜드 개척 시대의 목사 겸 저술가.

4) 1745?-1813. 18세기 말 미국의 지도적 의사.

## 8장 발진티푸스와 매독의 승리

1) 1483-1553. 르네상스 시대 이탈리아의 의사.

2) Ebstein-Barr virus 감염에 의해 생기며 발열, 림프선 종대, 인후염, 림프구 증식 등의 증상이 나타난다.

3) 우리나라에서는 양매창(揚梅瘡)이라고 불렸으며, 16세기 초에 중국을 통해 들어온 것으로 보인다.

## 9장 콜레라와 인플루엔자의 대학살

1) 우리나라에는 1821년에 중국으로부터 들어와 수십만 명의 희생자를 냈다. 그로부터 1910년까지 거의 열 차례 이상의 콜레라 유행이 있었다. 이 유행은 조선 시대 후기의 도시 성장, 교통 및 교역의 발달 등과 밀접한 관련이 있었을 것이다.

2) 1800-1891. 19세기 중엽 영국의 대표적인 보건 관리. 공중보건 분야

에 많은 업적을 남겼다.

3) 1813-1858. 19세기 영국의 의사.

4) 1822-1895. 프랑스의 화학자. 세균이 질병의 원인임을 처음으로 밝혔다.

5) 1843-1910. 독일의 의사. 많은 병원균을 발견·관찰하였으며 근대 세균학의 원리를 확립하였다.

6) 어떤 세균이 특정 질병의 원인임을 증명하기 위한 네 가지 전제. (1) 병든 동물의 체내에서 그 세균이 발견되어야 한다. (2) 그 세균을 분리하여 배양할 수 있어야 한다. (3) 그 배양된 세균을 다른 실험 동물에게 주사하였을 때 동일한 증상이 나타나야 한다. (4) 그 실험 동물의 몸에서 원래의 세균이 발견되어야 한다.

7) 1844-1922. 영국의 의사로 열대의학의 창시자.

8) 1851-1902. 미국의 군의관. 황열병이 모기에 의해 전파된다는 사실을 증명하였다.

9) 1854-1915. 독일의 의사. 항균 화학 요법을 창시하였으며, 면역학에 커다란 업적을 남겼다.

10) 1827-1912. 영국의 외과의사. 실질적인 수술장 살균법을 고안하였다.

11) 미국과 서유럽에서는 발병률과 사망률 모두가 19세기 최극성기에 비해 10분의 1 정도로 떨어졌다.

12) 1749-1823. 영국의 외과의사로 우두 접종법을 창시하였다.

13) 우리나라는 1879년 송촌 지석영에 의해 공식적으로 우두법이 도입되었다. 그러나 그보다 반세기 전인 1830년대에 정약용 등의 천주교도들에 의해 일부 비밀리에 시술되었다는 시사가 있다.


10장  세균들의 정원
1) 책, 목재, 의복처럼 자체로는 해가 없으나 질병을 옮길 수 있는 매개체.

2) 우리나라의 유행성 출혈열 환자 수는 1994-97년 기간 동안 연간 80-120명 정도였으며, 주로 군인과 농부가 많았다. 그러나 1998년에는 220여 명으로 두 배 가까이 증가하였다.

## 11장 현대의 흑사병, 에이즈!

1) *Chlamydia psittasi*에 의해 일어나며 발열, 기침 등의 증상이 나타난다.

2) 배양에 있어 복잡한 영양 및 배양 조건이 필요한 미생물.

3) 우리나라에서는 1985년에 처음으로 에이즈 환자가 확인된 이후 꾸준히 늘어나 2001년 3월 현재까지 1,350명의 감염자가 보고되었고, 그중 302명이 사망했다. 그러나 실제 감염자 수는 공식 집계의 2-10배에 이를 것으로 다양하게 추정되고 있다.

4) *Haemophilus ducreyi*에 의해 생기는 성병. 외부 생식기의 무통성 반흔으로 시작되어 동통성 궤양과 가래톳 등을 일으킨다.


## 12장 진화된 질병들의 등장

1) 진행성 치매, 근육 약화, 진전(떨림) 등의 증상을 보이는 바이러스성 뇌 질환.

2) 뒤에 다시 설명이 되지만, 최근에는 슬로 바이러스보다 감염력이 강한 단백질인 프리온 prion이 이 병들의 원인이라는 주장이 힘을 얻고 있다. 그러나 산발형 sporadic CJD의 원인은 아직 모른다.

3) 운동 실조, 강직성 마비 등의 증상을 보이는 회귀한 뇌 질환.

4) 진행성 불면증, 치매 등을 보이는 치명적인 뇌 질환.

5) 우리나라에서는 인구의 5-8%가 B형 간염 바이러스에 감염되어 있다고 추정되지만, 집단 예방 접종 실시 이후 그 비율이 줄어들고 있다. 그러나 만성 간염으로부터 유발된 간경화, 간암은 여전히 큰 보건 문제이다.

6) Papanicolaou test의 준말. 자궁경부의 세포를 채취하여 현미경으로 검사하는 암 진단법.

7) 여러 가지 항결핵 약제에 내성을 가진 결핵.

8) 1995년 전국 결핵 실태 조사 결과 우리나라의 엑스선상 결핵 유병률은 1.0%, 균 양성률은 0.22%로서 그전보다 감소 추세에 있다. 그러나 여전히 인구 100명 중 1명은 결핵균을 가지고 있고, 결핵으로 인한 사망자도 1만 명당 1명이나 된다는 의미이다. 경제 위기 이후 늘어난 노숙자 등에서 결핵은 빠른 속도로 증가하고 있으며 약제 내성 결핵균도 늘고 있다.

# 참고문헌

다음 참고문헌 목록에는 두 가지 목적이 있다. 하나는 이 책에서 인용되거나 언급된 내용 중 가장 유용한 것이 담긴 자료들의 목록을 보여주는 것이고, 다른 하나는 보다 광범위한 참고문헌과 학술적인 접근을 통해 더 많은 내용을 읽고자 하는 독자들이 참조할 수 있는 저작들을 안내하는 것이다. 자료들 중 상당수는 어쩔 수 없이 매우 전문적이지만, 나는 가급적이면 《사이언스 *Science*》, 《사이언티픽 아메리칸 *Scientific American*》, 《뉴욕타임스 *The New York Times*》, 그리고 연방질병통제센터(CDC)의 《주간 유병률과 사망률 *Morbidity and Mortality Weekly*》 등과 같은 쉽게 구할 수 있는 참고문헌들을 활용하였다.

이 책의 여러 부분에서 인용된 핵심적인 참고문헌들은 〈주요 참고문헌〉으로 먼저 열거하였다. 그리고 이따금 전문가와 일반인을 구분하기 위한 언급도 해놓았다. 서지 사항 끝에 ◑ 표시를 해놓은 참고문헌들은 전문가적 지식을 요구하지는 않지만 과학 분야를 전공했거나 관련 학문적 배경이 있는 독자들에게는 어느 정도 쉬울 것이다.

※ 편집자: 참고문헌의 서지 사항 표기는 원서를 따랐으며, 일반인을 위한 참고문헌의 서지 사항 끝에는 ★ 표시를 해둔다.

## ■ 주요 참고문헌

Brothwell, Don, and A. T. Sandison, eds. (1967). *Diseases in Antiquity*. Springfield, IL: Thomas. 오래되었지만 여전히 전문가들의 필독서.

Burnet, Macfarlane, and David White (1972). *Natural History of Infectious Disease* (4판). Cambridge: Cambridge Univ. Press. 고전이며 읽을 만

하다.

Cartwright, Frederick (1974). *Disease and History*. New York: Signet. 일반
   인을 위한 생생한 책. ★

Cockburn, Aidan (1983). *The Evolution and Eradication of Infectious
   Diseases*. Westport, CT: Greenwood.

Croll, Neil, and John Cross, eds. (1983). *Human Ecology and Infectious
   Diseases*. New York: Academic Press.

Fiennes, Richard (1978). *Zoonoses and the Origins and Ecology of Human
   Disease*. New York: Academic Press.

Grmek, Mirko (1989). *Disease in the Ancient Greek World*. Baltimore: the
   Johns Hopkins Univ. Press. 전문가용. 제목보다 훨씬 광범위한 영역을
   다룬다.

Hart, Gerald, ed. (1983). *Disease in Ancient Man*. Toronto: Clarke Irwin.
   전문가용.

Kiple, Kenneth, ed. (1993). *The Cambridge World History of Human
   Disease*. New York: Cambridge Univ. Press. 전문가용.

Lederberg, Joshua, and Robert Shope, eds. (1992). *Emerging Infections:
   Microbial Threats to Health in the United States*. Washington, DC:
   National Academy Press. 학자와 의료인의 필독서.

Linton, Alan (1982). *Microbes, Man, and Animals*. New York: Wiley. 전문
   가용.

McEvedy, C., and R. Jones (1978). *Atlas of World Population History*.
   Harmondsworth, England: Penguin.

McKeown, Thomas (1988). *The Origins of Human Disease*. Oxford: Basil
   Balckwell. 뛰어난 인구학 역사책.

McNeill, William (1976). *Plagues and People*. Garden City, New York:
   Anchor. 전문가 및 진지한 독자를 위한 고전. ◖

Morse, Stephen, ed. (1993). *Emerging Viruses*. New York: Oxford Univ.
   Press.

Ranger, Terence, and Paul Slack, eds. (1992). *Epidemics and Ideas: Essays* on the Historical Perception of Pestilence. Cambridge: Cambridge Univ. Press.

Russell, W. M. S. (1983). "The Palaeodemographic View." Hart의 책 217-253쪽에서 재인용.

Stanley, N. F., and R. A. Joske, eds. (1980). *Changing Disease Patterns and Human Behaviour*. New York: Academic Press. 전문가과 진지한 독자를 위한 필독서. ◖

White, David, and Frank Fenner (1986). *Medical Virology* (3판). New York: Academic Press.

Wood, Corinne (1979). *Human Sickness and Health: A Biocultural View*. Mountain View, CA: Mayfield. 대학 교재로 기획되었지만 진지한 일반 독자에게도 좋은 의료인류학 입문서. ◖

## 1장 상호 적응의 무도회

이 장에서 언급한 대부분의 사건과 질병은 다음 장에서도 상세히 논의되며, 그에 대한 참고문헌도 제공된다. 주요 참고문헌의 몇몇 저작들은 중심 주제를 잘 보여주는데, 특히 Burnet과 White, Fiennes와 Lederberg, Shope, Morse, Stanley와 Joske의 저서가 그러하다.

Brandt, Allan (1987). *No Magic Bullet*. New York: Oxford Univ. Press. 미국의 성 매개 질병의 역사.

Crosby, Alfred (1989). *America's Forgotten Pandemic: The Influenza of 1918*. Cambridge: Cambridge Univ. Press. 잘 쓰여진 책.

Dubos, René (1965). *Man Adapting*. New Haven, CT: Yale Univ. Press. 오래되었지만 인간, 미생물, 환경의 진화론적 관계에 대한 좋은 입문서.

Garrett, Laurie (1994). *The Coming Plague*. New York. Farrar, Straus & Giroux. 유용하지만 길고 산만하다.

Gibbons, Ann (1993). "Where Are 'New' Diseases Born?" *Science*, 261,

680-681쪽.

"Global Change" (1992). *Science*, 256, 1138-1147쪽. 지구 온난화와 그 생물학적 영향에 대한 좋은 논문.

Henig, Robin (1993). *A Dancing Matrix: Voyages Along the Viral Frontier*. New York: Knopf. 일반 독자를 위한 좋은 입문서. ★

Hoyle, Fred, and M. C. Wickramasinghe (1979). *Diseases from Space*. London: Dent. "Infectious Diseases on the Rebound in the U.S., a Report Says." *The New York Times*, May 10, 1994.

"Lesson of the Plagus. Beware of 'Vanquished' Diseases." *The New York Times*, Sep. 27, 1994.

Levins, Richard, et al. (1994). *American Scientist*, 82(2), 52-60쪽.

Mack, Arien, ed. (1991). *In Time of Plague: The History and Social Consequences of Lethal Epidemic Disease*. New York: New York Univ. Press. 몇 건의 흥미 있는 논설을 싣고 있다.

Mitchison, Avrion (1993). "Will We Survive?" *Scientific American*, 269(3), 136-144쪽.

Radetsky, Peter (1991). *The Invisible Invaders*. Boston: Little, Brown.

Surgeon General (1979). *Healthy People: The Surgeon General's Report on Health Promotion and Disease Prevention*. Washington, DC: U.S. Department of Health, Education and Welfare.

"Threat Perceived from Emerging Microbes" (1992). *Science News*, 142(17), 278쪽.

## 2장 최초의 질병

나는 여기서 관점이 쉽게 바뀌는 생명의 기원과 공생, 그리고 인류의 진화에 대한 문헌들을 간략하게 다루었다. Burnet과 White, Cockburn, Fiennes, Hart, Wood의 주요 참고문헌들에 그것의 일반적인 학문적 배경이 나와 있다.

Blumenschine, Robert, and John Cavallo (1992). "Scavenging and Human Evolution." *Scientific American*, 267(4), 90-96쪽.

Chyba, Christopher, et al. (1990). "Comentary Delivery of Organic Molecules to the Early Earth." *Science*, 249, 366-373쪽.

Crick, F. H. C. (1981). *Life Itself: Its Origin and Nature*. New York: Simon & Schuster.

Ebert, Dieter (1994). "Virulence and Local Adaptation of a Horizontally Transmitted Parasite." *Science*, 265, 1084-1085쪽.

Edison, Millicent, et al. (1988). "Feline Plague in New Mexico: Risk Factors and Transmission to Humans." *American Journal of Public Health*, 78(10), 1333-1335쪽.

Fenner, Frank (1980). "Sociocultural Change and Environmental Disease." Stanley와 Joske의 주요 참고문헌, 7-26쪽.

Fiennes, Richard (1967). *Zoonoses of the Primates*. Ithaca, NY: Cornell Univ. Press.

Golley, Frank (1994). *A History of the Ecosystem Concept in Ecology*. New Haven, CT: Yale Univ. Press.

Gregg, Charles (1985). *Plague: An Ancient Disease in the Twentieth Century*. Albuquerque: Univ. of New Mexico Press.

Hamilton, William D. (1988). "Sex and Disease." Robert Bellig and George Stevens, eds., *Nobel Conferences XXIII: The Evolution of Sex*. New York: Harper & Row, 65-95쪽. 유성 생식이 부분적으로 감염성 질병에 대한 반응을 통해 진화되었다는 흥미로운 이론을 제시한다.

Hare, Ronald (1967). "The Antiquity of Diseases Caused by Bacteria and Viruses." Brothwell과 Sandison의 주요 참고문헌, 115-131쪽. 유용한 문헌.

Jonas, David, and Doris Klein (1970). *Man-Child*. New York: McGraw-Hill. 퇴화를 다룬다.

Khakhina, Liya N. (1993). *Concepts of Symbiogenesis* (tr. Stephanie Merkel and Robert Coalson). New Haven, CT: Yale Univ. Press. 초기 러시아

의 공생 이론가들. 전문가용.

Leakey, M. D., and J. M. Harris, eds. (1987). *Laetoli: a Pliocine Site in Northern Tanzania*. New York: Oxford Univ. Press.

Lipps, Jere (1993). *Fossil Prokaryotes and Protists*. Cambridge, MA: Blackwell Scientific.

Maino, Guido (1975). The Healing Hand: Man and Wound in the Ancient World. Cambridge, MA: Harvard Univ. Press.

Margulis, Lynn, and Ren Fester, eds. (1991). *Symbiosis as a Source of Evolutionary Innovation*. Cambridge, MA: MIT Press.

Margulis, Lynn, and D. Sagan (1986). *Microcosmos: Four Billion Years of Evolution from Our Microbial Ancestors*. New York: Summit.

Morse, Stephen, ed. (1993). *The Evolutionary Biology of Viruses*. New York: Raven.

Ortner, D. J., and W. G. Putschar (1981). *Identification of Pathological Conditions in Human Skeletal Remains* (Smithsonian Contributions to Anthropology, 28). Washington, DC: Smithsonian Institution Press.

Rebek, Julius, Jr. (1994). "Synthetic Self–Replicating Molecules." *Scientific American*, 271(1), 48–55쪽.

Rennie, John (1992). "Trends in Parasitology: Living Together." *Scientific American*, 266(1), 122–133쪽.

Solecki, Ralph (1971). *Shanidar: The First Flower People*. New York: Knopf.

Stehr–Green, Jeanette, and Peter Schantz (1986). "Trichinosis in Southeast Asian Refugees in the United States." *American Journal of Public Health*, 76(10), 1238–1239쪽.

Stringer, C. B., and P. Andrews (1988). "Genetic and Fossil Evidence for the Origins of Modern Humans." *Science*, 239, 1263–1268쪽. 〈아프리카 이브 이론〉.

Swinton, W. E. (1983). "Animal Paleopathology: Its Relation to Ancient Human Disease." Hart의 주요 참고문헌, 50–60쪽.

Toft, Cartherine, and Andr Aeschlimnaa, Liana Bolis, eds. (1991). *Parasite-Host Associations: Coexistence of Conflict?* Oxford: Oxford Univ. Press.

Trinkaus, Erik, and Pat Shipman (1994). *The Neandertals.* New York: Vintage. 진지한 독자용. 지능적이고 사회적인 유행이 초기 인류를 어떻게 해석했는지에 대한 흥미로운 기술. ◐

Yoon, Carol K. (1993). "What Might Cause Parasites to Become More Virulent?" *Science*, 259, 1402쪽.

Young, D. (1973). "Was There an Unsuspected Killer Aboard 'The Unicorn'?" *The Beaver*, 304(3), 9-15쪽.

Zimmerman, Michael (1981). "Homo erectus and Hypervitaminosis A." *Papers Presented at the Annual Meeting of the Paleopathology Association* Apr. 22, 1981, D2쪽.


## 3장 혁명과 재앙

이 장에서 논의되는 주제는 Brothwell과 Sandison, Burnet과 White, Croll 과 Cross, Grmek, McNeil, Stanley와 Joske의 주요 참고문헌에 담겨 있다. 전문가와 지적인 독자는 Cohen의 저서가 좋은 참고문헌들이 듬뿍 담긴 정보의 보고임을 알게 될 것이다. 《고(古)병리학회지 *Paleopathology Newsletter*》를 비롯한 고병리학회의 간행물들은 학자들에게 필수적이다. 불행히도 일반 독자들에게는 《사이언티픽 아메리칸》 외에는 이 분야에 대해 읽을 만한 간행물이 별로 없다. Tell Abu Hureyra에 대해서는 Legge와 Rowley-Conway, Molleson, Moore의 글들이 있다.

Angel, J. L. (1966). "Porotic Hyperostosis, Anemias, Malarias, and Marshes in the Prehistoric Eastern Mediterranean." *Science*, 153, 760-763쪽.

Benfer, Robert (1984). "The Challenges and Rewards of Sedentism: The Preceramic Villages of Paloma, Peru." Cohen과 Armelagos의 저서(아래), 531-555쪽.

Black, F. L. (1980). "Modern Isolated Pre-Agricultural Populations as a Source of Information on Prehistoric Epidemic Patterns." Stanley와 Joske의 주요 참고문헌, 37-54쪽

Cann, R. L., M. Stoneking, and A. C. Wilson (1987). "Mitochondrial DNA and Human Evolution." *Nature*, 325, 31-36쪽. 〈아프리카 이브 가설〉의 원본.

Cavalli-Sforza, L., P. Menozzi, and A. Piazza (1993). "Demic Expansions and Human Evolution." *Science*, 259, 639-646쪽.

Cohen, Mark N. (1989). *Health and the Rise of Civilization*. New Haven, CT: Yale Univ. Press. 학자와 진지한 독자들에게 강력히 추천함. ◐

——, and G. J. Armelagos (1984). *Paleopathology at the Origins of Agriculture*. New York: Academic Press.

Cross, John H., and Manoon Bhaibulaya (1983). "Intestinal Capillariasis in the Philippines and Thailand." Croll과 Cross의 주요 참고문헌, 103-136쪽. 푸독 괴질 이야기.

El-Najjar, M. Y. (1976). "Maize, Malaria, and the Anemias in the Pre-Columbian New World." *Yearbook of Physical Anthropology*, 20, 329-337쪽.

Elphinstone, J. J. (1971). "The Health of Aborigines with No Previous Association with Europeans." *Medical Journal of Australis*, 2, 293-303쪽.

Gilbert, R. L., and J. H. Mielke (1985). *The Analysis of Prehistoric Diets*. New York: Academic Press.

Haynes, Gary (1991). *Mammoths, Mastodonts, and Elephants*. Cambridge: Cambridge Univ. Press.

Kliks, Michael (1983). "Paleoparasitology." Croll과 Cross의 주요 참고문헌, 291-313쪽.

—— (1990). "Helminths as Heirlooms and Souvenirs: A Review of New World Parasitology." *Parasitology Today*, 6(4), 93-100쪽.

Lee, R. B., and I. DeVore, eds. (1968). *Man the Hunter*. Chicago: Aldine.

―― (1976). *Kalabari Hunter-Gatherers*. Cambridge, MA: Harvard Univ. Press.

Legge, Anthony, and Peter Rowley-Conway (1987). "Gazelle Killing in Stone Age Syria." *Scientific American*, 257, 88-95쪽.

Lewin, Roger (1986). "Polynesinas' Litter Gives Clues to Islands' History." *Science*, 231, 453-454쪽.

Lorenz, Konrad (1964). *Man Meets Dog* (tr. Marjorie Wilson). Harmondsworth, England: Penguin. 뛰어난 동물행동학자가 쓴, 어느 독자에게나 매력적인 책. ★

Mims, Cedric (1980). "The Emergence of New Infectious Diseases." Stanley와 Joske의 주요 참고문헌, 231-250쪽.

Molleson, Theya (1994). "The Eloquent Bones of Abu Hureyra." *Scientific American*, 271(2), 70-75쪽. 직업병에 대한 시사.

Moore, Andrew (1979). "A Pre-Neolithic Farmers' Village on the Euphrates." *Scientific American*, 241(2), 62-70쪽.

Morrell, Virginia (1990). "Confusion in Earliest America." *Science*, 17, 439-441쪽.

Myers, F. R. (1988). "Critical Trends in the Study of Hunter-Gatherers." *Annual Review of Anthropology*, 17, 261-282쪽.

Palkovich, A. M. (1987). "Endemic Disease Patterns in Paleopathology: Porotic Hyperostosis." *American Journal of Physical Anthropology*, 74(4), 527-537쪽.

Reinhard, K. J. (1991). "Recent Contributions to New World Archaeoparasitology." Parasitology Today, 7(4), 81-82쪽.

Rose, J. C., B. Burnett, and A. M. Harmon (1990). "Infections and Ecology in the Trans-Mississippi South, USA." *Papers on Paleopathology Presented at the Eighth European Members Meeting, Paleopathology Association*, 19쪽.

Simmons, Alan H., et al. (1988). "'Ain Ghazal: A Major Neolithic Settlement in Central Jordan.'" *Science*, 240, 35-39쪽.

Smith, Bruce D. (1992). *Eastern Origins: Essays on the Origins of Agriculture in Eastern North America*. Washington, DC: Smithsonian Institution Press.

Steinbock, R. Ted (1976). *Paleopathological Diagnosis and Interpretation*. Springfield, IL: Thomas.

Straus, Lawrence (1985). "Stone Age Prehistory of Northern Spain." *Science*, 230, 501-507쪽.

Stringer, C. B., and P. Andrews (1988). "Genetic Fossil Evidence for the Origins of Modern Humans." *Science*, 239, 1263-1268쪽. 〈아프리카 이브 이론〉을 지지함.

White, Randall (1986). *Dark Caves, Bright Visions: Life In Ice Europe*. New York: Norton.

Wolpoff, Milford, and Alan Thorne (1991). "The Case Against Eve." *New Scientist*, 130(1774), 37-41쪽.

## 4장  도시의 영광과 오욕

3장과 비슷하게 Burnet과 White, Cartwright, Cockburn, Fiennes, Hart, Kiple, Linton, McKeown, Russell과 Wood의 주요 참고문헌에 근거하였다. 일반 독자들은 Cartwright, Crosby(아래), McNeill의 저서를 통해 대체적인 내용을 이해할 수 있다.

Ancient Cities (1994). *Scientific American* (Special Issue). 비전문가에게 매우 유용함.

Angel, J. L. (1971). *The People of Lerna*. Washington, DC: Smithsonian Institution Press.

Bollet, Alfred (1987). *Plagues and Poxes: The Rise and Fall of Epidemic Disease*. New York: Demos. 읽을 만한 논문 모음집.

Bruce-Chwatt, Leonard, and Julian de Zulueta (1980). *The Rise and Fall of*

*Malaria in Europe.* New York: Oxford Univ. Press. 학자들에게 추천함.

Cockburn, Aidan, and Eve Cockburn, eds. (1980). *Mummies, Disease, and Ancient Cultures.* Cambridge: Cambridge Univ. Press. 고병리학의 기법을 흥미롭게 설명함.

Cohen, Mark N. (1989). 3장을 보라.

Crosby, Alfred (1986). *Ecological Imperialism: The Biological Expansion of Europe, 900-1900.* New York: Cambridge Univ. Press. 2장을 보라. 뛰어난 저술.

Fenner, Frank (1980). 2장을 보라.

Goldman, L., et al. (1983). "The Value of the Autopsy in Three Medical Eras." *The New England Journal of Medicine,* 308, 1000-1005쪽.

Hare, Ronald (1967). 2장을 보라.

Hopkins, D. R. (1983). *Princes and Peasants: Smallpox in History.* Chicago: Univ. of Chicago Press. 학자와 비전문가 모두가 읽을 만한 책.

Karlen, Arno (1984). *Napoleon's Glands and Other Ventures in Biohistory.* Boston: Little, Brown.

Langmuir, A. D., and C. G. Ray (1985). "The Thucydides Syndrome: A New Hypothesis for the Cause of the Plague of Athens." *The New England Journal of Medicine,* 313, 1027-1030쪽.

Longrigg, James (1980). "The Great Plague of Athens." *History of Science,* 18, 209-225쪽.

Mascie-Taylor, C. G. N., ed. (1993). *The Anthropology of Disease.* Oxford: Oxford Univ. Press.

Ortner, Donald, and Gretchen Theobald (1993). "Diseases in the Pre-Roman World." Kiple의 주요 참고문헌, 247-261쪽.

Pritchard, James B., ed. (1969). *Ancient Near Eastern Texts Relating to the Old Testament.* Princeton, NJ: Princeton Univ. Press.

Qutel, Claude (1990). *History of Syphilis* (tr. Judith Braddock and Brain Pike). Baltimore: The Johns Hopkins Univ. Press.

Rothberg, R. I., and T. K. Rabb (1983). *Hunger and History.* Cambridge:

Cambridge Univ. Press.

"Skeletons Record the Burdens of Work." *The New York Times*, Oct. 27, 1987.

Stannard, Jerry (1993). "Diseases of Western Antiqutiy." Kiple의 주요 참고 문헌, 262-269쪽.

Sussman, Max (1967). "Diseases in the Bible and the Talmud." Brothwell 과 Sandison의 주요 참고문헌, 209-221쪽.

Thucydides (1988). *History of the Peloponnesian War, Book 2* (tr. P. J. Rhodes). Warminster, England: Aris & Phillips.

## 5장 바로 그 역병, 페스트!

Brothwell과 Sandison, Cartwright, Cockburn, Fiennes, Grmek, Kiple, McKeown, McEvedy와 Jones, McNeill, Russell의 주요 참고문헌에 근거하 였다. Kiple과 McNeill의 저서는 유럽 이외의 지역에 대해서 특히 유용하다.

Anderson, R. M., and R. M. May, eds. (1982). *Population Biology of Infectious Diseases*. New York: Springer.

Biraben, J. N. (1975). *Les hommes et la peste*. The Hague: Mouton. 중요한 학문적 업적.

Bruce-Chwatt, Leonard, and Julian de Zulueta (1980). 4장을 보라.

"Children's Cemettery a Clue to Malaria as Rome Declined." *The New York Times*, Jul. 26, 1994.

Gibbon, Edward (1957-1962). *The Decline and Fall of the Roman Empire*. New York: Dutton.

Gwei-Djen, Lu, and Joseph Needham (1993). "Diseases of Antiquity in China." Kiple의 주요 참고문헌, 345-354쪽.

Hopkins, D. R. (1983). 4장을 보라.

Malthus, Thomas (1960). *On Population* (ed. Gertrude Himmelfarb). New

York: Modern Library.

Moore, Patrick, and Claire Broome (1994). "Cerebrospinal Meningitis Epidemics." *Scientific American*, 271(5), 38-45쪽. 기후, 행동, 인간의 행동이 질병의 범유행을 일으키는 데 어떻게 상호작용 하는지를 깊이 서술한 책.

O'Neill, Ynez (1993). "Diseases of the Middle Ages." Kiple의 주요 참고문헌, 270-278쪽.

Patrick, Adam (1967). "Disease in Antiquity: Ancient Greece and Rome." Brothwell과 Sandison의 주요 참고문헌, 238-246쪽.

Procopius (1914). *History of the Wars*, I (ed. H. B. Dewing). New York: Macmillan.

Selye, Hans (1956). *The Stress of Life*. New York: McGraw-Hill.

Turner, Michael, ed. (1986). *Malthus and His Time*. New York: St. Martin's.

Welch, William J. (1993). "How Cells Respond to Stress." *Scientific American*, 268(5), 56-64쪽.

Ziegler, Philip (1970). *The Black Death. Harmondsworth*, England: Penguin. 유용한 서문과 좋은 참고문헌을 담고 있다.


## 6장 나병과 결핵, 그리고 다시 페스트

Brothwell과 Sandison, Cartwright, Grmek, Hart, Kiple, McEvedy와 Jones, McKeown, McNeill, Ranger와 Slack, Russell, Wood의 주요 참고 문헌에 근거하였다. 흑사병에 대한 최고의 참고문헌은 일반 독자들에게 Gottfried의 저서, 학자들에게 Biraben의 저서가 각각 권할 만하다. Defoe 는 흑사병 시대의 일상 생활에 관해 뛰어난 묘사를 하였다. Agnolo di Tura 는 Bowsky의 저서에서, Plutarch는 Grmek의 저서에서 각각 인용하였다.

Amelang, James, ed. and tr. (1991). *A Journal of the Plague Year: The Diary of the Barcelona Tanner Miquel Parets, 1651*. New York: Oxford

Univ. Press.

Biraben, J. N. (1975). 5장을 보라.

Bowsky, William, ed. (1971). *The Black Death*. New York: Rinehart & Winston.

Creighton, Charles (1965). *History of Epidemics in Britain A.D. 664-1666* (2판). New York: Barnes & Noble.

Deaux, George (1969). *The Black Death, 1347*. New York: Weybright and Talley. 일반 독자용. ★

Defoe, Daniel (1960). *A Journal of the Plague Year*. New York: Signet. 필수적이면서도 재미있는 책.

Dols, Michael (1977). *The Black Death in the Middle East*. Princeton, NJ: Princeton Univ. Press.

Dubos, Ren, and Jean Dubos (1953). *The White Plague: Tuberculosis, Man, and Society*. New Brunswick, NJ: Rutgers Univ. Press.

Fenner, Frank (1980). 2장을 보라.

Gottfried, Robert (1983). *The Black Death*. New York: Free Press. 좋은 참고문헌이 실린 명저. 비전문가에게도 좋은 입문서.

Gregg, Charles (1985). 2장을 보라.

Hendrickson, Robert (1983). *More Cunning Than Man: A Social History of Rats and Men*. New York: Dorset. 흥미롭고 읽을 만하다.

Moller-Christenson, Vilhelm (1983). "Leprosy and Tuberculosis." Hart의 주요 참고문헌, 129-138쪽.

Morse, Dan (1967). "Tuberculosis." Brothwell과 Sandison의 주요 참고문헌, 249-271쪽.

Robinson, Victor (1943). *The Story of Medicine*. New York: New Home Library.

Schultz, Michael (1981). "Aseptic Bone Necrosis Found in the Skeletal Material from the Merovingian Cemetery of Kleinlangheim, Southern Germany." *Paleopathology Newsletter*, no. 34, 7-8쪽.

Slack, Paul (1983). "The Social Effects of Plague in Early Modern Europe."

Hart의 주요 참고문헌, 254-262쪽.

Steinbock, R. Ted (1976). 5장을 보라.

Ziegler, Philip (1970). 5장을 보라.

Zinsser, Hans (1935). *Rats, Lice, and History*. Boston: Litter, Brown.

## 7장 세상에서 가장 무서운 무기

Cartwright, Hart, Kiple, Linton, McEvedy와 Jones, McNeill, Ranger와 Slack, Russell, White와 Fenner, Wood의 주요 참고문헌에 근거하였다. Crosby의 두 저서(아래)는 학자들에게뿐 아니라 일반 독자들에게도 훌륭한 문헌들이다. 나는 신세계와 콜럼버스 이전의 문화에 대한, 광대하고 매혹적인 문헌들 중에서 극히 일부만을 보았다.

Black, F. L. (1982). "Why Did They Die?" *Science*, 258, 1739-1740쪽.

Buikstra, Jane (1993). "Diseases of the Pre-Columbian Americans." Kiple의 주요 참고문헌, 305-317쪽.

"Chagas' Disease Claimed an Einent Victim" (letter). *The New York Times*, Jun. 15, 1989.

Cohen, I. Bernard (1992). "What Columbus 'Saw' in 1492." *Scientific American*, 256(6). 100-106쪽. 좋은 책이다.

Cohe, Mark N. (1989). 3장을 보라.

——, and G. J. Armelagos (1984). 3장을 보라.

Crosby, Alfred. (1972). *The Columbian Exchange*. Westport, CT: Greenwood. 내용이 풍부하고 잘 쓰여진 책.

—— (1986). 4장을 보라.

Dobyns, Henry (1963). "An Outline of Andean Epidemic History to 1720." *Bulletin of the History of Medicine*, 37, 493-515쪽.

—— (1983). *Their Numbers Become Thinned: Native American Population Dynamics in Eastern North America*. Knoxville: Univ. of Tennessee

Press.

Duffy, John (1953). *Epidemics in Colonial America.* Baton Rouge: Louisiana State Univ. Press.

Goodman, A. H., and G. J. Armelagos (1985). "Disease and Death at Dr. Dickson' s Mounds." *Natural History,* 94, 12-18쪽.

Hackett, C. J. (1978). "Treponematosis (Yaws and Treponarid) in Exhumed Australian Aboriginal Bones." *Record of the South Australia Museum,* 17, 387-405쪽.

Hopkins, D. R. (1983). 4장을 보라.

Horgan, John (1992). "Early Arrivals: Scientists Argue over How Old the New World Is." *Scientific American,* 266(2), 17, 20쪽.

"In Thatched Roofs of Argentine Poor, and Insect That Saps Health of Millions." *The New York Times,* Jun. 4, 1990.

Killbourne, Edwin (1987). *Influenza.* New York: Plenum.

Kiple, Kenneth (1984). *The Carribean Slave Trade: A Biological History.* Cambridge, England: Cambridge Univ. Press.

Kliks, Michael (1990). 3장을 보라.

Merbs, Charles F. (1983). "Paleopathology in North America: A Regional Survey." *Papers on Paleopathology Presented at the Tenth Annual Meeting, Paleopathology Association,* 1-6쪽.

—— (1992). "A New World of Infectious Diseases." *Yearbook of Physical Anthropology,* 35, 3-42쪽.

Patterson, K. David (1986). *Pandemic Influenza, 1700-1900.* Totowa, NJ: Rowman & Littlefield.

Qutel, Claude (1990). 4장을 보라.

Ramenofsky, Ann (1993). "Disease of the Americas, 1492-1700." Kiple의 주요 참고문헌, 317-328쪽.

Reinhard, K. J. (1991). 3장을 보라.

Rothammer, F., et al. (1985). "Chagas' Disease in Pre-Columbian South America." *American Journal of Physical Antbropology,* 68(4), 495-507

쪽.

Rouse, Irving (1992). *The Tainos.* New Haven, CT: Yale Univ. Press.

Sulzer, A. J., et al. (1978). "Study of Coinciding Foci of Malaria and Leptospirosis in the Peruvian Amazon Area." *Transactions of the Royal Society of Tropical Medicine & Hygiene,* 72, 76–83쪽.

Verano, John, and Douglas Ubelaker, eds. (1992). *Disease and Demography in the Americas.* Washington, DC: Smithsonian Institution Press.

Wood, W. Barry (1961). *From Miasmas to Molecules.* New York: Columbia Univ. Press.

Zulueta, Julian de (1980). "Man and Malaria." Stanley와 Joske의 주요 참고 문헌, 175–186쪽.


## 8장 발진티푸스와 매독의 승리

Croll과 Cross, Fiennes, Grmek, Linton, Mcneill, Ranger와 Slack, Wood 의 주요 참고문헌에 근거하였다.

Baker, B. J., and G. J. Armelagos (1968). "The Origin and Antiquity of Syphilis." Current Anthropology, 29(5), 703–737쪽.

Brandt, Allan (1988). "The Syphilis Epidemic and Its Relation to AIDS." *Science,* 239, 375–380쪽.

Busvine, James (1976). *Disease Transmission by Insects.* New York: Springer. 곤충 매개 질병에 있어 권위적인 저술.

—— (1976). Insects, *Hygiene and History.* London: Athlone.

Cloudsley–Thompson, J. L. (1976). *Insects and History.* New York: St. Martin's.

Edwards, R. Dudley, and T. Desmond Williams, eds. (1957). *The Great Famine.* New York: New York Univ. Press.

El-Najjar, M. Y. (1979). "Human Treponematosis and Tuberculosis: Evidence from the New World." *American Journal of Physical Anthropology*, 51, 599-618쪽.

Farhang-Azad, A., R. Traud, and S. Baqar (1985). "Transovarial Transmission of Murine Typhus Rickettsiae in Xenopsylla cheopis Fleas." *Science*, 227권, 543-545쪽.

Fracastoro, Girolamo (1930). *Contagion* (tr. W. C. Wright). New York: Putnam.

―― (1934). *The Sinister Shepherd* (tr. William Van Wyck). Los Angeles: Primavera.

Goff, C. W. (1967). "Syphilis." Brothwell과 Sandison의 주요 참고문헌, 279-294쪽.

Hackett, C. J. (1967). "The Human Treponematoses." Brothwell과 Sandison의 주요 참고문헌 152-169쪽.

―― (1983). "Problems in the Paleopathology of the Human Treponematoses." Hart의 주요 참고문헌, 106-128쪽.

Hendrickson, Robert (1983). 6장을 보라.

Hudson, E. H. (1965). "Treponematosis and Man's Social Evolution." *American Anthropologist*, 67, 885-901쪽.

―― (1968). "Christopher Columbus and the History of Syphilis." *Acta Tropica*, 25, 1-16쪽.

Ladurie, Emmanuel Le Roy (1988). *Times of Feast, Times of Famine: A History of Climate Since the Year 1000* (tr. Barbara Bray). New York: Farrar, Straus & Giroux.

Marsden, P. D. (1983). "The Transmission of Trypanosoma cruzi Infection to Man and Its Control." Croll과 Cross의 주요 참고문헌, 253-289쪽.

Moffat, Anne Simon (1992). "Improving Plant Disease Resistance." *Science*, 257, 482-483쪽.

Grda, Cormac (1989). The Great Irish Famine. London: Macmillan. 학문적이고 사변적이다.

**374**

Post, John (1985). *Food Shortage, Climatic Variability, and Epidemic Disease in Preindustrial Europe: The Mortality Peak in the Early 1740s.* Ithaca, NY: Cornell Univ. Press.

Quetel, Claude (1990). 4장을 보라.

Rosebury, Theodor (1973). *Microbes and Morals.* New York: Ballantine.

Rorberg, Robert, and Theodore Rabb, eds. (1985). *Hunger and History.* Cambridge: Cambridge Univ. press.

Sandison, A. T., and Calvin Wells (1967). "Diseases of the Reproductive System." Brothwell과 Sandison의 주요 참고문헌, 498-520쪽.

"A Virulent Potato Fungus Is Killing the Northeast Crop." *The New York Times*, Nov. 12, 1994.

Woodham-Smith, Cecil (1962). *The Great Hunger.* New York: Harper & Row. 상세하고 생생한 설명.

Zinsser, Hans (1935). 6장을 보라. 티푸스와 관련 질병에 대한 고전 역사.

## 9장 콜레라와 인플루엔자의 대학살

Cartwright, Cockburn, Kiple, McEvedy와 Jones, McKeown, Russell, Stanley 와 Joske, 특히 Ranger와 Slack의 주요 참고문헌에 근거하였다. 이들과 아래 열거한 많은 문헌들은 콜레라, 공중보건, 역학(疫學)의 흥미로운 역사에 대한 것들이다.

Barua, Dhiman, and William Greenough, eds. (1992). *Cholera.* New York: Plenum Medica.

Bollet, Alfred (1987). 4장을 보라. Balto의 이야기가 나와 있다.

Crosby, Alfred (1989). 1장을 보라.

De Kruif, Paul (1926). *Microbe Hunters.* New York: Harcourt, Brace. 1920 년대의 베스트셀러로서 여전히 초기 세균학의 흥분과 낙천주의를 강렬하게 전해준다.

Duffy, John (1990). *The Sanitarians: A History of American Public Health*. Urbana, IL: Univ. of Illinois Press.

Durey, Michael (1979). *The Return of the Plague: British Society and the Cholera 1831-2*. New York: Humanities Press.

Evans, Richard J. (1992). "Epidemics and Revolutions: Cholera in Nineteenth-Century Europe." Ranger와 Slack의 주요 참고문헌, 149-174쪽.

Hare, Ronald (1967). 2장을 보라.

Hoehling, A. A. (1961). *The Great Epidemic*. Boston: Little, Brown. 4장을 보라.

Hopkins, D. R. (1983).

Howard-Jones, Norman (1980). "Prelude to Modern Preventive Medicine." Stanley와 Joske의 주요 참고문헌, 69-80쪽.

Joske, R. A. (1980). "The Physician and Changing Patterns of Human Disease and Death." Stanley와 Joske의 주요 참고문헌, 551-566쪽.

Kilbourne, Edwin (1987). 4장을 보라.

Mack, Arien (1991). 1장을 보라.

Patterson, K. David (1986). 7장을 보라.

Pickstone, John (1992). "Dearth, Dirt and Fever Epidemics: Rewriting the History of British 'Public Health,' 1780-1850." Ranger와 Slack의 주요 참고문헌, 125-148쪽.

Porter, Katherine Anne (1939). *Pale Horse, Pale Rider*. New York: Harcourt, Brace.

Rosenberg, Charles (1987). *The Cholera Years: The United States in 1832, 1849, and 1866*. Chicago: Univ. of Chicago Press. 학자와 일반 독자 모두에게 훌륭한 책. ★

Wohl, Anthony (1983). *Endangered Lives: Public Health in Victorian Britain*. London: Dent.

Wood, W. Barry (1961). 7장을 보라.

Fiennes, Kiple, Lederberg와 Shope, Linton, White와 Fenner, 특히 Morse의 주요 참고문헌에 근거하였다.

Barinage, Marcia (1993). "Satellite Data Rocket Disease Control Efforts into Orbit." *Science*, 261, 31-32쪽.

Benison, Saul (1972). "The History of Polio Research in the United States." Gerald Holton, ed., *The Twentieth Century Sciences*. New York: Norton, 308-343쪽.

Busvine, James (1976). 8장을 보라.

Centers for Disease Control (1988). "Arboviral Infections of the Central Nervous System – United States, 1987." *MMWR*, 37(33), 506-515쪽.

—— (1988). "Management of Patients with Suspected Viral Hemorrhagic Fever." *MMWR Supplement*, 37(S-3), 1-15쪽.

—— (1989). "Dengue Epidemic—Ecuador, 1988." *MMWR*, 38(24), 419-421쪽.

—— (1993). "Hantavirus Infection—Southwestern United States: Interim Recommendations for Risk Reduction." *MMWR*, 42(RR-11).

—— (1990). "Rocky Mountain Spotted Fever and Human Ehrlichiosis – United States, 1989." *MMWR*, 39(17), 281-284쪽.

—— (1990). "Update: Ebola – Related Filovirus Infection in Nonhuman Primates." *MMWR*, 39(2), 22-30쪽.

—— (1990). "Yellow Fever Vaccine." *MMWR: Recommendations and Reports*, 39(RR-6), 1-6쪽.

Cooper, J. I., and F. O. MacCallum (1984). *Viruses and the Environment*. London: Chapman & Hall.

"Encephalitis Reports at End, Florida Says Outbreak Is Over." *The New York Times*, Dec. 21, 1990.

Fenner, Frank, et al. (1988). *Smallpox and Its Eradication*. Geneva: World

Health Organization.

Francy, D. B., et al. (1990). "A New Arbovirus from Aedes albopictus."
*Science*, 250, 1738–1740쪽.

Fuller, John (1974). *Fever! The Hunt for a New Killer Virus.* New York:
Reader's Digest Press. 라사열에 대한 생생한 설명.

Gibbons, Ann (1991). "Saying So Long to Polio." *Science*, 251, 1020쪽.

Halstead, Scott (1988). "Pathogenesis of Dengue." *Science*, 239, 476–481
쪽.

Hughs, James, et al. (1993). "Hantavirus Pulmonary Syndrome: An Emerging
Infectious Disease." *Science*, 262, 850–851쪽.

Johnson, Karl (1993). "Emerging Viruses in Context: An Overview of Viral
Hemorrhagic Fevers." Morse의 주요 참고문헌, 46–57쪽. 좋은 개론서
이다.

"Killer Disease, Borne by Rodents, Is Found in Wider Areas of U.S." *The
Wall Street Journal,* Jan. 14, 1994.

Kraut, Alan M. (1994). *Silent Travelers: Germs, Genes, and the "Immigrant
Menace."* New York: Basic Books.

Le Duc, James, et al. (1993). "Hantaan (Korean Hemorrhagic Fever) and
Related Rodent Zoonoses." *Morse*의 주요 참고문헌, 149–158쪽.

Linthicum, Kenneth, et al. (1987). "Detection of Rift Valley Fever Viral
Activity in Kenya by Satellite Remote Sensing Imagery." *Science*, 235,
1656–1659쪽.

Marshall, Eliot (1993). "Hantavirus Outbreak Yields to PCR." *Science*, 262,
832–836쪽.

Mitchell, C. J., et al. (1992). "Isolation of Eastern Equine Encephalitis
Virus from Aedes albopictus in Florida." *Science*, 257, 526–527쪽.

Monath, Thomas (1993). "Arthropod–Borne Viruses." Morse의 주요 참고
문헌, 138–148쪽.

"Mosquito Is Linked to Deadly Virus." *The New York Times*, Jul. 24, 1992.

Nichol, Stuart, et al. (1993). "Genetic Identification of a Hantavirus

Associated with and Outbreak of Acute Respiratory Illness." *Science*, 262, 914–917쪽.

"Outbreak of Polio Alarms Officials." *The New York Times*, Oct. 8, 1991.

Pinheiro, Francisco, et al. (1982). "Transmission of Oropouche Virus from Man to Hamster by the Midge Culicoides paraensis." *Science*, 215, 1251–1252쪽.

"Polio Synthesized in the Test Tube." *The New York Times*, Dec. 13, 1991.

Preston, Richard (1994). *The Hot Zone*. New York: Random House. 1987년 버지니아 주 레스턴에서 발생한 에볼라형(形) 바이러스 감염병의 유행에 대한 기록.

Rogers, Naomi (1992). *Dirt and Disease: Polio Before FDR*. New Brunswick, NJ: Rutgers Univ. Press.

Schmaljohn, C. S., et al. (1985). "Antigenic and Genetic Properties of Viruses Linked to Hemorrhagic Fever with Renal Syndrome." *Science*, 227, 1041–1044쪽.

Siebert, Charles (1994). "Smallpox Is Dead, Long Live Smallpox." The *New York Times Magazine*, Aug. 21, 31ff쪽.

Stanley, N. F. (1980). "Man's Role in Changing Patterns of Arbovirus Infections." Stanley와 Joske의 주요 참고문헌, 152–173쪽.

Sundin, Daniel, et al. (1987). "A G1 Glycoprotein Epitope of La Crosse Virus." *Science*, 235, 591–593쪽.

Walsh, John (1988). "Rift Valley Fever Rears Its Head." *Science*, 240, 1397–1399쪽.

11장 현대의 흑사병, 에이즈!

Kiple, Lederberg와 Shope, White와 Fenner, 특히 Morse의 주요 참고문헌에 근거하였다.

Aggleton, Peter, et al. (1994). "Risking Everything? Risk Behavior, Behavior Change, and AIDS." *Science*, 265, 341-345쪽.

Anderson, Roy, and Robert May (1992). "Understanding the AIDS Pandemic." *Scientific American*, 266(5), 58-66쪽.

Barinaga, Marcia (1992). "Furor at Lyme Disease Conference." *Science*, 256, 1384-1385쪽.

Bartlett, Christopher L., Alastair D. Macrae, and John T. Macfarlane (1986). *Legionella Infections*. London: Edward Arnold.

Bergdoll, Martin, and Joan Chesney (1991). *Toxic Shock Syndrome*. Boca Raton, FL: CRC Press.

Brandt, Allan (1988). 8장을 보라.

Breiman, Robert, et al. (1990). "Association of Shower Use with Legionnaires' Disease." *Journal of the American Medical Association*, 263(1), 2924-2926쪽.

Burgdorfer, Willy (1993). "Discovery of Borrelia burgdorferi." Coyle의 주요 참고문헌, 3-7쪽.

Busvine, J. R. (1980). "The Evolution and Mutual Adaptation of Insects, Microorganisms, and Man." Stanley와 Joske의 주요 참고문헌, 55-68쪽.

Cohen, Jon (1992). "Debate on AIDS Origin: Rolling Stone Weighs In." *Science*, 255, 1505쪽.

Coyle, Patricia K., ed. (1993). *Lyme Disease*. St. Louis, MO: Mosby.

Desowitz, Robert (1981). *New Guinea Tapeworms and Jewish Grandmothers*. New York: Norton. 기생충학에 대한 매혹적인 저술.

Gallo, Robert, and Flossie Wong-Staal (1990). *Retrovirus Biology and Human Disease*. New York: Dekker.

Ginsberg, Howard, ed. (1993). *Ecology and Environmental Management of Lyme Disease*. New Brunswick, NJ: Rutgers Univ. Press.

Gregg, Charles (1983). *A Virus of Love*. Albuquerque: Univ. of New Mexico Press.

Grmek, Mirko (1990). *History of AIDS: Emergence and Origin of a Modern*

*Pandemic* (tr. Russell Maulitz and Jacalyn Duffin). Princeton, NJ: Princeton Univ. Press. 학자들에게 중요한 책.

Harden, Victoria (1990). *Rocky Mountain Spotted Fever: History of a Twentieth-Century Disease*. Baltimore: The Johns Hopkins Univ. Press.

Horton, Tom (1991). "Deer on Your Doorstep." *The New York Times Magazine*, Apr. 28, 29ff쪽.

Merson, Michael (1993). "Slowing the Spread of HIV: Agenda for the 1990s." *Science*, 260, 1266-1268쪽.

"Mist in Grocery's Produce Section Is Linked to Legionnaires' Disease." *The New York Times*, Jan. 11, 1990.

Morse, Stephen (1993). "Examining the Origins of Emerging Viruses." Morse의 주요 참고문헌, 10-28쪽.

Norman, Colin (1986). "Sex and Needles, Not Insects and Pigs, Spread AIDS in Florida Town." *Science*, 234, 415-417쪽.

Palca, Joseph (1992). "Human SIV Infections Suspected." *Science*, 257, 606쪽.

Persing, David, et al. (1990). "Detection of Borrelia burgdorferi DNA in Museum Specimens of Ixodes dammini Ticks." *Science*, 249, 1420-1423쪽.

"Pigs, AIDS and Belle Glade." *The New York Times*, Jun. 3, 1986.

"Rare Virus May Be Spreading." *The New York Times*, Sep. 25, 1990.

Silverstein, Arthur (1981). *Pure Politics and Impure Science: The Swine Flu Affair*. Baltimore: The Johns Hopkins Univ. Press.

Stermberg, Steve (1992). "HIV Comes in Five Family Groups." *Science*, 256, 966쪽.

Temin, Howard (1993). "The High Rate of Retrovirus Variation Results in Rapid Evolution." Morse의 주요 참고문헌, 219-225쪽.

"Theory Tying AIDS to Polio Vaccine Is Discounted." *The New York Times*, Oct. 28, 1992.

Thomas, Gordon, and Max Morgan – Witts (1982). *Anatomy of an Epidemic*. Garden City, NY: Doubleday. 1976년의 레지오넬라증에 대한 설명.

"Turning Tick Bites into Dollars." *The New York Times*, Jun. 4, 1989.

Weiss, Robin (1993). "How Does HIV Cause AIDS?" *Science*, 260, 1273 – 1279쪽.


## 12장 진화된 질병들의 등장

Fiennes, Lederberg와 Shope, White와 Fenner의 주요 참고문헌과 Kiple의 몇몇 논문에 근거하였다. 바이러스, 유전자, 암(특히 간암과 자궁경부암)에 대한 시사적이고 훌륭한 개론을 접할 수 있다.

Aldhouse, Peter (1992). "French Officials Panic over Rare Brain Disease Outbreak." *Science*, 258, 1571 – 1572쪽.

Alvey, Julie (1990). *Genital Warts and Contagious Cancers*. Jefferson, NC: McFarlane. 일반 독자에게도 유익한 입문서. ★

Aral, Sevi, and King Holmes (1991). "Sexually Transmitted Diseases in the AIDS Era." *Scientific American*, 264(2), 62 – 69쪽.

Beardsley, Tim (1990). "Oravske Kuru." *Scientific American*, 263(2), 24 – 26쪽.

Björnsson, J., et al., eds. (1994). *Slow Infections of the Central Nervous System*. Annals of the New York Academy of Sciences, vol. 724. New York: The New York Academy of Sciences.

Bloom, Barry, and J. Murray Christopher (1992). "Tuberculosis: Commentary on a Reemergent Killer." *Science*, 257, 1055 – 1064쪽.

Boren, Thomas, et al. (1993). "Attachment of Helicobacter pylori to Human Gastric Epithelium Mediated by Blood Group Antigens." *Science*, 262, 1892 – 1895쪽.

Bowie, William R., et al., eds. (1990). *Chlamydial Infections*. New York: Cambridge Univ. Press.

Brandt, Allan (1987). 1장을 보라

Cates, Willard, Jr. (1988). "The 'Other STDs': Do They Really Matter?" *Journal of the American Medical Association*, 259(24), 3606–3608쪽.

Cherfas, Jeremy (1990). "Mad Cow Disease: Uncertainty Reigns." *Science*, 249, 1492–1493쪽.

"Crack and Resurgence of Syphilis Spreading AIDS Among the Poor." *The New York Times*, Aug. 20, 1989.

"A Dangerous Form of Strep Stirs Concern in Resurgence." *The New York Times*, Jun. 8, 1994.

Ewald, Paul (1993). *Evolution of Infectious Disease*. New York: Oxford Univ. Press.

—— (1993). "The Evolution of Virulence." *Scientific American*, 265(4), 86–93쪽.

"Far Away from the Crowded City, Tuberculosis Cases Increase." *The New York Times*, Dec. 6, 1992.

Goldfarb, Lev, et al. (1992). "Fatal Familial Insomnia and Familial Creutzfeldt–Jakob Disease." *Science*, 258, 806–807쪽.

Goodfield, June (1985). *Quest for the Killers*. Boston: Birkhauser. B형 간염을 비롯한 감염증 연구에 대한, 일반 독자를 위한 좋은 입문서. ★

Grmek, Mirko (1990). 2장을 보라.

"Henson Death Shows Danger of Pneumonia." *The New York Times*, May 29, 1990.

Johnson, Howard M., Jeffrey Russell, and Carol Pontzer (1992). "Superantigens in Human Disease." *Scientific American*, 266(4), 92–101쪽.

Koff, Raymond (1994). "Solving the Mysteries of Viral Hepatitis." *Scientific American Science & Medicine*, 1(1), 24–33쪽. 전문가를 위한 최신 정보 수록.

Kolata, Gina. (1987). "Are the Horrors of Cannibalism Fact or Fiction?" *Smithsonian*, 17, 151-170쪽.

Krause, Richard (1992). "The Origin of Plagues: Old and New." *Science*, 257, 1073-1078쪽.

"Mystery of Balanchine's Death Is Solved." *The New York Times*, May 8, 1984.

Parsonnet, J., et al. (1991). "Helicobacter pylori Infection and the Risk of Gastric Carcinoma." *The New England Journal of Medicine*, 325, 1127-1131쪽.

Prusiner, Stanley (1991). "Molecular Biology of Prion Disease." *Science*, 252, 1515-1522쪽.

—— (1994). "The Prion Diseases." *Scientific American*, 272(1), 48-57쪽.

"Resistance to Antibiotics" (1994). *Science*, 264, 359-393쪽.

"Russians Sniff at Beef, Miffing British Donors." *The New York Times*, Jan. 7, 1992.

Ryan, Frank (1993). *The Forgotten Plague*. Boston: Little, Brown.

"Study Finds TB Danger Even in Low-Risk Groups." *The New York Times*, Oct. 18, 1992.

"U.S. Panel Urges That All Children Be Vaccinated for Hepatitis B." *The New York Times*, Mar. 1, 1991.

"Viral Sexual Diseases Are Found in 1 of 5 in U.S." *The New York Times*, Apr. 1, 1993.

Webster, Linda, and Robert Rolfs (1991). "Surveillance for Primary and Secondary Syphilis-United States, 1991." *MMWR*, 42(SS-3), 13-19쪽.

Weinberg, Robert (1991). "Tumor Suppressor Genes." *Science*, 254, 1138-1146쪽.

Weiss, Rick (1992). "On the Track of 'Killer' TB." *Science*, 255, 148-150쪽.

Wright, Karen (1990). "Bad News Bacteria." *Science*, 249, 22-24쪽.

# 13장 영원한 자연의 경쟁자

Croll과 Cross, Fiennes, Lederberg와 Shope, McKeown, Morse, Stanley 와 Joske, White와 Fenner, Wood의 주요 참고문헌에 근거하였다. 특히 2장 처음에 나오는 Morse의 저서 두 권을 주목하라.

Anderson, R. M., and R. M. May (1982). 5장을 보라.

"Army Warns of Diseases Linked to War." *The New York Times*, Mar. 21, 1991.

Beinin, Lazar (1985). *Medical Consequences of Natural Disasters*. Berlin: Springer.

Bongaarts, John (1994). "Can the Growing Human Population Feed Itself?" *Scientific American*, 270(3), 36-42쪽.

"Cambodia's Voiceless." *The New York Times*, May 2, 1991.

Catania, Joseph, et al. (1992). "Prevalence of AIDS-Related Factors and Condom Use in the United States." *Science*, 258, 1101-1106쪽.

"Census Bureau Lifts Population Forecast." *The Wall Street Journal*, Dec. 4, 1992.

Centers for Diease Control. "Viral Agents of Gastroenteritis." *MMWR: Recommendations and Reports*, 39(RR-5).

Cohen, Mitchell (1992). "Epidemiology of Drug Resistance: Implications for a Post-Microbial Era." *Science*, 257, 1050-1055쪽.

——, and Robert Tauxe (1986). "Drug-Resistant Salmonella in the United States." *Science*, 234, 964-969쪽.

"Death Toll from Cholera Rising in South Yemen City Hit by War." *The New York Times*, Sep. 24, 1994.

Desowitz, Robert (1981). 11장을 보라.

—— (1991). *The Malaria Capers*. New York: Norton.

"Disease Stalks Iraq." *The New York Times*, Jun. 24, 1991.

"Doctors Say a New Cholera Poses a Worldwide Danger." *The New York*

*Times*, Aug. 13, 1993.

Edison, Millicent, et al. (1988). 2장을 보라.

Ehrlich, Paul, and Anne Ehrlich (1990). *The Population Explosion*. New York: Simon & Schuster.

"Epidemic Traced to Feces of Beavers Is Easing." *The New York Times*, Jan. 11, 1986.

"Faster Slaughter Lines Are Contaminating Much U.S. Poultry." *The Wall Street Journal*, Nov. 16, 1990.

Fisher, Jeffrey (1994). *The Plague Makers*. New York: Simon & Schuster.

"Frontiers in Medicine: Vaccines." *Science*, 265, 1371–1404쪽.

Glass, R. I., M. Libel, and A. D. Branding–Bennett (1992). "Epidemic Cholera in the Americas." *Science*, 256: 1524–1525쪽.

"Global Change." (1992). 1장을 보라.

"Global Warming Threatens to Undo Decades of Conservation Efforts." *The New York Times*, Feb. 25, 1992.

"Illness That Killed 63 in France Is Traced to Pork." *The New York Times*, Feb. 28, 1993.

Kates, Robert (1994). "Sustaining Life on Earth." *Scientific American*, 271(4), 114–122쪽.

"Kazakhstan Authorities Reported a Sharp Rise in Cholera." *The Wall Street Journal*, Sep. 14, 1993.

Keyfitz, Nathan (1994). "Demographic Discord." *The Sciences*, 34(5), 21–27쪽. 인구와 환경에 관한 과학적 논쟁을 다룬 흥미로운 기사.

Kilbourne, Edwin (1987). 7장을 보라.

—— (1993). "Afterword: A Personal Summary." Morse의 주요 참고문헌, 290–295쪽.

Livi–Bacci, Massimo (1992). *A Concise History of World Population* (tr. Carl Ipsen). London: Blackwell.

Lovejoy, Thomas (1993). "Global Change and Epidemiology: Nasty Synergies." Morse의 주요 참고문헌, 261–268쪽.

**386**

"Many Children Are Getting Whooping Cough." *The New York Times*, Dec. 17, 1993.

Mims, Cedric (1980). 3장을 보라.

Mitchison, Avrion (1993). 1장을 보라.

Neu, Harold (1992). "The Crisis in Antibiotic Resistance." *Science*, 257, 1064-1072쪽.

Nowak, Rachel (1994). "Flesh-Eating Bacteria." *Science*, 264, 1665쪽.

"Outbreak of Disease in Milwaukee Undercuts Confidence in Water." *The New York Times*, Apr. 20, 1993.

Parrish, Colin (1993). "Canine Parvovirus 2: A Probable Example of Interspecies Transfer." Morse의 주요 참고문헌, 194-202쪽.

"Personal Health: Why the Food You Eat May Be Hazardous to Your Health." *The New York Times*, Oct. 5, 1994.

Peters, Robert, and Thomas Lovejoy (1992). *Global Warming and Biological Diversity*. New Haven, CT: Yale Univ. Press.

Pickering, Larry (1986). "The Day Care Center Diarrhea Dilemma." *American Journal of Public Health*, 76(2), 623-624쪽.

"Population Alarm" (1992). *Science*, 255, 1358쪽.

"Protozoon Makes Bid to Move into the Scientific Mainstream: Cryptosporidium" (1990). *The Scientist*, 4(21), 4-7쪽.

"Researchers Study How Environment May Influence the Spread of Cholera." *The Wall Street Journal*, Jul. 10, 1992.

Roberts, Leslie (1988). "Is There Life After Climate Change?" *Science*, 242, 1010-1012쪽.

"Russia Fights a Rising Tide of Infection." *The New York Times*, Oct. 2, 1994.

"The Rwandan Disaster: The Stark Assessments." *The New York Times*, Jul. 22, 1994.

Seaman, J., S. Leivesly, and C. Hogg (1984). *Epidemiology of Natural Disasters*. Basel: Karger.

Sen, Amartya (1993). "The Economics of Life and Death." *Scientific American*, 268(5), 40–47쪽.

Service, Robert F. (1994). "E. coli Scare Spawns Therapy Search." *Science*, 265, 475쪽.

Simil, Vaclav (1994). *Global Ecology*. London: Routledge.

Sternberg, Steve (1994). "The Emerging Fungal Threat." *Science*, 266, 1632–1634쪽.

Stix, Gary (1993). "Red–Banner Burger: Toward Food Inspection That Assures Safety." *Scientific American*, 268(12), 132–135쪽.

"Stoked by Ethnic Conflict, Refugee Numbers Swell." *The New York Times*, Nov. 10, 1993.

"Study of Retail Fish Markets Finds Wide Contamination and Mislabeling." *The New York Times*, Jan. 16, 1992.

"Warning: Venturing into Ex U.S.S.R. May Well be Hazardous to Your Health." *The Wall Street Journal*, Mar. 26, 1993.

Wilson, E. O. (1992). *The Diversity of Life*. Cambridge, MA: Harvard Univ. Press.

# 찾아보기

## ㄱ

가이두섹, 칼턴 298-300, 302
가족성 불면증 302
가축화 63, 66, 70, 87, 219
각기병 54
각다귀 247
갈레노스 92, 95, 101, 114
갈색개진드기 268
감염성 단백질 303
감옥열 175, 178
감자 기근 181-182, 185
개체수 108-109, 338
검은발숲쥐 273
검은 심판 177
검은왕쥐 122-123, 136, 163
게르스트만-스트로이슬러증후군 302
결핵 13-14, 17, 26, 39, 58, 71, 86,
 88, 92, 109, 129, 132-134, 154,
 169-170, 188, 212, 214, 216, 281,
 315-319, 321, 327, 334-355, 342
겸상적혈구 166
계대종 65
고래회충 330
고양이 면역결핍 바이러스 248
공생 31-32, 36
공수병 252
공시소 221
과나리토 바이러스 248
과잉 수렵의 시대 55
광견병 24, 63, 211-212, 252
광우병 300, 302
괴저 38, 47, 115, 176

괴혈병 45, 84, 153, 164, 175, 183,
 190
교차 면역 134
구루병 62, 84
구석기 시대 48, 60, 62, 111, 151,
 289
구순염 188
구안체 148-150
구충 65, 154, 273
국립의학연구소 326
균주 12, 167, 192-193, 220, 244,
 252-253, 256, 259, 263, 273, 278,
 293, 310, 313, 316-317, 319-320,
 323, 325, 330, 340
그렉, 찰스 46
그린란드 142
극상 109
기근장군 179
기념품종 65
기민감 239
기번, 에드워드 106-107
기생 25, 29, 31-35, 121, 129, 282
기생생물 30, 34-37, 44, 63, 108,
 181, 191, 194, 343
기생충호성 72
기회감염성 257, 275, 335
길랑바레증후군 22

## ㄴ

나가나병 66
나균 129, 131-134
나병 66, 128-134, 170, 190, 192,

213, 281, 342
나일 서부열 240
나폴레옹 178-179, 205, 217
난형열 69
낸디 49-51
네안데르탈 38, 48-52, 56, 172
노구치, 히데요 229
노란 깃발 165
노워크 바이러스 328
노카킬 158
농루 38
농업 혁명 53, 61, 64, 236
뇌수막염 40
니네베 82, 111
니치 134, 172
니콜, 샤를 341

ㄷ

다가마, 바스코 149, 190
다공성 골과형성증 62, 65
다발성 경화증 17, 297, 299, 303
다윈, 찰스 54-55, 152
다중 약물 내성(MDR) 결핵 315,
  317, 319
단독 95
단순포진 바이러스 16, 39, 188, 308
단핵구증 188, 304
담배모자이크 181
대몰살 141-142, 163, 222, 338
대발진 190-191
대상포진 바이러스 308
대상 caravan 100
대식 세포 315
대장균 12, 36, 330, 339
더멋 127
데소토, 에르난도 159
뎅기열 25, 69, 86, 89, 117, 155,

164, 241-244, 332
독성쇼크증후군 22, 98, 319-320, 339
독일홍역 95
돌연변이 22-23, 66, 129, 133, 192,
  196, 219, 235, 282, 286-288, 290,
  294, 303-305, 339-340, 344
동굴통풍 38
동맥경화 14
동부 말 뇌염 239
동성애자 관련 면역 질환 280
동성애자 암 280
동장군 179
돼지인플루엔자 22, 275
두린 187
두창 14-15, 26, 48, 67, 80, 91,
  93, 95-96, 98, 114-117, 120, 141,
  155-162, 164, 167-170, 175, 177,
  182, 199, 217, 235, 236, 257
DDT 180, 246
디스템퍼 67, 93
DNA 30-32, 283-284, 321
디킨스, 찰스 79
디포, 다니엘 141
디프테리아 13, 17, 31, 87-88, 155,
  159, 168, 213, 216, 223-224, 327

ㄹ

라사 바이러스 21, 252-253, 275
라사열 12, 20-21, 25, 251-252,
  264, 334
라임병 12, 21, 25, 68, 89, 237,
  264-274, 331
라제스 92, 95, 114
라크로스 뇌염 20, 187, 239
러시, 벤저민 165
레더버그, 조수아 342
레드워터열 273

레지오넬라증 275-279, 335
레트로바이러스 283-285, 288-289,
  293, 302-303
렌티바이러스 302
렙토스피라 47, 86
로렌츠, 콘라트 63
로스 강 열병 256
로즈베리, 테오도어 192
로키산열 72, 267-268, 331
로타바이러스 328
루베르튀르, 투생 204
루 육종 304
류머티즘 관절염 16, 92, 266, 269
르르와구랭, 아를레트 51
리드, 월터 213, 231, 241
리비우스, 티투스 112
리스터, 조지프 214
리케차 32, 72, 174, 180, 268
리케츠, 하워드 175
리프트 계곡열 248, 331
림프선종 91, 119, 138


ㅁ

마굴리스, 린 31-32
마더, 인크리스 161
마더, 코튼 165
마데이라 147, 149
마르부르크병 12, 19, 21, 250, 254,
  264
마멋 121
마법의 탄환 213
마스토돈 31, 38, 56
마야 66, 151, 153-154
마운드빌더 151-153, 159, 162
마이코박테륨 129
마이코플라즈마 32, 261
마젤란 146, 149

마틀라자후아틀 160
말라리아 15, 20, 39, 46, 66, 69-73,
  86, 89, 92, 100-101, 112, 117-
  118, 127, 141, 155, 164-168, 201,
  213-214, 231, 246, 249, 273, 282,
  290, 304, 316, 318, 321, 326, 331-
  332, 335, 342
매독 14-15, 17, 80, 87, 93, 130,
  155, 169-171, 187-197, 213, 268-
  269, 291, 294, 311-315
맥닐, 윌리엄 86, 95, 215
맥레넌, 존 49
맥퀸, 토머스 215-216
맨슨, 패트릭 213, 231
맬서스, 토머스 107-108
머레이 계곡 뇌염 240
머릿니 173-175
먹이사슬 34, 55, 68, 108, 182
메레즈코프스키, 콘스탄틴 31
메소포타미아 82, 98-100, 112
모도라 148
모두충 75-77
모상 세포 백혈병 285
모스, 스티븐 293
모잠비크 바이러스 252
모톨리니아, 토리비오 157
몬타욱 무릎관절통 270
몸니 173-175
무에르토 263
문화다원주의자 145
미생물 교역 240
미토콘드리아 31-32


ㅂ

바르토넬라증 155
바베시아증 20, 274, 331
바빌로니아 86, 90, 100, 111

바빌론 79, 82
바이불라야, 마눈 77
박테리오파지 321
발데스 192
발런신, 조지 295-297, 303
발진티푸스 14, 47, 64, 72, 80, 86,
  89, 115, 159, 164, 168, 171, 174-
  181, 183-184, 186-190, 197, 201,
  206, 210, 213, 216, 218, 225, 268,
  292, 326-327, 341
발토 223-225
발한증 127-128
발효성 질환 81-82
백년전쟁 135-145
백색 페스트 281
백인의 묘지 164, 241
백일해 17, 48, 87, 168, 170, 327
백혈구 34-35, 313, 315
밴쿠버, 조지 163
버그도퍼, 윌리 268, 270
버넷, 맥팔레인 29
버크, 윌리엄 208
버킷 림프종 304
범종설 33, 131
베네수엘라 출혈열 248
베네치아 137
베링기아 150-151
병독성 36, 44, 98 156-157, 176,
  191-192, 196, 220, 252, 321
병원감염 322, 335, 342
보균체 16, 128
보닛원숭이 248
보렐리아 268
보유 숙주 22, 95, 136, 239, 250,
  254-255, 257
보카치오 138
보툴리누스 중독 47

볼거리 48, 67, 80, 86, 93, 156, 159
볼리비아 출혈열 246
볼티모어 쥐 바이러스 259
부시맨 48, 73
불, 피에르 49
불소 15
붉은털원숭이 102
브라이언, 윌리엄 제닝스 55
브라질 자반열 340
브래드포드, 윌리엄 161
브루셀라증 39, 47, 66, 88
블레이스맥 127
비스나 바이러스 293, 298
비인두암 304
비임균성 요도염 312
비잔틴 119-120, 140
비저 85
비타민 43, 45, 62, 152, 154
B형 간염 바이러스(HBV) 281, 305-
  307
빈혈 62, 69-70, 116, 153-154

ㅅ
사면발이 173, 175
사바나원숭이 250, 287
사슴진드기 267-268, 274
4H 클럽 회원 280
사이너몰거스원숭이 254
사이토멜갈로바이러스 281, 335
살모넬라증 47, 64, 313, 330
살바르산 213
삼십년전쟁 177
상피증 44, 65
상호 관용 36
상호 이득 36
생검 296-297
생물 문화 시대 13

생태계 16-17, 27, 44, 46, 55, 70, 72, 98, 111, 124, 146-147, 149, 181-182, 246, 257, 264-265, 279, 289, 332-333, 341
생물학적 슬럼 109
생태학적 제국주의 149
샤가스병 152, 155, 173
샤니다르 50-51
서부 말 뇌염 239
석탄산 214
선모충 45-48, 65, 89, 289
선페스트 46, 68, 80, 86, 91-92, 115, 118-119, 121, 123, 125, 135-136, 138, 199, 261, 327
설치류 26, 46, 58, 68, 72, 85, 88, 91, 108, 113, 121-124, 136, 141, 174, 239, 246, 248, 252, 258, 261-263, 267-268, 271-272
성 그레고리 115
성기사마귀 24, 309-310
성 라자루스 132
성 매개 질병 24, 87, 187, 310
성 비드 115
성 세바스찬 141
성인 T 세포 백혈병(ALT) 285
성 키프리아누스 106, 114
성홍열 23, 80, 95, 98, 155, 159, 167, 216, 320
세균들의 정원 229-230, 237
세이빈 234
세인트루이스 뇌염 20, 239
셀리에, 한스 109
스노, 존 211-212
소뇌 296
소모증 133, 298
소아마비 14, 40, 87, 227, 234, 283
소인증 302

소크 234
솔레키, 랠프 50-52
송곳니호랑이 31, 56
쉬우렁이 101
쇼프, 로버트 341
숄리악, 기 드 139
수렵채집 14, 47-49, 57, 60, 63, 73, 81, 83-84, 151, 153-154, 188, 344
수면병 39, 41, 46-47, 66, 71, 73, 89, 152, 164, 167, 187, 342
숙주 21-22, 30, 32-37, 43-44, 47, 64, 68-69, 75, 77, 81, 86-89, 93-94, 108, 121-124, 127, 129, 134, 136, 170, 172-174, 187-188, 191, 194, 201, 234-235, 238-240, 249-250, 252, 254-257, 263, 267-268, 284, 287, 302-304, 321, 323, 339-340, 344
술폰아미드 213, 216
스칸디나비아 84, 127, 132
스캐빈저 109, 122, 129, 137, 147, 174, 262, 289, 325
스코프스, 존 55
스크래피 297-298, 300-301
스텝 지대 113
스톡홀름 209
스트렙토마이신 32, 216
스티어, 앨런 266-267
스파르타 96, 98
스페인 독감 218-220
스푸미바이러스 302
스프렌트 65
슬로 바이러스 12, 297, 300, 302-304, 310, 315
시구르드손, 뵈른 297
시라쿠사 111
시벤스 194

시칠리아 111, 117-118, 134
신대륙 정복자 95
신석기 시대 61, 63, 65-68, 70, 72-
  73, 78, 82-83, 110, 126, 133,
  153, 172, 188, 200, 212, 237, 328
신석기 혁명 53-55, 59-60, 152
실크로드 113, 123
십자군전쟁 146
쓰쓰가무시병 47, 180

ㅇ
아레나바이러스 252
아르마딜로 130
아르보바이러스 238-240, 247
RNA 30-31, 283-284, 288, 339
아르헨티나 출혈열 245-246
아메바 37, 279, 313
아미노산 30, 33
아보리진 170
아세트아미노펜 251
아세틸살리실산 214
아스피린 214
아시아 독감 219
아시아 콜레라 201-202
아우렐리우스, 마르쿠스 114
아일랜드 대기근 181
아조레스 147
아즈텍 151, 157-158
아테네 96-100, 111, 333
아프리카 출혈열 21
안드로메다 253
안토니우스 113-114, 119
알렉산드리아 129
알파 인터페론 310
암스테르담 79
암시야현미경 193, 229
암흑 시대 110, 124-126, 132-134,
  142
애완 동물 16, 63-64, 97, 273, 288,
  333-334
앵무열 275
야토병 47, 289
약물 내성 13, 16, 315, 319, 321-
  322, 344
양진드기 273
어셔, 제임스 54-55
에나멜 형성 부전 59
에를리히, 파울 213
에를리히아증 268
에볼라열 12, 21, 252, 253, 264
에이즈(AIDS) 12-14, 16, 24-26,
  68, 134, 197, 207, 225, 234-235,
  237, 252, 255, 264-265, 279-294,
  305-306, 308, 311, 314-315, 318,
  327, 335-337, 339
엑소더스 142
엔더스, 존 232
엘토르 323-325
엡스타인-바 바이러스 261, 281, 304
연방질병통제센터(CDC) 21-22, 243,
  251, 262-263, 268, 276-277, 279,
  282, 318, 330
연성하감 291, 313, 321
연쇄상구균 23, 38, 92, 320-321, 339
연주창 133
열대백반성 피부병 155, 193-196
열대열 69
열병원 206
엽록소 31-32
영, 델버트 45
영장류 21, 26-27, 38-39, 41, 43,
  65, 69, 88, 172-173, 188, 194,
  282, 285, 287, 290, 305, 334
예르생, 알렉상드르 121

예방의학 210

예방 접종 94, 182, 206, 211, 213, 217, 224, 234-236, 240, 289, 306-307, 325, 327

오농농열 19, 256

오로시우스 112

오로퓨스열 19, 246-248

오스트랄로피테쿠스 41

O157 330

올드라임 21, 266-267

옴스크 출혈열 256

옹코바이러스 302

요충 39

「요한계시록」 14, 80, 107

우결핵 66

우드, 알렉산더 290

우역 67

우해면상 뇌증(BSE) 300, 301

우형결핵균 132-133

울프, 토머스 79

원숭이 두창 257

원숭이 면역결핍 바이러스(SIV) 286-287, 290

원숭이 출혈열 바이러스 254

월린, 이반 31

윈스립, 존 162

윌슨띠 59

유니콘 호 44-45

유럽의 소빙하기 135

유스티니아누스 118-120, 122, 124, 136, 142

유양돌기염 153

유주성 홍반 270

유프라테스 55, 59-60, 82

육군감염병의학연구소(USAMRIID) 254, 262

음부포진 16, 24, 307-309

응자라 252-253

의대생증후군 17, 237

이디타로드 224

이집트 71, 82, 86, 90, 92, 98-100, 118-119, 123, 129, 131, 133, 141, 228, 249, 312

인간 면역결핍 바이러스(HIV) 282

인간 유두종 바이러스(HPV) 24, 309

인간 T 림프구성 바이러스(HTLV-1) 285

인구 돌출 314

인구 밀집성 질병 81-82, 86, 98, 101, 110, 115-117, 148, 151, 156, 159, 161, 167-168, 170, 200, 213, 216, 224, 291, 322

인구 역치 82, 90, 94

인도마마 39, 193-196

인두 접종 217

인수공통감염병 44, 47, 57, 67, 73, 85, 88, 93, 128, 151, 194-195, 248, 255-256, 262, 288, 329, 345

인플루엔자 14, 22, 33, 48, 66-67, 80, 92, 98, 155, 159, 168-170, 214, 218-22, 247, 251, 261, 277, 334, 342

인후염 23, 320

일로카노 73

102인의 청교도단 161

임질 80, 87, 127, 188, 311-313, 321

ㅈ

자비의 일격 118

장기 92, 138, 178, 205, 218

장티푸스 메리 231, 292, 318

재귀열 47, 86, 175, 183-184

재향군인병 12, 20, 22-23, 25, 261, 264-265, 275-277, 279

적리 183

전, 광 37
전사 효소 283
전염병 11, 14, 16-17, 19, 22, 27, 46-47, 63, 65, 68, 73-74, 80-81, 84, 86, 88-89, 91, 93-94, 100, 102, 105-107, 112, 114-116, 118, 126-127, 134-135, 156, 159-160, 164, 176, 185, 190, 199-200, 205, 211, 219, 223, 229, 237, 264, 266, 275, 292, 294, 298-299, 307, 324, 328, 334
제너, 에드워드 217
제로 인구 성장 108
존슨, 칼 253, 341
졸라, 에밀 79
주폐포자충 335
주혈흡충 71, 100-101, 118, 342
죽음의 무도 141
줄무늬홍합 333
쥐벼룩 121, 123, 174, 187
지머먼, 마이클 42-43
지방성 매독 193-195
지중해성 빈혈 70
진균 31, 33, 37, 182, 326, 335
진드기 21, 26, 33, 47, 63, 68, 72, 88, 174, 187, 238, 248-249, 267-272, 274
진화론 17, 49, 53-54, 108, 193, 237, 286, 321
질병 부담 44, 48, 102
질병 풀 105, 118, 126-127, 134, 164, 167, 334

ㅊ
참호열 180
창백한 실 193
「창세기」 54, 172

채드윅, 에드윈 209-211
처녀림 68, 271
처녀숙주 148, 238
처녀인구집단 36, 93, 96, 114-115, 157, 203, 232, 242, 257, 333
철기 시대 83-85, 94, 98, 100-101
철폐 228
청동기 시대 80, 83-85, 87, 89, 94, 99-101, 133
체체파리 39, 41
초승달 지대 112
촌충 33, 39, 47, 58, 65, 154
춘하 뇌염 240
치질 91
치쿤구냐 출혈열 256

ㅋ
카르타고 106, 115
카슨, 조지 224-225
카파 137
캄필로박터 329
캐리온병 155
케이츠, 로버트 338
코르테스, 에르난 156-157, 160-161
코카인 102, 311
코흐, 로베르트 212-216
콕번, 아이단 201
콘노즈 173
콘돔 283, 293
콘라드, 조지프 74
콜럼버스, 크리스토퍼 145, 149-150, 160, 191-193, 196
콜레라 13-15, 71, 87, 117, 170-171, 181, 185-186, 197, 199-212, 215-217, 230, 321, 323-328, 332-333
쿠루 298-300, 302-303

쿡, 제임스 169
Q열 72
크레타 99
크로스, 존 77
크로스비, 앨프레드 83, 149, 222-223
크로이츠펠트-야콥병(CJD) 296-297,
  300, 302-303, 335
크리미아-콩고 출혈열 255
크립토스포리듐 329
클라미디아 16, 32, 312-313
키싱버그 152
키아사누르 19, 248, 256


ㅌ
탄저병 47, 65, 85, 112, 261
털진드기병 47, 72
테노츠티틀란 157
테니스엘보 61
테니슨, 앨프레드 34
텍사스열 273
텔 아부 후레이라 59-60
톡소플라즈마증 47, 280, 335
투키디데스 96-99
트라코마 32, 44, 312
트레포네마 193-196
트뤼데 45
트리파노소마 66
티그리스 55, 82


ㅍ
파, 윌리엄 210, 212
파라티푸스 87
파멘터, 로버트 262
파보바이러스 334
파블로프스키, 예프게니 67
파상균 193-194, 268-270
파상풍 38, 47, 213

파스퇴르, 루이 212-215
파이틴산 154
파피루스 92
패스티디어스 276
페니실린 251, 276, 313, 319
페리클레스 96-97
페스테 148
페스트균 121-124, 136-137, 333
페트라르카, 프란체스코 139
페트로니우스 79
페피스, 새무얼 141
펠라그라 84
편리 공생 36
편타고행 106, 139
폐디스토마 58
폐페스트 119, 123, 138, 275, 338
포낭충증 64, 85
포니퍼시 36
포도상구균 23, 38, 47, 98, 319-
  320, 335
포레 298
포로지아 바이러스 258
포름알데히드 254
포자 38
포코너스 12, 261, 326
포터, 캐서린 앤 222
포트병 133
폰티악열 277
폰 프로바젝, 스타니슬라우스 175
폴리오 40, 227-237, 250, 294
푸독 괴질 54, 73
푸말라 바이러스 258
풍진 95
풍토병 101, 110, 116, 124, 127-128,
  141, 152, 156, 165, 168, 170, 203,
  216, 242, 253, 261, 274, 323, 325,
  333

프라카스토로, 지롤라모 176, 190-
192, 196
프레리도그 46, 333
프로스펙트 힐 259, 263
프로코피우스 119, 138
프루시너, 스탠리 303
프리온 303
플라스미드 321, 339
플랜테이션 163-164
플렉스너, 사이먼 229
플루타르코스 131
피네스, 리처드 129
피로골절 61, 116, 126, 153
피르호, 루돌프 38
피사로, 프란시스코 158-160

ㅎ
하디, 토머스 124
하우젠, 하랄드 주어 309
학질모기 69
한국형 출혈열 25, 257
한센병 130
한타바이러스 12, 25, 237, 257-260,
263, 281, 326
한타바이러스 폐증후군 262
한탄강 258
항독소 혈청 212-213, 216, 223-
225, 290
항생제 14, 23, 32, 72, 119, 176,
180, 213, 218, 236, 269, 273, 290,
310-311, 313, 319-321, 323, 327,
330, 335, 340
해리스선 59
허드슨, 엘리스 194-196

헐, 토머스 67
헤르불라리오스 74
헤르페스 24, 308-309, 313, 335
헤어, 윌리엄 208
해케트 193, 195, 196
헨슨, 짐 23, 320
혈색소 62, 153-154
호모 사피엔스 42, 49, 56, 172
호모 에렉투스 41-44, 46-48
호미니드 38-39, 41-43, 46, 50, 65
홍반성 낭창 16
홍역 13, 15, 17, 48, 67, 80, 86,
93-96, 98, 113, 115, 117, 155-
156, 159-160, 162, 167, 170, 177,
327
화이트, 데이비드 30
화전 68, 166, 271
황금 독종 91
황소눈 반점 268
황열병 39-41, 46, 66, 69, 86, 89,
155, 164-168, 201, 204-205, 213,
231, 238, 241-242, 244, 249, 326
회충 39
후닌 바이러스 19, 245-246
훈족 113-114, 116, 156
흑사병 14-15, 46, 48, 91, 118,
122-124, 132, 135-142, 146-148,
162-163, 170, 177, 181, 192, 201,
203, 206-207, 221-222, 234, 281-
282, 292, 294, 315, 333, 338
흰발생쥐 261-262, 267
흰줄숲모기 244
히타이트 90, 99-100, 106

# 전염병의 문화사

1판 1쇄 펴냄 2001년 7월 5일
1판 15쇄 펴냄 2021년 10월 15일

지은이 아노 카렌
옮긴이 권복규
펴낸이 박상준
펴낸곳 (주)사이언스북스

출판등록 1997. 3. 24. 제16-1444호
(06027) 서울특별시 강남구 도산대로1길 62
대표전화 515-2000  팩시밀리 515-2007
편집부 517-4263  팩시밀리 514-2329
www.sciencebooks.co.kr

ISBN 978-89-8371-078-9 03510